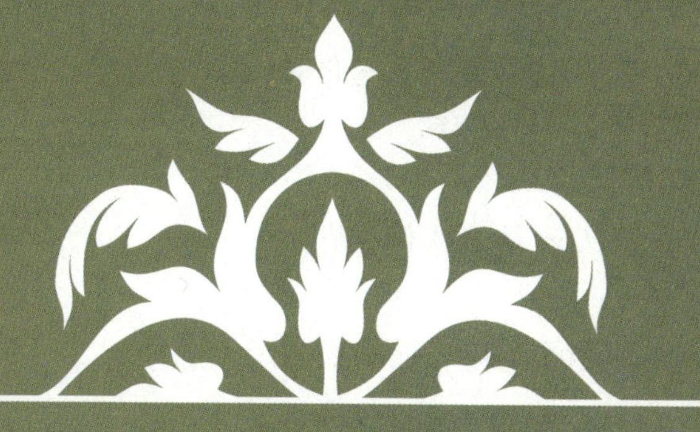

泡杯好茶不生病

尤海英　编著

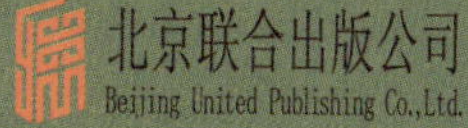

图书在版编目（CIP）数据

泡杯好茶不生病 / 尤海英编著. — 北京：北京联合出版公司, 2015.9（2024.5重印）

ISBN 978-7-5502-5841-9

Ⅰ.①泡… Ⅱ.①尤… Ⅲ.①保健—茶谱 Ⅳ.①R247.1②TS272.5

中国版本图书馆CIP数据核字（2015）第175065号

泡杯好茶不生病

编　　著：尤海英
出 品 人：赵红仕
责任编辑：侯娅南
封面设计：冬　凡
责任校对：孟英武
美术编辑：杜雨萃
图片摄影：刘英飞

北京联合出版公司出版
（北京市西城区德外大街83号楼9层 100088）
三河市万龙印装有限公司印刷　新华书店经销
字数360千字　787毫米×1092毫米　1/16　15印张
2015年9月第1版　2024年5月第5次印刷
ISBN 978-7-5502-5841-9
定价：45.00元

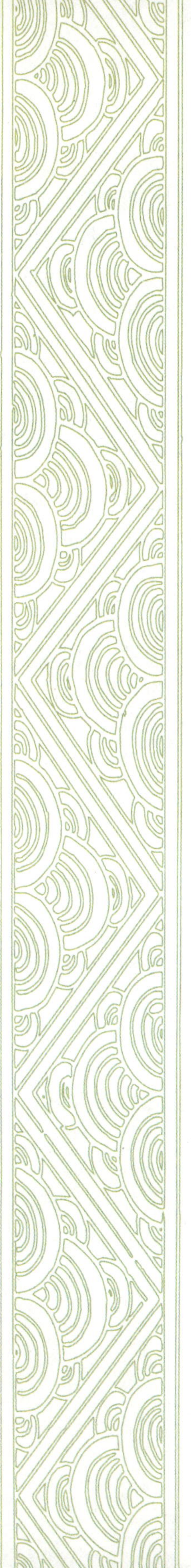

前言

茶与咖啡、可可并称为当今世界的三大饮料，而茶以其深厚的内涵、健康的功效以及广泛的受众群体成为世界上最具亲和力和影响力的健康饮品，有着“健康守护者”的美誉。

茶文化是中国传统文化的重要组成部分，其历史悠久，发乎神农，闻于鲁周公，兴于唐朝，盛在宋代。茶文化正是中国传统文化一种具体表现，通过沏茶、赏茶、闻茶、饮茶、品茶等习惯同中国传统文化内涵和礼仪相结合，形成一种具有鲜明中国特征的文化现象。茶文化的出现，将人类的精神文明推向了更高的境界。

在中国，茶不仅是举杯话家常、饭后解油腻的绝佳饮品，聪明的老祖宗更将它与汉方药草结合，使其演变为养生保健品。茶饮不仅味道清香，能改善心情，而且还有很好的养生、保健、防病功能，如美容养颜、防老抗衰、减肥塑身、解酒醒酒、舒缓压力、驱寒暖胃、缓解春困、泻下消食、祛风除湿、调理气血、降脂降压、清热解毒、止咳化痰、解表祛暑、收敛固涩、利水消肿、祛燥安神、调理月经等。《本草拾遗》记载：“诸药为百病之药，茶为万病之药。”茶之养生功效由此可见一斑。

饮茶有益于人体健康，但饮茶也要因人而异，什么人该饮什么茶是很有讲究的。要根据不同的体质、年龄、工作环境和性质等，选择不同种类的茶叶，并采用不同的方式饮用。同时，依据不同季节的气候特征，有针对地选用各种茶材日常饮用，可以起到保健、防病的作用。

茶的营养成分非常丰富，茶饮的种类也变化多样，因此深受世人喜爱与推崇。现代保健茶饮融入生活当中，其分类也是各式各样：以植物的各部分入饮者，称为青草茶；以香草的花、叶、草入饮者，为花草茶；以中药材入饮者，称为汉方药草茶；以五谷粮食入饮者，则为五谷茶……值得一提的是，茶饮养生，可以不受时间、场地的限制，不但能在办公室冲泡，还可将食材按照配方制成小茶包，在旅途中也可以享受饮茶的乐趣。此外，还可

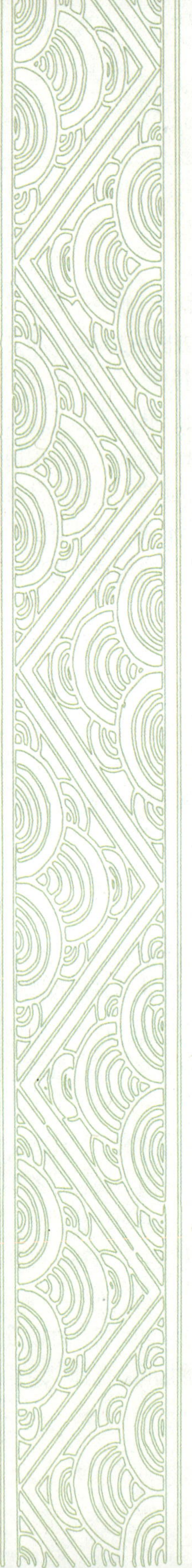

制作各种养生茶膳，如茶粥、茶饭、茶糕点等。

本书共设七章，绪论介绍了茶的起源、药用、功效、分类、储存方法、饮茶习俗、茶道文化及如何自制茶包；第一章介绍了茶叶的选购方法、不同茶饮的冲泡方法、科学饮茶法、饮茶的工具及原则、禁忌；第二章到第五章介绍了220多道养生茶，分别从体质、五脏、四季及养生功效进行阐述，详细讲解了茶饮配方、泡饮方法、茶疗功效、最佳饮用时间及禁忌；第六章介绍了将近50种自制便利小茶包，方便您出差旅行、上班及在家中饮用。最后一章推荐了20种当今茶养生领域的“食尚”之选——茶膳，将茶的健康功效融入美食之中。

本书图文结合，精彩多样，灵动悦目，内容科学严谨，通俗易懂，简单易学，集科学性、知识性、实用性于一体，所用材料常见易得，让您依据自身的情况，按一年四季、不同体质、日常保健所需等喝出健康来。

茶饮制作简单，无疑是当今人们养生保健的首选。泡杯健康好茶，不仅可以回甘解渴，从品尝天然茶饮中得到乐趣，还能防病保健，轻松享受健康生活。每日一茶饮，从今天开始！

目录

绪论 泡杯好茶，喝出健康来

第一章 选茶·泡茶·喝茶

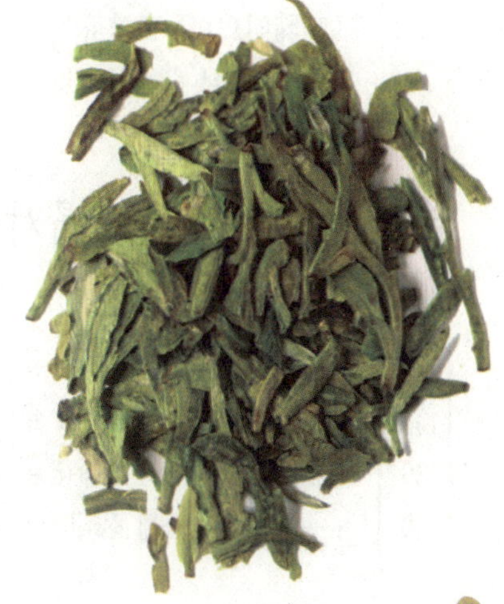

第二章 认清体质喝对茶

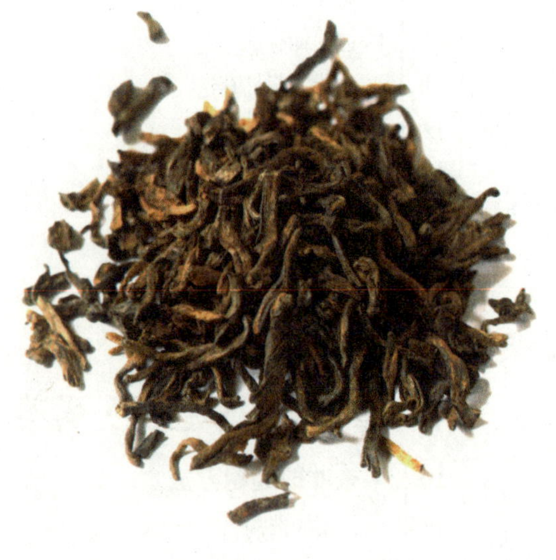

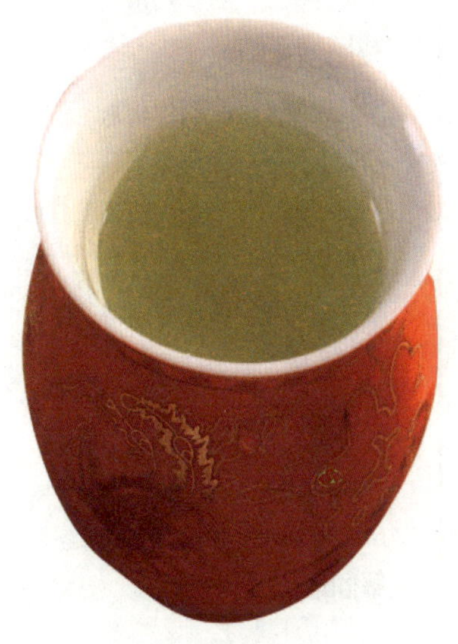

第四章 健康好茶轻松泡

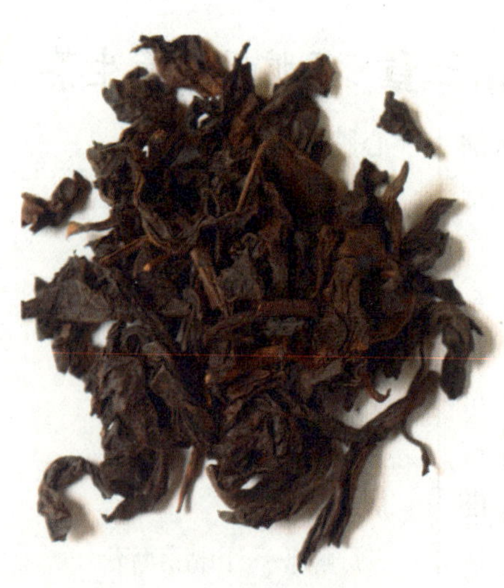

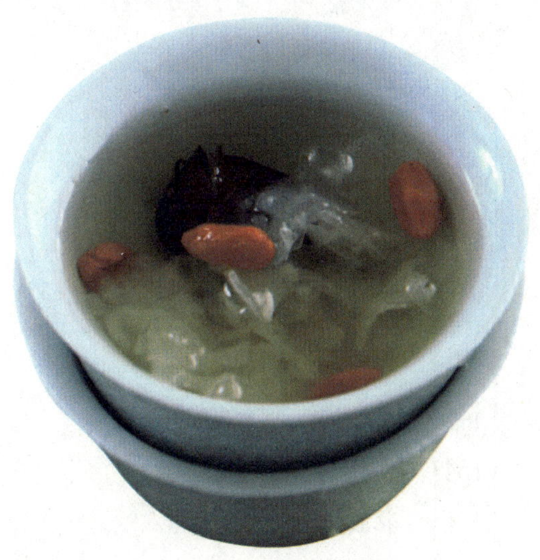

第五章 应季喝茶最健康

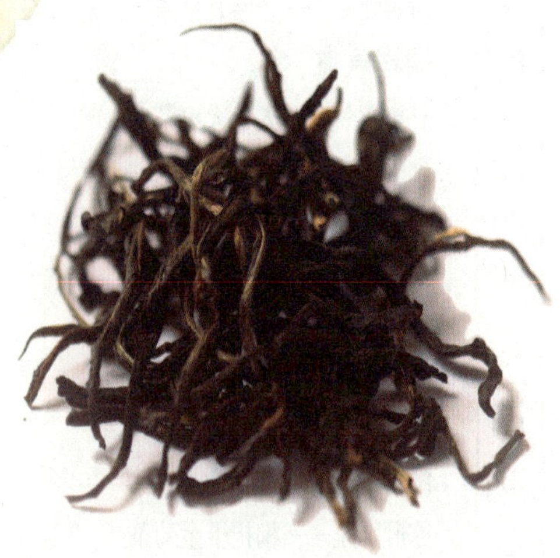

第六章 自制便利小茶包

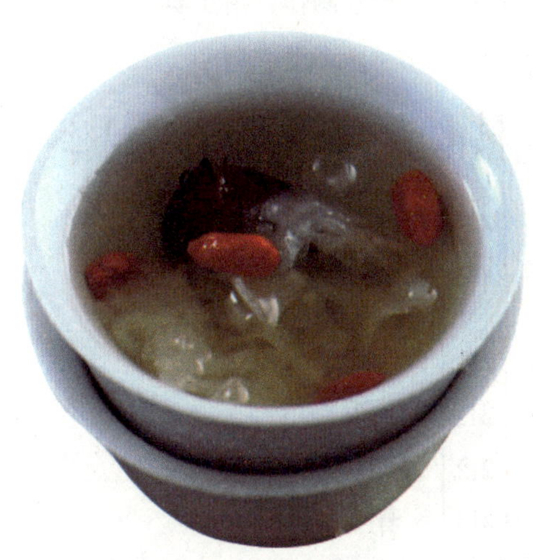

第七章 养生茶膳巧制作

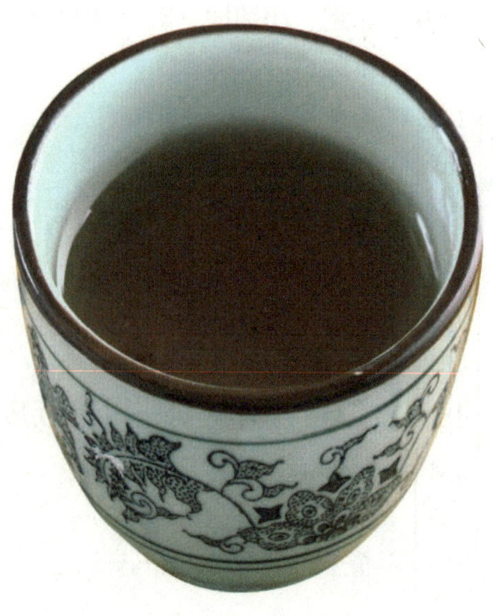

泡杯好茶，喝出健康来

绪论

茶的起源

茶圣陆羽曾经在《茶经》里说：“茶之为饮，发乎神农氏，闻于鲁周公。”神农就是传说中的农业神——炎帝，也是发现茶的伯乐。在远古时代，先民组成原始部落，以捕食野兽、采摘野果为生，经常会因为误食有毒的食物而获病，严重的甚至中毒死亡。传说当时部落的首领神农看到部落成员因中毒而身亡非常痛心，想要努力改变这一现状。加上神农有一个水晶般透明的肚子，无论吃什么，人们都可从他的肠胃里看得清清楚楚，可以及时发现他肠胃的异常变化。于是，神农决定品尝百草，并观察这些植物在肚子里的变化，从而判断哪些食物有毒，避免部落成员再次中毒。

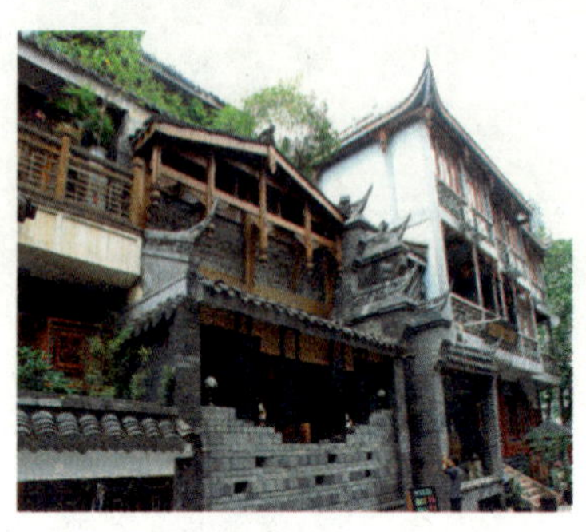

于是，神农和部落的几个成员一起踏上了尝百草的征程。虽然神农尝遍百草，但是他从来不喝生水，就算在深山老林里品尝百草，口渴了，他也会设法将泉水煮开了再喝，从来不嫌麻烦。有一次，神农与部落的几个成员上山尝草，因跋山涉水而感到疲惫不堪、口干舌燥，他们就在一棵长着白花的树旁煮水喝，顺便席地而坐休息片刻。在煮水的过程中，却不小心将这棵树上新长的绿色嫩叶蹭断，掉入煮开的水中，只见水立刻变成了黄绿色，还有淡雅的清香飘出。神农二话不说就舀起一瓢，仰头灌入肚子里，喝完之后顿时觉得这水甘醇可口，比煮开的泉水还解渴。片刻之后神农更神奇地发现自己神清气爽，疲惫一扫而光。随行的部落成员也看到神农刚才喝进肚子里的水，在他的肚子里从上到下，从下到上，到处流动洗涤，好像在肠胃里检查什么，几个小时之后也没发现神农有中毒的迹象。部落成员便争先恐后地喝起剩下的水来，大家喝后都觉得酣畅淋漓。于是神农就把这种绿色嫩叶称为“荼”，后人又把“荼”称为“茶”。从此以后，茶便开始在人类社会的舞台上正式登场，并扮演着重要的角色。

茶的药用

《神农本草经》曾记载：“神农尝百草，日遇七十二毒，得荼而解之。”这就反映出在我国远古时代人们就发现茶有解毒治病的功效，并且在早期对茶叶的应用中，是以药用为主。后来的临床应用经验表明，茶叶具有很好的预防和治疗多种疾病的药理作用，故有“茶为万病之药”一说。这些都证明茶叶具有很高的药用价值，并且很早就用于养生治病。

茶的药用是茶文化和中医文化结合的产物，茶既是饮料，又是健身、防病、治病的良方。茶叶具有明目、降火、解毒、止咳、益思、清热、消暑、消食、利尿、强心等多种功效，在临床上，对于防治高血压病、冠心病，防治中毒，防治肠道疾病，防治膀胱炎和尿道感染，防癌等均有一定功效。茶作为药用，使用起来非常方便，可以冲泡饮用，也可以水煎后饮用。用茶入药，因为茶的种类比较多，所以可应用的范围十分广，预防和治疗疾病的效果也比较明显，并且毒副作用比西药要小很多。因此，茶用于辅助治疗疾病或者通过茶饮保健养生的方法，深受人们的信赖。

茶叶入药主要是通过茶方来体现它的药用价值，从材料的种类分，一般有两类，即单味茶和复方茶。单味茶是指只有一味茶，并能自成疗效的茶，属于中医药“七情合和”中的“单行”。复方茶则是由两种以上性质相近的茶相互配伍，以增强疗效为目的的茶。从用法来分，主要有内服、外用、体外应用三大类。其中以内服最为常见，药效也最好。内服主要是以茶叶作为一味药，制成散剂、汤剂、丸剂等，冲泡出茶水服用，以起到治病的效果；外用是指将茶用在人体的皮肤或者黏膜表面，通过茶水清洗患处，或者外敷的方式治疗疾病；体外应用最常见的方式是熏烧茶叶除病，以及用茶枕疗养。

虽然茶有治病的功效，但是中医认为茶比起西药来说，性质温和，疗效比较慢，因此茶的药用功效主要体现在持之以恒的坚持。

茶的功效

◎保健功臣——茶多酚

茶叶中的酚类物质及其衍生物统称为茶多酚，在茶叶中约占18%。茶多酚是纯天然抗氧化物，抗氧化能力强，无毒副作用。具有延缓衰老、美白抗皱、美容养颜的功效，深得爱美女性的认可。

◎防辐射能手——儿茶素

儿茶素又称茶单宁，是茶叶的重要成分，约占3 %，可以减轻紫外线、光辐射、核辐射等对人体的伤害。儿茶素还可以加快胃肠蠕动，刺激胃液分泌，促进消化，有润肠通便的作用。

◎健齿专家——氟化物

氟化物不仅可以坚固牙齿，使牙齿洁白透亮，还能预防蛀牙，消除口臭，使口气更新鲜。而茶便是富含氟化物的天然饮品，经常饮茶可以起到保护牙齿的功效。

◎瘦身健美——类黄酮

茶叶中所含的类黄酮，具有较强的助消化、分解脂肪、消除油脂的作用。长期适当地饮茶，可以降低胆固醇，使体内剩余脂肪不停地被消化、分解，从而达到瘦身健美目的。

◎美容养颜——维生素

维生素是人维持正常的生理功能所需的一类微量有机物质，它在人体生长、代谢、发育过程中发挥着重要的作用。而茶叶中含有的B族维生素和维生素C，是美白肌肤的佳品。经常通过饮茶摄取维生素，美容养颜的功效更明显。

◎解酒护肝——咖啡因

茶叶中的咖啡因能够刺激神经、提神醒脑，加上茶水不仅能刺激膀胱，使部分酒精随着尿液排出体外，而且可以促进血液循环，从而减轻肝脏的负担，起到解酒护肝的功效。

◎利尿排毒——茶碱

茶碱具有搜刮体内毒素的功效，经常喝茶有利于将毒素排出体外，起到排毒养颜、利水消肿的保健效果。

茶的分类

◎绿茶

绿茶，又称不发酵茶，是中国三大茶种之一，其花色和品种居世界首位。绿茶是以茶树的新叶为原料，经过杀青、揉捻、干燥等典型工艺制作而成的茶叶。其干茶的色泽以及冲泡后的茶汤、叶底以绿色为主色调，故名绿茶。绿茶具有味香、形美、甘醇、耐冲泡等特点，深受爱茶人士的喜爱。

绿茶的知识小档案

绿茶未经发酵的特性，使绿茶的原始成分没有被破坏，较多地保留了新鲜茶叶的天然营养物质，比如茶多酚、儿茶素、叶绿素、咖啡因、氨基酸、维生素等。其中茶多酚和儿茶素最重要，它能清除人体多余的自由基。因为当人体内的自由基数量过多时，多余的自由基就会攻击人的细胞，造成细胞老化、病变甚至死亡，如果此时能喝上适量的绿茶，绿茶内的茶多酚和儿茶素就会通过肠胃的吸收，清除人体内多余的自由基，从而起到保护身体的作用。

绿茶的功效

● **延缓衰老**

绿茶中含有大量的具有抗氧化性和生理活性的物质，能起到延缓身体老化的功效。经常喝绿茶可以增强肌肤的抵抗力，此外，用绿茶粉洗脸可以清除脸部的油腻，收缩毛孔，加强肌肤的紧致感。

● **预防疾病**

绿茶中所含的茶多酚有较强的收敛作用，除了对病原菌、病毒有明显的抑制和杀灭作用之外，还可以阻断亚硝酸铵等多种致癌物质在人体内合成，并具有直接杀死癌细胞和提高肌体免疫力的功效。

● **防辐射**

绿茶能够防辐射已经被很多人认可，因为绿茶中含有一种叫茶氨酸的成分，它可以很好地吸收来自太阳紫外线、电子产品等的辐射，为人体撑起一把天然的防护伞。

● **减肥瘦身**

绿茶中的咖啡因能增加胃液的分泌量，帮助消化，促进脂肪的分解。经常饮用绿茶可以使肠胃顺畅，除去人体多余的脂肪，喝出苗条的好身材。

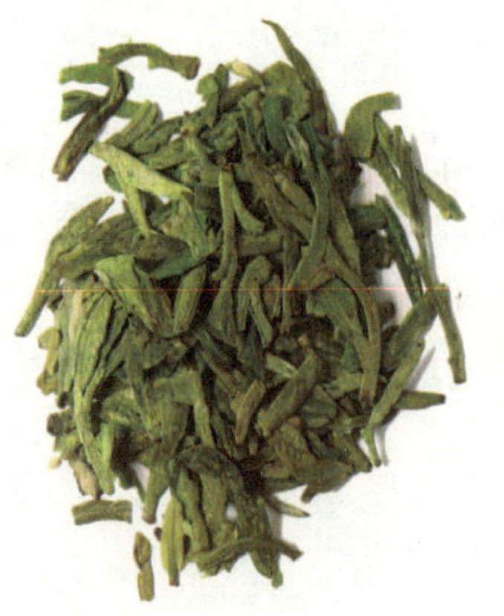

◎红茶

红茶是一种全发酵茶，中医认为红茶性温，肠胃较弱的人在选择茶叶时可以选用红茶，尤其是小叶种红茶。小叶种红茶香甜甘醇，无刺激性，而大叶种红茶，茶味香浓，有轻微的刺激性，但是在茶汤中加入牛奶和红糖，便可以消除大叶种红茶的刺激性，起到暖胃和增强体质的作用。

红茶的知识小档案

我国红茶种类繁多，主要有：祁红、滇红、霍红、苏红、湖红、川红、英红等。祁红产于安徽祁门、至德以及江西浮梁等地；滇红产于云南勐海、凤庆等地；霍红产于安徽六安、霍山等地；苏红主要产于江苏宜兴；湖红产于湖南安化、桃源等地；川红产于四川马边、宜宾、高县等地；英红产于广东英德等地。在众多的品种中，以祁门红茶最为著名。

除我国以外，世界上红茶的品种也很多，印度、斯里兰卡也生产类似于红茶的红碎茶。国外比较有名的红茶有印度东北部的阿萨姆红茶、斯里兰卡的锡兰高地红茶，以及产于印度西孟加拉邦北部喜马拉雅山麓的大吉岭红茶，它们与我国的祁门红茶并称为世界四大红茶。

红茶的功效

●养胃护胃

红茶是经过发酵烘制而成的，所含的茶多酚较少，所以不像绿茶那样会对胃产生刺激。相反，红茶不仅不会伤胃，反而能够养胃，因为红茶性温，对胃有一定的保护作用。在红茶中加入少许糖、牛奶等，还能起到保护胃黏膜，治疗胃溃疡的功效。

●生津清热

红茶能止渴消暑，红茶中所含的多酚类、碳水化合物、氨基酸、果胶等，通过与唾液发生化学反应，刺激唾液分泌，从而使口腔滋润，起到消暑止渴的作用。

●消炎杀菌

红茶中的多酚类化合物具有消炎的效果，而儿茶素类物质通过与单细胞的细菌结合，使蛋白质凝固沉淀，来抑制和消灭病原菌。所以，细菌性痢疾及伤口久治不愈的患者，可以适当饮用红茶，以起到消炎杀菌的作用。

●分解毒素

红茶中所含的茶多碱能吸附重金属和生物碱，并能使沉淀物分解。经常饮用红茶可以减少饮用水和食物中所含的有害物质对人体造成的伤害，保护人们的健康。

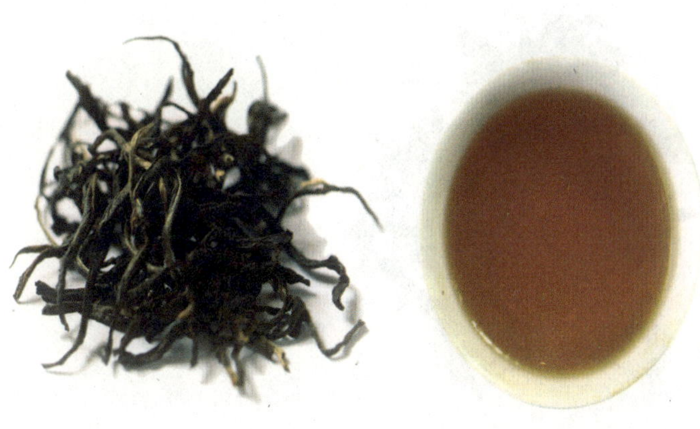

◎青茶

青茶又名乌龙茶，是中国茶的代表。青茶是一种半发酵的茶，绿叶红边，泡出来的茶汤是透明的琥珀色，既有绿茶的鲜香浓郁，又有红茶的甜醇之感。青茶是经过杀青、萎凋、摇青、炒青、揉捻、半发酵、烘焙等多道工序精制而成的品质优异的茶种。

青茶的知识小档案

青茶中所含的有机化合物高达四百五十多种，无机矿物元素达四十多种。青茶所含的有机化合物主要有：茶多酚、茶碱、蛋白质、氨基酸、维生素、果胶、有机酸、脂多糖、碳水化合物、酶类、色素等。而无机矿物元素主要有：钾、钙、钠、镁、铝、锌、铁、锰、铜、磷、氟等。并且这些有机化合物和无机矿物元素都具有极高的营养价值和药效。

乌龙茶的种类非常丰富，主要有：闽北乌龙，包括武夷岩茶、水仙、大红袍、肉桂等；闽南乌龙，包括铁观音、奇兰、水仙、黄金桂等；广东乌龙，包括凤凰单枞、凤凰水仙、岭头单枞等；台湾乌龙，包括冻顶乌龙、包种等。其中以安溪铁观音、冻顶乌龙茶最为出名。

青茶的功效

●消脂减肥

青茶不仅可以刺激胰脏脂肪分解酵素的活性，减少人体对碳水化合物和脂肪类食物的吸收，还能够增加身体的产热量，促进多余脂肪的燃烧，从而起到消脂减肥的功效。

●减轻压力

青茶能活化人体的自律神经，提升自律神经、副交感神经的活动，减轻人的压力，使人心平气和，情绪稳定。青茶还可以避免因压力过大而造成暴饮暴食的现象，也可以抑制焦躁。

●降低血脂

青茶有降低血脂，防治动脉血管粥样硬化的作用。此外，饮用青茶还可以降低血液的黏稠度，防止红细胞凝聚，改善血液高凝状态，加快血液流动，促进血液循环。

●呵护肌肤

青茶并不是单纯性地减少皮下脂肪的含量，而是调节皮下脂肪含量的平衡，防止并非多余的脂肪被减掉而导致的皮肤枯黄。此外，青茶中含有活性酶SOD，对皮肤有很好的滋养作用。

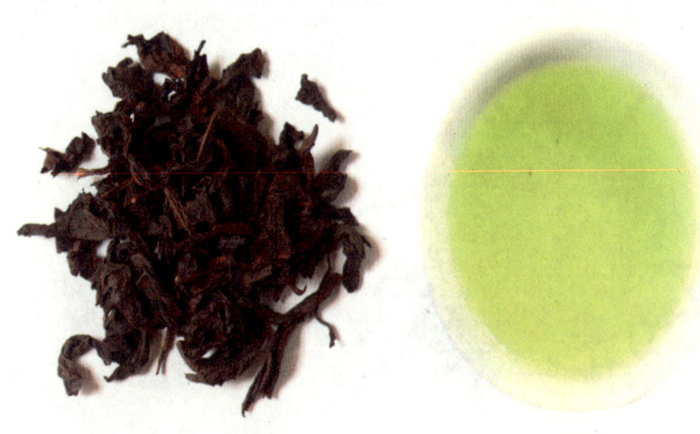

◎黄茶

黄茶是我国特产，是经过杀青、堆闷、干燥等过程制造出来的。黄茶的品质特征是黄叶黄汤、清香鲜爽、耐冲泡。

黄茶的知识小档案

黄茶中富含茶多酚、氨基酸、维生素、可溶糖等营养物质，对防治食道疾病有明显功效。此外，由于黄茶未经发酵，所以茶叶中保留了很多天然的营养物质，而这些物质对防癌、抗癌、消炎、杀菌均有一定的特殊效果。因此，经常饮用黄茶有益于身体健康。

黄茶按鲜叶的细嫩程度和芽叶大小，分为黄芽茶、黄小茶和黄大茶三类。黄芽茶的原料比较细嫩，大多为单芽或一芽一叶，品质精良。品种主要有湖南岳阳洞庭湖君山岛的“君山银针”，四川雅安的“蒙顶黄芽”和安徽霍山的“霍山黄芽”。黄小茶的茶叶比黄芽茶粗，主要品种包括湖南岳阳的“北港毛尖”，湖南宁乡的“沩山毛尖”，湖北远安的“远安鹿苑”和浙江温州、平阳一带的“平阳黄汤”。黄大茶所选用的原料是一芽二三叶甚至一芽四五叶的鲜茶叶，主要品种有安徽霍山的“霍山黄大茶”和广东韶关、肇庆、湛江等地的“广东大叶青”。

黄茶的功效

●健脾益胃

黄茶的冲泡方法比较特殊，需要长时间浸泡，在泡的过程中，黄茶会产生大量的消化酶，这些消化酶会促进消化，改善脾胃功能，从而改善消化不良、食欲不振等症。

●防治食道癌

黄茶中所含的氨基酸、可溶糖等物质，能够很好地改善食道环境，防止细菌滋生，抑制细胞癌变，对防治食道癌有明显功效。

●促进新陈代谢

黄茶能随着体液的循环穿入细胞内，增加细胞的弹性活力，促进细胞的新陈代谢。尤其是穿入脂肪细胞后，脂肪细胞在消化酶的作用下恢复代谢功能，将脂肪分解。

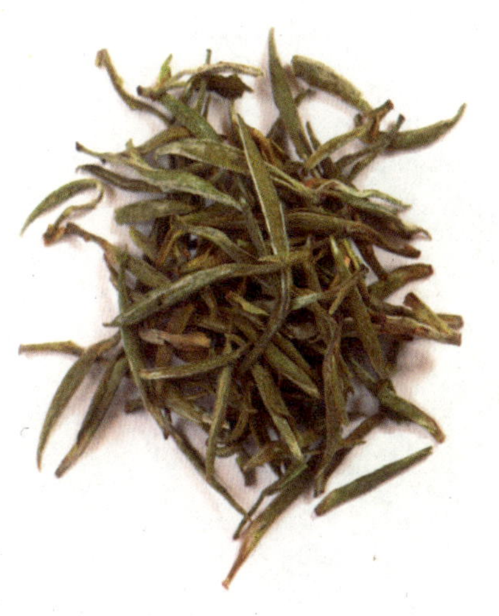

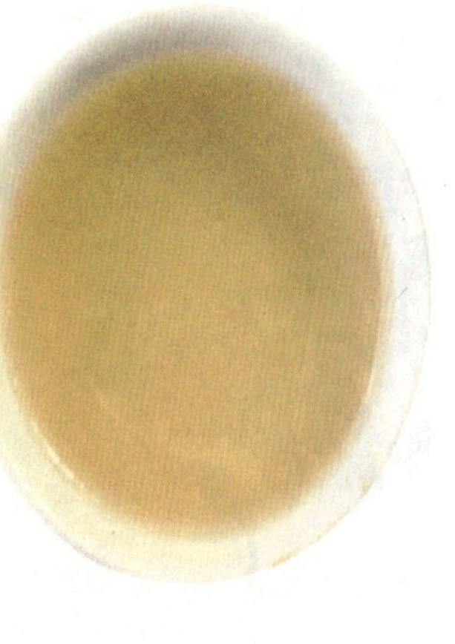

◎白茶

白茶因其成品茶叶呈白色而得名。制作白茶的基本工艺包括萎凋、烘焙、拣剔、复火等，其中萎凋是决定白茶品质的关键工序。白茶不仅毫色银白，满身披毫，素有“绿妆素裹”之美感，而且毫香清鲜，汤色黄亮清澈，滋味鲜醇，还具有药理作用，中医认为白茶性清凉，具有退热降火之功效。

白茶的知识小档案

白茶内所含的营养成分高于一般的茶，氨基酸含量达到6.26%，比其他茶高出一倍。白茶具有三抗、三降、六养的功效，三抗即抗辐射、抗氧化、抗肿瘤，三降是指降血压、降血脂、降血糖，六养是指养心、养肝、养目、养神、养气、养颜。

由于白茶品种稀少，风味独特，品质绝佳，受到人们的欢迎，民间授予白茶“茶瑞”的美称。

白茶的功效

●治疗麻疹

白茶可以治疗麻疹，尤其是陈年的白茶可用来治疗幼儿因麻疹而引起的高热，且其退热效果比抗生素要好。白茶早在我国的华北及福建地区被普遍视为治疗麻疹的良药。

●平衡血糖

白茶除了含有其他茶叶固有的营养成分外，还含有人体所必需的活性酶，这种活性酶能促进脂肪分解代谢，有效控制胰岛素分泌，延缓肠胃对葡萄糖的吸收，分解体内血液中多余的糖分，促进血糖平衡。

●明目清心

白茶中含有丰富的维生素A原，它被人体吸收后，能迅速转化为维生素A，维生素A能合成视紫红质，这种视紫红质能使眼睛在暗光下看东西更加清楚，可预防眼干、眼涩等症状，缓解眼部疲劳。此外，白茶性寒凉，具有退热祛暑解毒之功效，经常饮用可以消暑解渴，明目清心。

●保肝护肝

众所周知，当酒精摄入过量，超过人体肝脏的代谢能力和解毒能力时，酒精就会对肝细胞产生直接或间接损害，而白茶中所含的二氢杨梅素等黄酮类化合物，可以加速酒精的代谢产物——乙醛的迅速分解，使其变成无毒物质，降低酒精对肝细胞的损害。

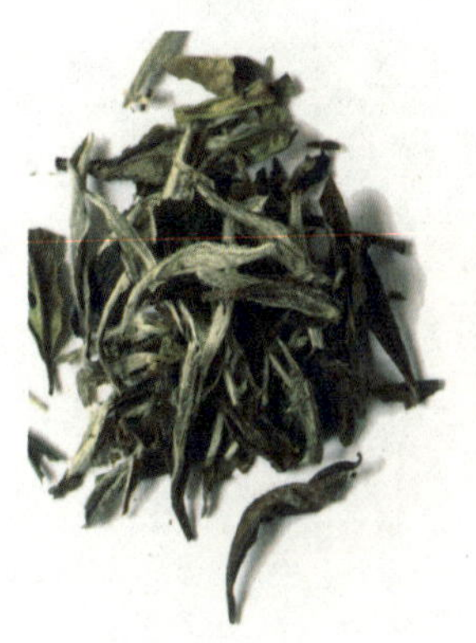

黑茶

由于黑茶的原料比较粗老，在制作的过程中往往要堆积发酵较长时间，所以茶叶大多呈暗褐色，因此得名黑茶。黑茶属于全发酵茶，经过杀青、初揉、渥堆、复揉、烘焙等工序制作而成。黑茶主要生产于四川、云南、湖北、湖南等地，其中较为出名的就是云南的普洱茶。

黑茶的知识小档案

黑茶除了含有其他茶叶所含有的茶多酚、咖啡因、多糖、维生素之外，还含有20%～30%的叶蛋白，但能溶于水的只有3.5%左右，含有25%～30%的碳水化合物，但能溶于水的只有3%～4%。此外，黑茶还含有二十多种氨基酸以及4%～5%的脂质，并且大多氨基酸和脂质都是人体必需的。黑茶的主要品种有湖南黑茶、湖北佬扁茶、四川边茶、广西六堡散茶、云南普洱茶等。优质的黑茶，所含的营养物质更加全面，养生治病的效果更加明显。

黑茶的功效

●补充膳食营养

黑茶富含蛋白质、氨基酸、碳水化合物等物质，对于以牛、羊肉和奶酪为主食，饮食结构中缺少蔬菜和水果的西北居民来说，黑茶就是他们的“生命之茶”。因为长期饮用黑茶，可以补充他们身体必需的矿物质和各种维生素。

●抗氧化

黑茶中不仅含有丰富的抗氧化物质如儿茶素类、黄酮类、维生素C、维生素E等，而且含有大量的具抗氧化作用的微量元素如锌、锰、铜、硒等，它们都具有很强的清除自由基的能力，因而具有抗氧化、延缓细胞衰老的作用。

●防治糖尿病

黑茶含有丰富的茶多糖复合物，一般统称为茶多糖，具有降血糖的作用。经常饮用黑茶可以增强胰岛素的功能，从而起到治疗糖尿病的功效。

●利尿解毒

黑茶中的咖啡因对膀胱有刺激作用，既能协助利尿，又有助于醒酒，解除酒毒，同时保护肾脏和肝脏。另外，黑茶中的茶多酚能使烟草中的尼古丁在人体内沉淀，并随尿液排出体外，从而降低吸烟对人体的伤害。

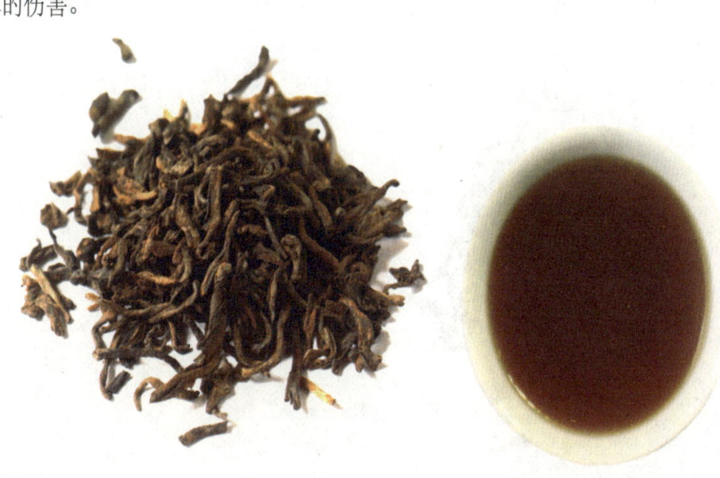

◎花茶

花茶又称香片，即用植物的花、叶或果实晒干或者直接泡制而成的茶。花茶是我国特有的一种再加工茶，可细分为花草茶和花果茶。花茶的材料来源非常广泛，种类繁多。我们常见的花如玫瑰花、茉莉花、月季花、迷迭香等，果实如罗汉果、龙眼、决明子、枸杞等，都可以用来泡制花茶。

花茶的知识小档案

花茶不仅综合了茶与花的营养成分，而且使茶香与花香相得益彰。虽然各种花茶均含有丰富的氨基酸、叶绿素、维生素、花青素等成分，这些成分可以平衡体液，并调节内分泌，对人体的健康十分有益，但是花茶的茶材种类多样，其养生功效会根据取材的不同而不同，所以，要根据个人的身体状况，选择正确的花茶，对症下“茶”。

花茶的功效

花茶的功效一般是根据主要茶材的功效而决定的，在这里简单介绍一下一些典型花茶茶材的功效。

●玫瑰花

玫瑰花具有行气、活血、收敛的作用，可用于妇女月经过多、赤白带下以及肠炎、下痢、肠道出血等症。经常饮用玫瑰花茶，可有一定的美容功效，能祛除雀斑、润肤养颜。此外，玫瑰性质温和，可缓和情绪、平衡内分泌、对肝及胃有调理的作用，亦可消除疲劳、改善体质。

●荷叶

荷叶中的荷叶碱具有清心火、平肝火、泻脾火、降肺火以及清热养神的功效，同时，荷叶碱中含有多种有效地消除脂肪的生物碱，能有效分解体内的脂肪，使之排出体外。常喝荷叶茶可以润肠通便，有利于排毒。

●迷迭香

迷迭香能增强脑部功能，减轻头痛症状，增强记忆力，对宿醉、头昏晕眩及紧张性头痛也有疗效。迷迭香还兼具美容功效，常饮用可祛除斑纹、调理肌肤。迷迭香具有较强的收敛作用，能促进血液循环，刺激毛发再生。此外，迷迭香的香味能刺激神经系统，集中注意力。

●罗汉果

中医认为，罗汉果味甘，性凉，归肺、大肠经，有清热润肺、化痰止咳、生津止渴的功效。此外，罗汉果还有润肠通便的作用。

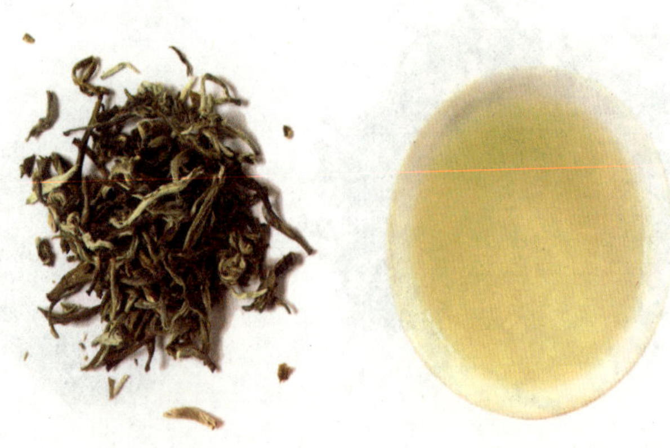

茶的储存

茶叶是一种干品，很容易吸湿受潮，而香气又极易挥发，导致茶叶变质，所以茶叶的储存对储存环境要求很高。引起茶叶变质的主要因素除了空气湿度之外，还包括光照、温度、氧化、微生物入侵、异味污染等。因此在储存茶叶时要格外注意密封、防潮、避光以及防止异味污染等，以确保茶叶品质。

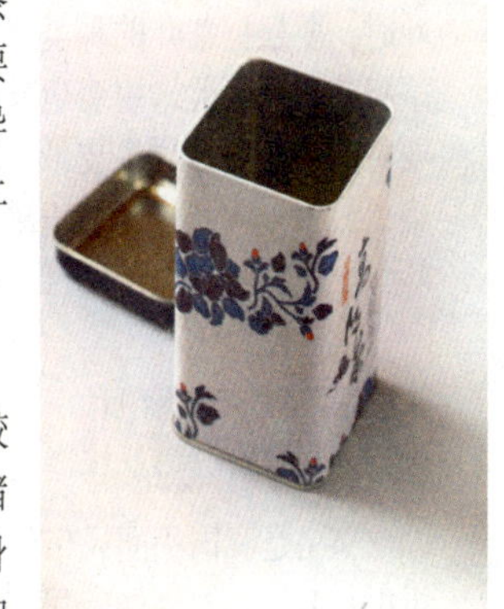

◎茶叶罐储存法

茶叶罐储存法是最常用的茶叶储存法。因为家庭的用茶量比较小，一般采用铁罐、锡罐、铝罐、有色玻璃罐或陶罐等茶叶罐来存储茶叶。无论用什么材质的茶叶罐储存茶叶，在储存的时候要检查罐身与罐盖是否密闭，并放在干燥阴凉处，不要放在潮湿和有阳光直射的环境，以避免茶叶受潮氧化，甚至变质。茶叶罐一般在市面上都有，形状各异，造型美观。用茶叶罐储存茶叶，虽然很方便，但不宜长期储存，因为茶叶罐做不到绝对密封，而且在来回的打开、闭合之间会带入很多空气和水分。

◎暖水壶储存法

如果家里没有冰箱，那么用暖水壶来储存茶叶也是一个不错的选择。选一个保暖性良好的暖水壶，擦干壶内外的水，将干燥的茶叶装入壶内，要尽量装满暖水壶，以赶跑壶内的空气，壶口用软木塞盖紧，然后用白蜡封口并裹以胶布，这样就可以避免空气进入壶内。

◎锡箔袋储存法

家庭中的茶因为经常取，而且比较少，可用锡箔袋储存，方便在喝茶时随时取出。采用锡箔袋储存茶叶，要先将茶叶装进保鲜袋里，包裹严实之后再放入锡箔袋，安放在阴凉处。锡箔袋最好购买拉链设计的款式，方便取出和密封。锡箔袋储存茶叶，不宜存放太久，因为其密封性不是非常好，只适用于开封后很快会喝完的茶叶。

◎冰箱储存法

用冰箱存储茶叶不仅能完整地保留茶叶原本的香味，还能避免茶叶因微生物的入侵而变质。但是，用冰箱存储茶叶要注意防潮。对于散装的茶叶，一般先用保鲜袋将茶叶装好，再放入一个密闭的器皿里，再用保鲜袋将器皿裹严，再放入冰箱的冷藏抽屉保存。此外，要根据茶叶储存时间的长短，调节冰箱的温度，储存6个月以内，冷藏温度以0～5℃最经济有效，储存超过半年，以-18～-10℃较佳。取茶叶的时候也要格外小心，应先让茶叶罐内茶叶温度回升至与室温接近，才可取出茶叶，如果骤然打开茶叶罐，水汽容易在茶叶上凝结而使茶叶受潮。

◎木炭密封储存法

用木炭密封储存法来储存茶叶，主要是运用了木炭极强的吸水特性。先将干燥的茶叶装入茶叶罐里（一般选玻璃茶叶罐，便于观察茶叶是否变质），然后在茶叶的中间放入一块用纱布包裹好的木炭，盖好盖子，用塑料袋套好放在阴凉处即可。不过用这种方法储存茶叶有一个弊端，就是木炭会吸收茶叶的部分香味，致使茶叶的风味无法完全保存。

◎ 干燥剂储存法

使用干燥剂储存茶叶，可使茶叶的储存时间延长，一般为一年左右。在选用干燥剂来储存茶叶时，要根据茶叶的种类来选择合适的干燥剂。储存绿茶，可选用块状、未潮解的生石灰；储存红茶和花茶，一般选用变色硅胶，但变色硅胶取材比较麻烦，一般家庭没有。用生石灰储存茶叶时，要将散装茶用薄质牛皮纸包好，捆牢，放入铁罐里，再放入数包用茶包袋装好的生石灰，然后在铁罐口放入一大团棉花塞满罐口，盖紧盖子，置于干燥阴凉处储存。值得注意的是，用生石灰存储茶叶，一般1~2个月换一次石灰，否则茶叶将会吸湿变质。

饮茶习俗

茶俗是我国民间风俗的一种，它是中华民族传统文化的积淀，也是人们勤劳勇敢的生活态度的折射。我国幅员辽阔，民族众多，异彩纷呈的地域文化、民族文化使我国的饮茶习俗千姿百态，内容丰富。

在我国北方，北京地区是大碗茶的发源地，那里很早就兴起喝大碗茶的风尚。大碗茶盛行于解放时期，当时在北京的路边、码头、凉亭，甚至是在车间、工地、田间，卖大碗茶的商贩随处可见。在北京卖大碗茶被列为三百六十行之一。大碗茶有两种：一种是煎茶，即把茶叶投入开水中直接煎熬；还有一种是特有成茶，是将煮好的茶装在大碗里，用玻璃盖儿盖好，卖给过路口渴的行人。北京大碗茶的饮茶习俗一直延续到现在，而茶馆的出现又增添了茶文化的内涵，更加体现了“京味儿”的饮茶习俗，是北京地区人们生活的典型写照。

广东地区则流行喝早茶，即边品茶边吃点心，三五个好友欢聚在茶楼闲聊，悠然自得，这便是南方地区典型的饮茶习俗。早茶有绿茶、红茶、青茶、黑茶、白茶、花茶等种类，点心的品种更加丰富，最常见的是包子、烧麦、酥饼等，另外还有鸡肉粥、肠粉、云吞等。广东人的茶楼并不仅仅卖早茶，从白天到夜间，来茶楼的客人络绎不绝。在广东，饮茶很讲究“礼节”，服务员倒茶时，客人一般以食指和中指并拢轻扣桌面表示谢意。此外，广东地区还流行一种凉茶，具有清热解毒、清凉散热、解暑化湿等保健功效，主要是用夏枯草、冬桑叶、野菊花、车前草、金银花、薄荷等合理配伍，或者是单味入茶熬出来的特效茶，这便是后来家喻户晓的广东凉茶。

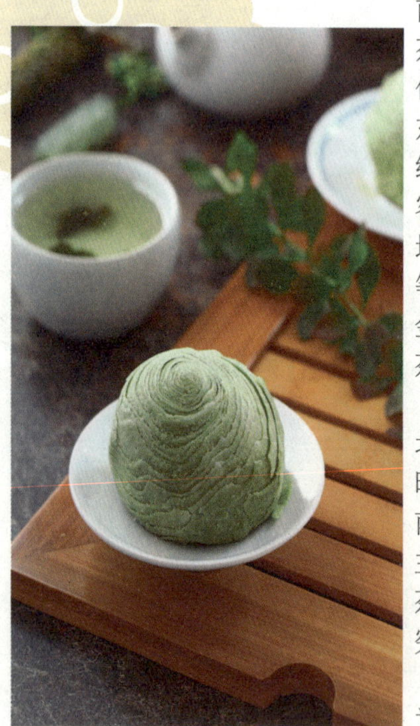

西北地区的饮茶习俗也因地域不同而有所差别，天山北麓的北疆人常喝奶茶，一般每日需“三茶一饭”，喝奶茶时以“馕”为佐食；藏族地区则以酥油茶为主。西南地区云南的哈尼族仍保留着古老的饮茶习俗，以饮用“土锅茶”为主。即用土陶锅把山泉水烧开，再把茶叶放入锅内，熬煮出茶水。这种茶水汤色绿黄、温度适中、清香润喉，回味无穷，是哈尼族人待客的一种古老习俗。

随着社会的发展，饮茶习俗在传统的基础上不断演变，为我国多彩的民情风俗，又添上绚烂的一笔。

茶道文化

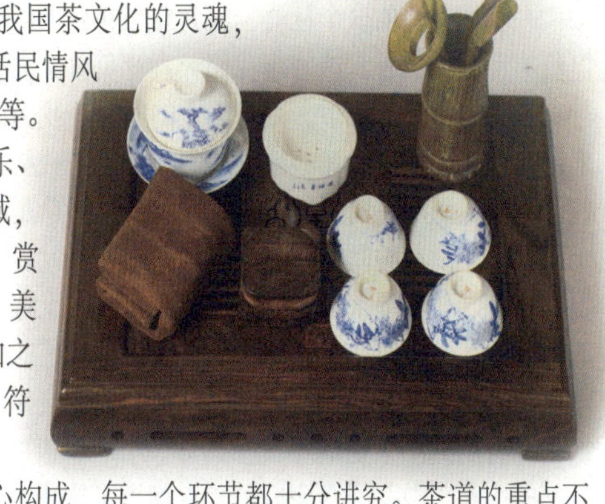

茶道，就是品鉴茶的美感之道。茶道精神是我国茶文化的灵魂，以体现中国传统思想道德、人文精神为宗旨，包括民情风俗、历史典故、民间传说以及文学艺术、诗词歌赋等。此外，茶道文化是一种综合文化，涉及建筑、音乐、舞蹈、绘画、戏曲、服饰、饮食、医药等诸多领域，是我国生活、艺术、精神的集合体。它通过沏茶、赏茶、闻茶、饮茶等行为，增进品茶者之间的友谊，美心修德，学习礼法，是很有益的一种和美仪式。加之喝茶能静心、静神，有助于陶冶情操，去除杂念，符合我国传统的儒家思想。

茶道由茶礼、茶规、茶法、茶技、茶艺、茶心构成，每一个环节都十分讲究。茶道的重点不是茶技，而是茶心，但是要修习茶心，又必须从学习茶技开始。茶道对茶技、环境、服饰的要求很高，精湛优美的茶技一定要跟清雅幽静的环境、优雅得体的服饰相结合，才能体现茶道的内涵。在我国，茶道活动的环境一般有三类，一是自然环境，如松间竹下，泉边溪侧，林中石上；二是人造环境，如亭台楼阁、画舫水榭、书房客厅；三是特设环境，即专门用来从事茶道活动的茶室，室内往往有挂画、插花、盆景、古玩等。服饰一般是女性穿旗袍，男性穿儒服或者唐装。总之，茶道就是使人进入美的意境中，忘却俗世，陶冶情操。

茶道不仅讲究程序，还特别注重茶具的品质和观赏性，一般是典雅古朴的陶器茶具、光洁如玉的瓷器茶具、晶莹剔透的玻璃茶具。此外，还要有茶匙、茶针、茶漏、茶夹、茶则、茶桶这些辅助工具，被称为茶道六君子。茶匙又称茶扒，形状像汤匙所以称茶匙，其主要用途是挖取茶壶内泡过的茶叶，茶叶冲泡过后，往往会紧紧塞满茶壶，加上茶壶的壶口较小，用手挖出茶叶既不方便也不雅观，故使用茶匙；茶针的功用是疏通茶壶的内网，以保持水流畅通；茶漏主要用来协助滤去茶渣；茶夹用来夹品茗杯，主要用在烫品茗杯时；茶则用来量取干茶；茶桶用于盛放茶艺用品。由此得知，我国的茶道细致到每一个细节，追求的是一种优雅的意境。所以，继承与发扬中国茶道文化，弘扬中华茶德，对我国的文化产业发展是十分有益的。

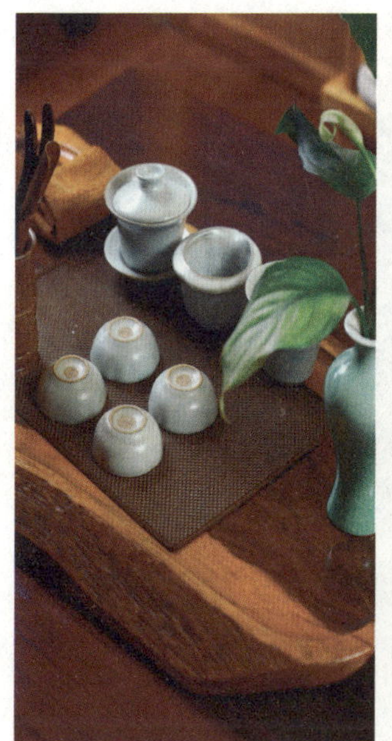

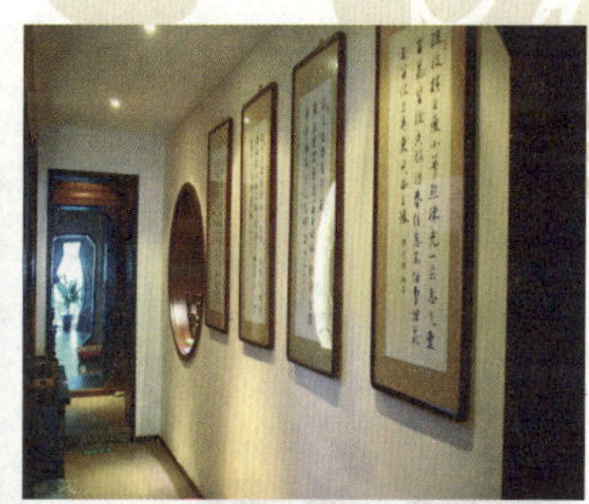

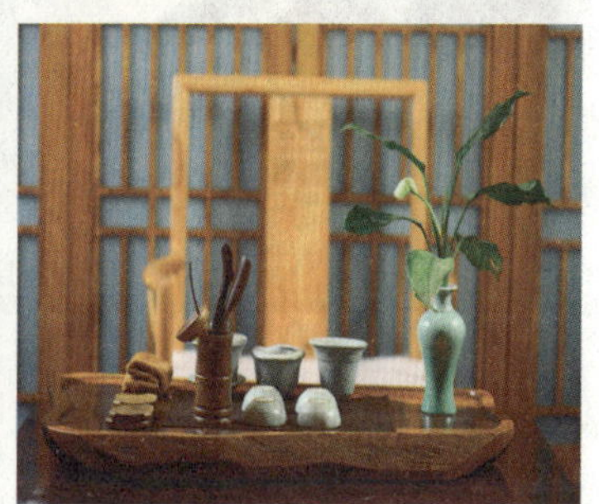

自制茶包

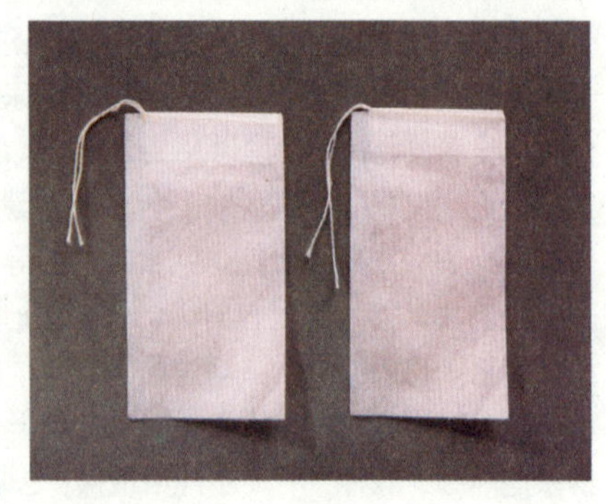

在我们生活的这个社会，因为理想和目标，因为肩上担负的责任和义务，这些年我们一直背负着压力在默默前行。在我们生活的都市，因为工业的发展，我们面临着越来越严重的环境污染。心理的压力和环境的威胁，都使我们的健康受到严重的挑战。但是忙碌的生活总是给我们一个理由——没有时间保健养生。然而一个人就算再忙也总要喝水，既然要喝水，就要喝出健康来。在无暇保健养生的情况下，在没有空余时间去泡一壶清香淡雅的香茗时，可自己动手制作一些养生的便利茶包，以方便你随时冲泡饮用。自制的小茶包既不占空间——小小一包可随身携带，也不占用时间——就在你喝开水时，将自制的小茶包放入开水中，稍稍浸泡即可饮用。所以说自制小茶包特别适合没有时间养生保健的人群，它既省时又能达到养生的效果。

自制茶包的方法很简单，材料易取。一般是取绿茶、红茶、乌龙茶、玫瑰花、茉莉花、决明子、枸杞子、红枣、人参等常见的茶材，用单味茶，或者通过科学的配伍，把茶材装入茶包袋里，即可做成小巧、易携带的自制茶包。值得注意的是，自制的茶包不仅要根据个人的体质选取茶材，还要根据季节的变化更换茶材，做到养生因人而异，因时制宜。这样，才能充分发挥出自制茶包的功效。

自制茶包对于每天忙碌于上班或经常出差旅行的人们来说，可谓意义重大。自己动手制作一些茶包，放在包里、办公室或者行李箱里，在工作疲劳时泡上一杯，随时喝出健康来；在旅行出差的时候随时随地泡上一杯，伴着健康出发。

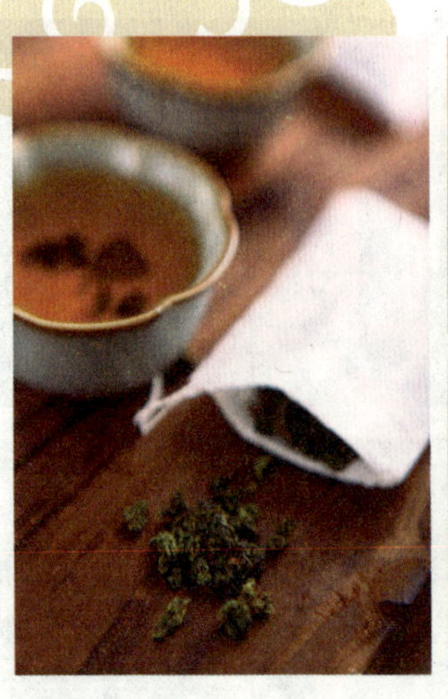

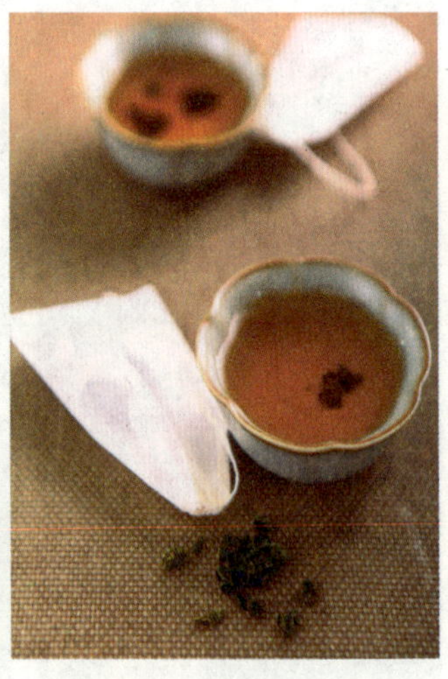

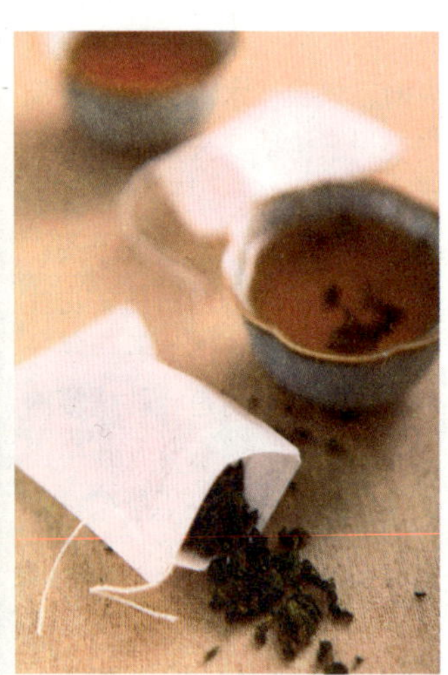

第一章

选茶 泡茶 喝茶

茶叶的选购方法

◎绿茶的选购

看颜色

和其他茶叶相比，绿茶比较容易氧化，所以从颜色上可以判定绿茶是否被氧化。新鲜的绿茶颜色呈墨绿色带光泽，不新鲜的绿茶则是黄褐色、无光泽的。因此，在购买散装茶叶时，更要注意绿茶的新鲜度，选择色泽绿润、茶叶肥壮厚实的绿茶。

看外形

扁形绿茶的茶条扁平而挺直，其中光滑、无黄点、无青绿叶梗的便是上品；卷曲形或螺状绿茶，茶条细紧，白毫或锋苗较多的一般是春茶，说明原料好，做工精细。

闻香气

好的绿茶闻起来有悦鼻高爽的香气，其香气分为清香型、浓香型和甜香型。品质越好的绿茶香味越浓郁，略带熟栗香，闻起来很舒服。如果闻不到茶香或者闻到一股苦涩气味、焦煳气味或霉味等，则可判断为劣质的绿茶或陈茶。

试口感

在口嚼干绿茶时，以有甜香甘醇口感的绿茶为上品。较为苦涩的绿茶可能是原料粗劣，或者烘焙工艺不精湛。

了解产地

绿茶的品种很多，因为茶树生长的经纬度、地势、土质、气温等地理条件不同，所以不同地方所产出的绿茶品质也不同。对于初次选购绿茶的消费者，可选购著名产地的绿茶。

采摘时节

民间有谚语称“饮茶要新，喝酒要陈”。所以，绿茶以春茶的品质最佳，其次是冬茶，要购买好的绿茶，最好在春季购买应季的春茶。在夏秋两季购买绿茶，不仅绿茶数量少，而且多是春季储存下来的陈茶，不够新鲜。

选择白毫茶叶

绿茶多由摘采下的新长的芽尖制成，该芽尖经过烘焙，会形成一层白色的茸毛，称为白毫或银毫。而带有白毫的茶叶，表示摘采的芽尖比较嫩，是较好的绿茶。

注意生产日期

因为绿茶容易氧化，所以在选购包装好的绿茶时，要特别注意生产日期和保存期限。绿茶以新茶为好，生产日期较新的绿茶比较新鲜。

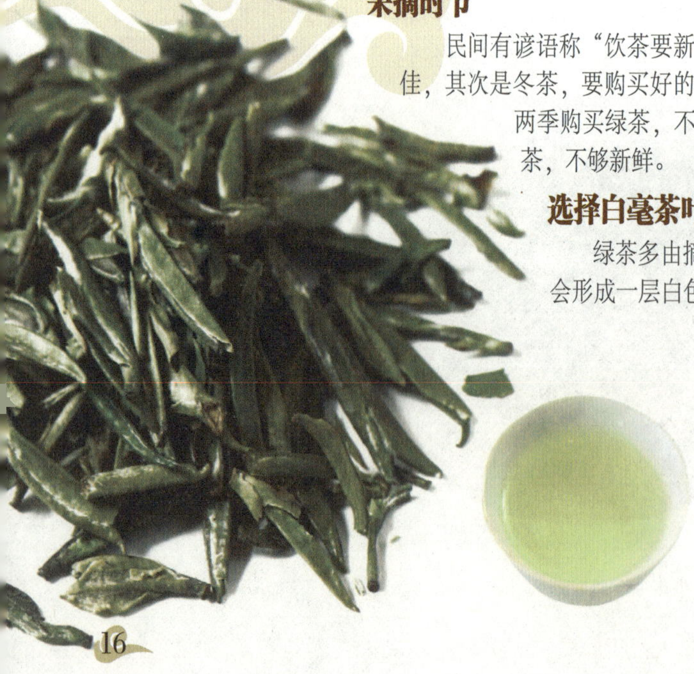

◎红茶的选购

看颜色

红茶是一种全发酵茶，高档红茶色泽乌黑有油光，茶条上金色毫毛较多；中档红茶色泽乌黑略有光泽，茶条上稍有金色毫毛；劣质红茶色泽发乌，缺少光泽，茶条上没有金毫。

看茶芽

高档红茶的茶芽含量较高，若是小叶种红茶则条形细紧，大叶种红茶则茶条肥壮紧实；中档红茶的茶芽含量少，多为茶条紧实的嫩叶；劣质红茶几乎无茶芽，以成熟摊开的老叶为主，条形松而轻。

看干湿度

在购买红茶时，可用两个手指捏茶条，比较干燥的未受潮的红茶能捏成粉末；如茶条不能捏成粉末，只能捏成细片状，则说明该红茶已吸湿受潮，不宜购买。

看汤色

在购买时，可以先尝后买。品质好的红茶味道甜香浓郁，口感甜醇鲜爽，汤色红艳，茶杯四壁与茶汤接触处有一圈金黄色的光圈，俗称“金圈”；档次一般的红茶，在冲泡后甜香的口感比较淡，汤色暗沉，金圈不够亮。

了解产地

不同的产地以及同一产地的不同茶区，所生产的茶叶及调制方法不同，红茶的口味也不同。在购买时要注意包装盒上的标示。像锡兰红茶、肯尼亚红茶等，都是产地统称。可以通过试闻或试喝，对比找出最适合自己口味的红茶。

注意生产日期

茶一般情况下都是以新的为好，红茶也不例外。在购买红茶时也要看清楚生产日期，避免买到过期或存放很久的红茶，影响口感和营养价值。

选择包装方式

如果是上班族选购红茶，专门在办公室用的话，可以购买泡袋式的红茶，茶叶比较碎，可缩短冲泡时间。若是在家里用，可以选择罐装红茶，罐装红茶口味比较纯正。

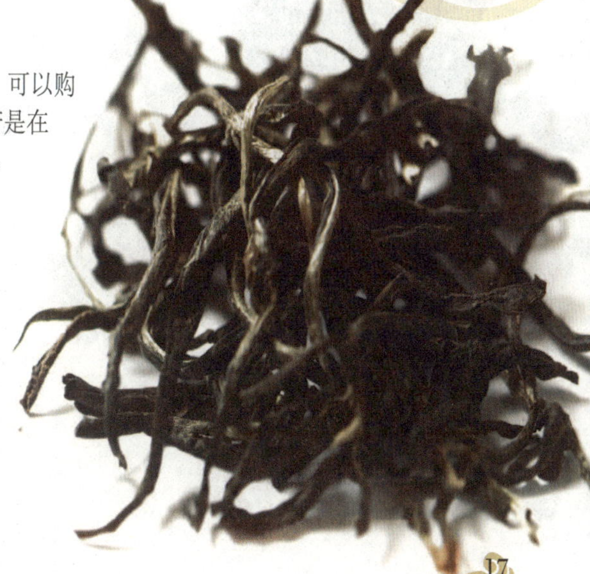

◎青茶的选购

看产地

青茶在选购时跟别的茶种不一样，要先查看产地，在排除假冒伪劣产品的情况下，一般以福建、广东和台湾等地所产的青茶为好。

看外形

选购青茶时要选茶条紧结，匀整无断碎，色泽鲜润的。此外还要看茶叶里没有掺杂茶片、茶梗、茶末、茶籽、竹屑、木片、石灰、泥沙等杂质，如果有掺杂物则说明茶的原料很劣质，制作工艺很粗糙。

闻香气

上等青茶的干茶气味清纯，带有淡淡的花果香味。把干茶捧在手里，低头用鼻子贴近茶叶，连续用力深吸数次，如果香气持续，并且香气越来越清晰自然，便是好茶。同时，也要注意辨别生产者是不是为了加重香气，而添加香精。一般添加香精的茶叶，味道浓烈，闻起来十分不自然，也很不舒服。

听声音

优质的青茶较一般茶条紧结，叶身沉重，用手抓起来比较有质感，取些许茶叶放入茶壶，会听到悦耳的叮当声。比较差的青茶茶叶干燥、质轻，放入茶壶的声音暗哑，没有清脆感。

看汤色

优质的青茶冲泡出来的茶水汤色金黄，浓艳清澈，叶底舒缓地展开后，立刻可以闻到淡雅的清香，茶汤入口时味苦，瞬间又转为甘甜。而品质较差的青茶冲泡出来的茶汤，汤色暗红，香气微弱，味道苦涩。

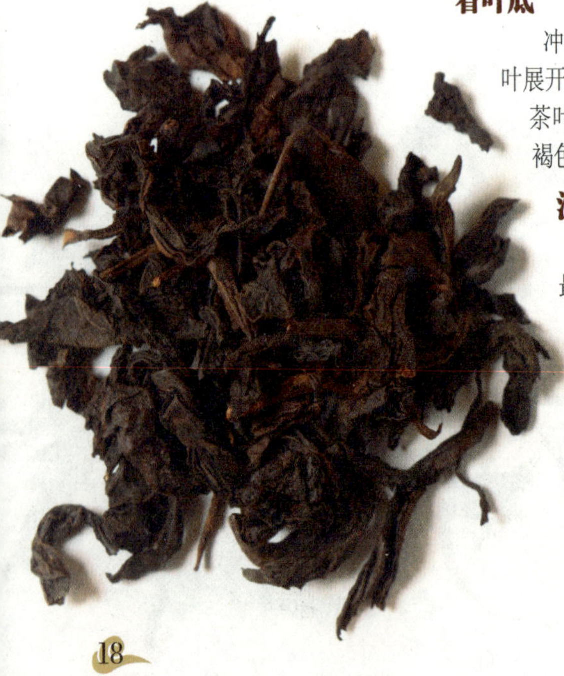

看叶底

冲泡青茶时从叶底展开速度可以测出茶叶的老嫩，较嫩的茶叶展开速度较快，而且叶片完整，没有虫眼，颜色鲜亮。较老的茶叶展开速度慢，叶片不完整，质地较硬，颜色多表现为红褐色或者暗绿色。

注意生产日期

青茶的口味也会根据季节而发生变化，以春茶的口感最佳。3月下旬至5月中旬之间采制的茶叶称为春茶，夏茶是指6月初至7月初采制的茶叶，8月中旬以后采制的茶叶就是秋茶，冬茶是10月下旬开始采制的。因此，在选购青茶时，要看好生产日期，明确所选购的茶属于哪个季节，避免买到陈茶。

◎黄茶的选购

看外形

能称为极品的黄茶，外形硬朗挺直、大小均匀，茶芽光滑没有虫眼，身披银毫，茶条带金黄光亮。优质的黄茶因为其外形，有“金镶玉”的美称。

看手感

用手抓起茶叶掂量，有沉甸甸的手感，用力捏紧茶条，有紧实感，比较硬挺、不易碎，这类黄茶才可以称为优质的黄茶。

看冲泡的动态

优质的黄茶在用玻璃杯冲泡时，在倒入沸水的一刹那，可以看见芽尖冲上水面，如新笋出头，悬空竖立。片刻之后，下沉时如雪花下坠；沉入杯底，如刀剑林立。再倒入沸水冲泡再竖起，能够做到三起三落的动态效果。

看汤色

优质的黄茶冲泡后，茶汤色泽杏黄明澈、黄绿清明，叶底嫩黄匀亮。

品茶香

如果冲泡出来的黄茶，用鼻子轻轻细嗅，清雅的茶香持久而缭绕，小小品饮一口，口感甘醇鲜爽，甜香浓郁，则说明是上等黄茶。

了解产地

茶叶的产地很重要，决定了茶叶是否有正宗的口感，一般优先选择著名产地或者原产地的黄茶，比如安徽的“皖西黄大茶”，或者安徽金寨、霍山、六安、岳西和湖北英山所产的“黄大茶”和广东韶关、肇庆、湛江等地的“广东大叶青”，都是比较优质的黄茶。

注意生产日期

黄茶也是以新茶为好，所以在选购黄茶时，要选择生产日期比较新的黄茶。存放太久的黄茶可能会因为储存不当，或者包装方式不合理，造成香味流失或者茶叶吸湿受潮，破坏黄茶的品质。

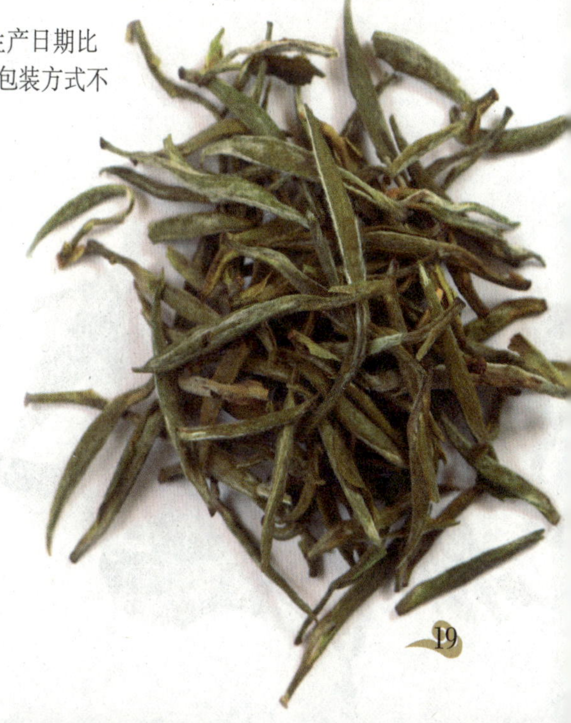

◎白茶的选购

看产地

我国的白茶主要产于福建省，约占全国白茶产量的90%以上，所以选购时可以将目光集中在福建产地所产的白茶上，茶叶比较正宗。而福建的白茶产地以福鼎市、政和县、建阳县、建欧县等地所产的白茶比较好。

看外形

白茶最主要的特点是毫色银白，素有“绿妆素裹”之美感。白毫银针外形以毫心肥壮、色泽鲜艳，毫色银白闪亮为好，以芽瘦小而短、色灰为次；白牡丹茶外形以叶张肥嫩、毫心肥壮、色泽灰绿、毫色银白为好，以茶叶瘦薄、色灰为次；优质贡眉和寿眉以叶张肥嫩、夹带毫芽的为好。

闻气味

在选购白茶时，可以用手抓起一些散装的白茶用鼻子靠近，轻轻地闻，香气以毫香浓郁、清鲜纯正、淡雅持久为好，香气淡薄、有生青气或发霉失鲜的为次。

看汤色

优质白茶冲泡出来的茶汤汤色橙黄明亮，如果冲泡出来的茶汤汤色暗红、浑浊，则为劣质白茶。

看叶底

白茶叶底的嫩度和色泽是鉴定白茶品质的重要标准，叶底鲜嫩、匀整、毫芽多则说明原材料比较优质，为优质白茶。带有硬梗，叶子破碎、粗老则为次品。白茶的色泽以鲜亮为好，花杂、暗红、焦红边为差。

品茶香

优质的白茶冲泡后品尝，在入口前就能闻到茶香高香馥郁、鲜爽醇厚：在喝入口中后香味就缭绕齿间，甘醇可口，令人回味无穷。

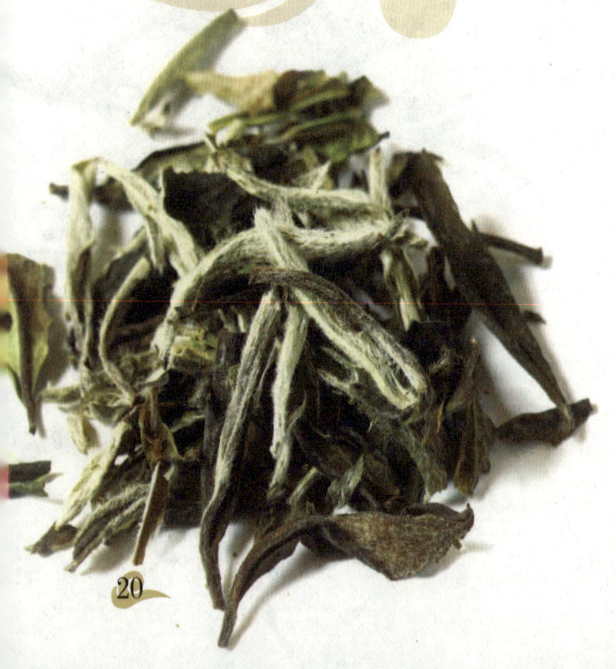

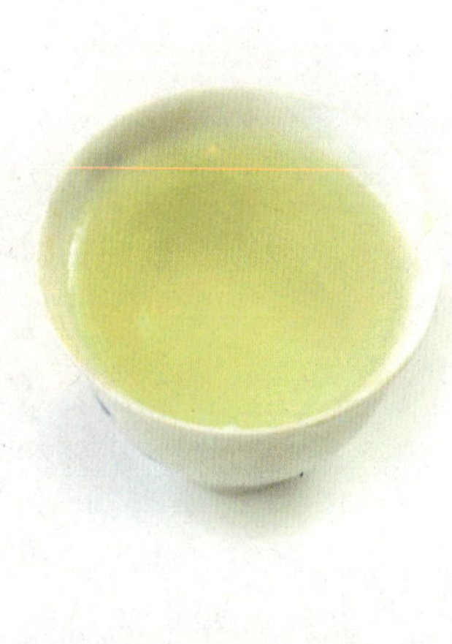

◎黑茶的选购

看外形

黑茶的外形是评判黑茶品质的重要标准，如果黑茶的干茶色泽黑亮而有光泽、条索紧卷、含梗量少则为上品。紧压茶砖的砖面完整、模纹清晰、棱角分明、侧面无裂，散茶条索匀齐、无老梗、油润则说明该黑茶品质好。

闻气味

在选购黑茶时，可以拿起散装的黑茶闻味道，通过味道辨别优劣，最好是撕开紧压的黑茶，闻一闻内部的味道。新黑茶有自带的发酵香气，味道有点像甜酒香或松烟香。陈茶有陈香，例如茯砖茶和千两茶有特殊的菌花香，干香清爽，野生茶也有淡淡的清香。如果是闻到有潮味、霉味或其他不自然的味道，则说明是劣质的黑茶。

看汤色

上等的黑茶冲泡后，若是陈年黑茶汤色则红亮如琥珀色；好的野生种的新茶汤色橙红透亮，红得像葡萄酒一样，颜色非常漂亮。

品茶香

优质的黑茶香气纯正，若是新茶则香气大而浓，有松烟香味；若是陈茶则有特殊的花香或类似于“熟绿豆香”的香气，滋味醇和而甘甜。如果茶汤的味道散发着馊酸气、霉味或其他异味，滋味粗涩，汤色发黑或浑浊，都是品质低劣的表现。

注意生产日期

黑茶越陈口感越好，而且茶疗功效越强，所以在选购黑茶时，综合以上的评判标准之后，要尽量选购“年龄”较大的黑茶。

选择包装方式

都说黑茶越陈越好，所以大家都会选购较早生产的黑茶，但是由于茶比较难存放，存放的时间长了，难免会吸湿受潮，导致茶叶变质。因此，包装方式也会在一定程度上确保了黑茶的品质，市面上黑茶大部分是压紧后，用纸包裹住，很容易受潮。所以，购买黑茶最好选用真空包装或金属罐包装的，这两种包装方式的密封性比较好。

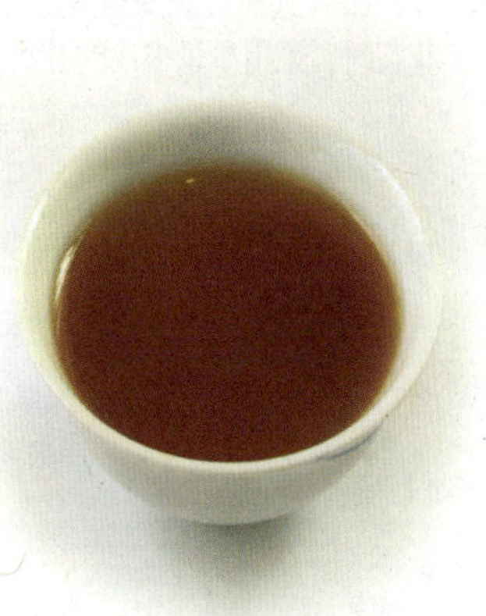

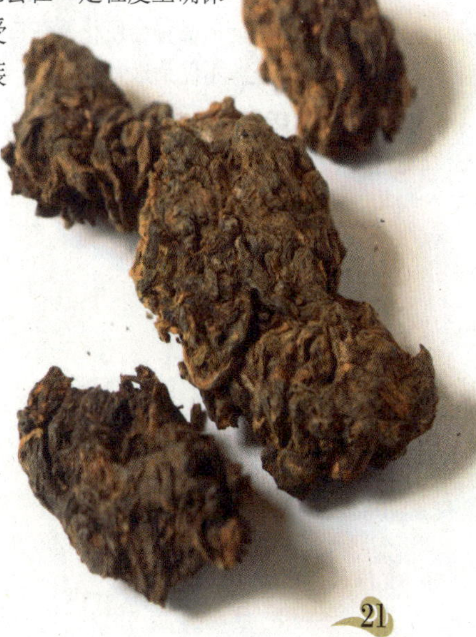

◎花茶的选购

了解功效

花茶的种类繁多，功效各不一样，因此在选购花茶时，要明确购买的花茶要达到的功效。然后奔着所要购买的目标花茶，再去选购。

从正规渠道购买

花茶在生产、包装、运输、销售的过程中，很容易受到细菌的污染，如果不正规的生产厂家卫生监管做得不到位，生产出来的花茶很有可能不符合卫生标准。所以选购花茶时一定要从正规的渠道购买，一般大型超市、茶业专卖店、药店都有售。

看外观

花草茶一般都是经过茶胚吸香、窨花、烘干这三道工序制作出来的，虽然花朵已经烘干，但是仍保留着原来的颜色，如果颜色已经发生严重的变化，那么可以考虑这种花茶已经变质或者受潮。花果茶是通过采摘植物的果实，经过晾晒或者烘干制作而成的，一般比较干爽，拿在手上比较舒服，一旦发生黏手、长白毛的情况，一定是霉变了。

闻气味

花茶虽然经过晒干和加工，但是原本的清香犹在。所以在选购花茶时，要清楚地了解该种花茶原本的气味，能够闻到花茶原本香味的即为好茶，如果气味怪异或者极为不自然，则说明已经变质了。

试饮

试饮是最能直接判断出花茶品质的方法，品质好的花茶淡雅清香、甘甜可口。但是值得注意的是，在试饮花茶时不能添加蜂蜜或者冰糖之类的调味品，否则会冲淡花茶原本的味道，导致无法分辨好坏。

看品种

花茶不仅种类繁多，而且每一种花茶也有很多不同的品种，所以在购买花茶前认清品种非常重要，不同的品种会使花茶在口感、功效上都有很大的差异。例如，就国产玫瑰花而言，特级国产的玫瑰王，不仅朵形大杂质少，而且其美容养颜、调阴补血的功效比较显著。

保质期

花茶的保质期很短，一般为半年左右，在购买前一定要看清楚生产日期。在开封后，为了保证花茶的风味，请尽快用完。并且建议在购买花茶时，采用少量多次的方法，避免因过期而造成花茶浪费。

各种茶的冲泡方法

◎茶与水的比例

在泡茶时，茶与水的比例决定了茶的浓淡。对于泡茶，茶与水的比例一般没有绝对的比例，完全是根据个人的习惯与爱好，有的人习惯于喝浓茶，有的人则喜欢清淡的茶。但是从品茶、评茶和养生的角度来讲，茶与水的比例是非常讲究的。在泡绿茶、红茶、花茶等茶的时候，茶与水的一般比例为1:50；而在泡青茶时，茶与水的比例为1:22。但是，在日常生活中泡茶，茶与水的比例以1:60～1:100为宜。

◎泡茶的用水

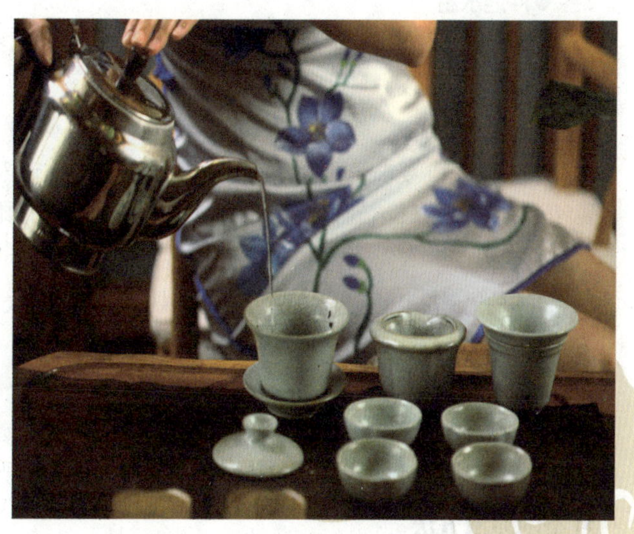

“水为茶之母”，说明了茶与水的关系密切，而茶的色、香、味又是通过茶水来体现的，所以水对于泡壶好茶非常重要。而对于泡茶的好水的概念，现代的茶道早就定好了标准，把具有清、轻、甘、活、冽这五项标准的水称为最适合泡茶的水。

在茶道中，以天水（雨水、露水、雪水）泡出的茶最好，因为天水的含盐量和水量很小，能保证茶的原汁原味；其次，山泉水也是泡茶的好水，茶圣陆羽也认为山泉水泡茶最佳，因为山泉水中含有很多矿物质，这些矿物质大多对人体的健康有益。但是由于现代工业的发展，很多天水、山泉水已经被严重污染，所以现在泡茶一般用自来水。自来水的氯含量较高，气味重，会影响茶的味道，在用自来水泡茶前，要提前将自来水静置沉淀一段时间再烧沸，烧沸后再次让其静置片刻，使氯化物沉淀下来，然后再用来泡茶。虽然自来水没有天水、山泉水那么好，也还算方便安全。

◎水温的掌握

泡茶水温度的高低决定了茶叶中水溶性物质溶出的比例，以及茶香的析出程度。不同的茶对水温的要求也不一样，原则上越嫩的茶，要求的水温就越低。低温的水泡出来的茶汤嫩绿明亮，清爽可口，还能较好地保护茶叶中营养物质免遭高温的破坏，否则嫩茶容易被烫黄，茶汤会变得暗黄、苦涩。如果是冲泡乌龙茶、普洱茶和花茶，必须用100℃的开水冲泡，因为这些茶一次的用茶量较大，而且茶叶比较老，必须用滚沸的开水冲泡才能泡出茶香。

◎冲泡的方法

茶叶的冲泡，只要备具、备茶、备水，用沸水冲泡就可以得到一杯茶。但是，要把该种茶固有的色、香、味充分展现出来，泡出它原本的特色和口味，还要根据茶种的不同特性，并针对性地应用不同的冲泡技艺和方法才能达到泡好茶的效果。

绿茶的冲泡方法

●冲泡水质

绿茶口感比较甘涩，要泡出一杯甘醇香甜的绿茶，除了优质的茶叶，好的水质也是泡出好绿茶的关键。泡绿茶以纯净水、矿泉水或山泉水为佳，这些水泡出来的茶色泽清透，香醇干爽。

●冲泡水温

在冲泡绿茶时，水温不宜过高，否则会使茶叶变黄，营养成分流失。绿茶的冲泡水温一般在80℃度左右。

●茶具选用

绿茶的冲泡，要求茶具洁净，一般用透明度较好的玻璃杯（壶）、瓷杯或茶碗冲泡。茶杯、茶碗内壁通常瓷质洁白、清润，便于衬托绿茶的茶汤和茶叶的颜色。

●茶水比例

茶水的比例决定了泡出来的茶的浓淡，淡则无味，浓则太苦，冲泡绿茶的茶水比例以1:50～1:60为宜。

●冲泡时间

冲泡绿茶时，先用80℃的开水浸润茶叶，倒掉首茶后，再加入适量的开水，冲泡约5分钟即可。绿茶可重复冲泡，但次数不宜超过3次，后两次的冲泡时间都要相应延长3分钟。

红茶的冲泡方法

●冲泡水质

红茶要用新鲜的生水煮至沸腾后再冲泡，因为刚从水龙头里流出来的水饱含了空气，这些空气可以将红茶的香气充分导引出来，冲泡出来的红茶，香气沁人心脾。而隔夜的水、二度煮沸的水或保温瓶内的热开水，都不适合来冲泡红茶。

●冲泡水温

正在滚沸的开水是最适宜用来冲泡红茶的，这样的水温能使红茶叶瞬间舒展开，渗出香味。

●茶具选用

冲泡红茶一般选用咖啡茶具，因为红茶与咖啡的颜色类似，用咖啡杯盛放红茶很有情调。

●茶水比例

冲泡红茶时可依据个人喜好调节浓度，但一般泡红茶的茶水比例为1:80左右。

●冲泡时间

因为快速的冲泡无法完全释出红茶的芳香，所以在冲泡红茶的时候，最好加盖泡上3～4分钟，使红茶的香味浓郁。

青茶的冲泡方法

● 冲泡水质

冲泡青茶最好选用未被污染的山泉水、雨雪水或者纯净水，因为这样的水没有病源污染，没有工业污染，水的感官性状良好，泡出来的青茶没有悬浮物，色泽纯正，口感好。

● 冲泡水温

青茶是用成熟的茶枝新梢制成的，对水温要求与细嫩的名优茶有所不同，冲泡青茶要求用水温为100℃，即刚到达沸点的水冲泡。水温高，青茶的茶汁浸出率高，泡出的青茶茶味浓、香气高，更能品出青茶特有的韵味。

● 茶具选用

青茶对茶具的要求很高，一般用带盖子的茶杯或者紫砂壶，这样能够将青茶的味道泡出来，而且用盖子盖着可以将茶香聚拢在紫砂壶或茶杯内。

● 茶水比例

冲泡青茶的用茶量比绿茶、红茶要多，一般茶与水的比例以1:30为宜。

● 冲泡时间

在冲泡青茶时，用热开水滤去首茶后，泡的时间要由短到长：第一次冲泡，时间比较短，约2分钟；随冲泡次数增加，泡的时间相对延长，使每次所泡的茶汤浓度基本一致。青茶很耐泡，一般冲泡四五次后，仍然留有余香。

白茶的冲泡方法

● 冲泡水质

白茶对水的要求比较高，最好选择天然矿泉水、纯净水或井水煮沸后冲泡，以确保白茶滋味醇爽，香气鲜纯的口感。

● 冲泡水温

在将水烧沸后，稍稍待水温降至85~95℃后再冲泡，这样泡出来的白茶，颜色杏黄剔透，香气淡雅。

● 茶具选用

冲泡白茶宜选用透明的玻璃杯或透明玻璃盖碗，因为玻璃杯可以明显地展现白茶的茶色和叶底展开的动态，使饮茶者能更好地品出白茶的色、香、味，欣赏白茶独特的韵味。

● 茶水比例

冲泡白茶时，茶与水的比例一般为1:50。

● 冲泡时间

滤去首茶后，第一次冲泡约2分钟，冲泡至茶汤呈杏黄色即可饮用；第二次冲泡约3分钟，茶汤的颜色也可保持跟第一泡一致；之后可根据个人口味依次增加时间，一般适合连续冲泡4~6次。

黄茶的冲泡方法

● 冲泡水质

冲泡黄茶以天水、山泉水最优，但是取材比较困难，一般用自来水就好。因为自来水中的氯含量较高，在用自来水泡茶前，要将自来水沉淀、过滤、烧沸，再用来冲泡黄茶，避免氯元素的味道掩盖了黄茶的味道。

●冲泡水温

黄茶比较娇嫩，不宜用过热的开水冲泡，一般用80℃左右的热开水，才能将黄茶的香味慢慢渗出来，泡出来的茶色泽杏黄清澈，清香宜人。

●茶具选用

冲泡黄茶一般用玻璃杯或盖碗，用玻璃杯冲泡便于观察黄茶的叶底在展开时“三起三落”的奇妙现象，其中用玻璃杯冲泡君山银针的视觉效果最好。用盖碗冲泡黄茶，可以聚拢黄茶的香气。

●茶水比例

冲泡出一杯浓淡适中的黄茶，需要茶与水的比例为1:50。

●冲泡时间

黄茶的茶叶比较嫩，一般冲泡1分钟左右即可，但是在冲泡的时候，注意要先用一点热开水润湿茶叶，再提高水壶，让热开水由高处向下冲，并将水壶由上往下反复提举三四次，使茶香完全被冲泡出来。

黑茶的冲泡方法

●冲泡水质

冲泡黑茶对水质没有太多讲究，用过滤的自来水，煮沸后冲泡即可。

●冲泡水温

由于黑茶的原料是比较老的叶片，所以冲泡黑茶时一定要用100℃的沸水，才能将黑茶的茶味完全浸泡出。

●茶具选用

冲泡黑茶的茶具可以用盖碗、紫砂壶、瓷壶来泡，没有太多的讲究。但是在烧制泡茶水水壶的选用上比较讲究，最好用铁壶烧水，因为铁壶可以确保把水烧到100℃，有利于泡出黑茶的味道。

●茶水比例

按1:40~1:60的茶与水比例，用沸水冲泡。

●冲泡时间

因为黑茶压制较紧，比较耐泡，冲泡黑茶时，用20秒的时间滤去首茶，看到茶叶已逐渐散开，再继续注入热开水冲泡1分钟左右，立即倒出茶汤，就能冲泡出香气逼人的好茶。

●注意事项

在冲泡黑茶的过程中，不要搅拌，这样会使茶水浑浊。

花茶的冲泡方法

●冲泡水质

花茶除了用来品鉴之外，最大的用处是用来养生治病的，所以冲泡花茶对水质的要求十分严格，一般用矿泉水、纯净水或者山泉水。

●冲泡水温

冲泡花茶时的水温要在95℃左右，因为花茶的香味渗出较慢，有一些果实类的茶材要用煮的方式，才能泡出味道。一般用95℃左右的热开水，泡出的花茶澄亮透明，香醇爽口。

●茶具选用

冲泡花茶可以用瓷器、陶器，也可以用玻璃的茶具，其中用玻璃茶具效果最佳。因为冲泡花茶不仅是一种健康的养生方式，更是一种高雅的养心形式，用玻璃茶具冲泡花茶，可以清楚地看到各种花朵在玻璃茶具里慢慢绽放、舒展，并且颜色会慢慢接近它原本的颜色，这是一种美的享受。

●茶水比例

冲泡花茶时，茶与水的比例一般为1:50～1:100，可泡出一壶色香味俱全的花草茶。此外，花茶无论放多少茶材，都不宜重复冲泡，因为花茶一般冲泡过一次就基本没了香味，再次冲泡的话，会浸泡出花茶的苦涩味道。如果觉得稍浓，可以用适量开水稀释。

●冲泡时间

花茶种类多样，每一种花茶都有各自最适合的冲泡时间，有些花茶的味道比较容易析出，有的花茶要泡久一点才能出味道，所以要把握好冲泡的时间才能使花茶的色、香、味和药效完美地呈现出来。花草茶一般用沸水浸泡5～15分钟即可泡好；而花果茶需要浸泡的时间较长，一般20分钟以上，所以对于花果茶，一般用煮的方法使花果茶的药效成分和味道渗出。

●注意事项

虽然很多花茶清纯淡雅，口感甘甜滋润，但也有的花茶酸甜兼容，甚至甘中微苦，口感不是很好，所以很多人喜欢加点蜂蜜、冰糖等以改善口感。值得注意的是，蜂蜜、冰糖等这些调味品一定不能多加，否则会掩盖花茶原本的清香，有时还会降低花茶的功效。

◎泡茶的时间

泡茶时间的长短，因茶的种类而异，并与茶叶原料的老嫩和饮用方法有着密切的关系，此外，泡茶的水温、茶与水的比例都会对泡茶的时间有不同的要求。如冲泡绿茶、红茶最长时间也不超过5分钟；冲泡青茶需要的时间则要比冲泡绿茶、红茶要长，因为制作青茶的原料比较老，而制作绿茶、红茶的原料比较嫩；但是在冲泡压制茶中的砖茶时时间要更久一些，因为压制茶叶片老、压得实，一般都是用煮的方法，如果采用冲泡的方法，一般要15分钟以上才能泡出味道；此外，在冲泡花果茶时，所需要的时间也比较长，因为花果茶大多是用植物的果实作为原料制作而成的，材质比较粗硬，需要长时间浸泡才能出味，最短的也要20分钟。在泡茶时，一定要根据所泡的茶的特性，恰当地掌握好冲泡的时间，才能泡出营养物质丰富处且味道鲜香的茶。

◎冲泡的次数

每一种茶的耐泡程度都不一样，所以可冲泡的次数也不一样。在生活中人们常有这样的体会：细嫩而高级的茶叶，并不耐泡，一般冲泡两次就没味了。红茶、绿茶通常可冲泡3～4次，而黑茶则比较耐泡，可冲泡4～5次，但要注意随着冲泡次数的增多而延长冲泡时间，这就说明越细嫩的茶叶可反复冲泡的次数就越少。虽然冲泡次数与茶叶的耐泡程度与茶叶的娇嫩程度有关，但起决定作用的是茶叶的完整性。加工越细碎的茶叶，茶香越容易渗出，越完整的茶叶，越难泡出茶叶的香味。

从营养学的角度来说，滤去的首茶中茶叶的营养成分已经占了10%；第一泡茶的营养成分约占45%；第二泡时营养成分稍有减少，约占30%；第三泡的茶中的营养成分就只有10%了；再冲泡就几乎没有营养了，所以，茶叶通常以冲泡三次为宜，冲泡的次数过多，茶汤已经“索然寡味”。但在众多茶种中，红茶比较特殊，红茶在冲泡至第三泡时味道最香醇，甘、香恰到好处。

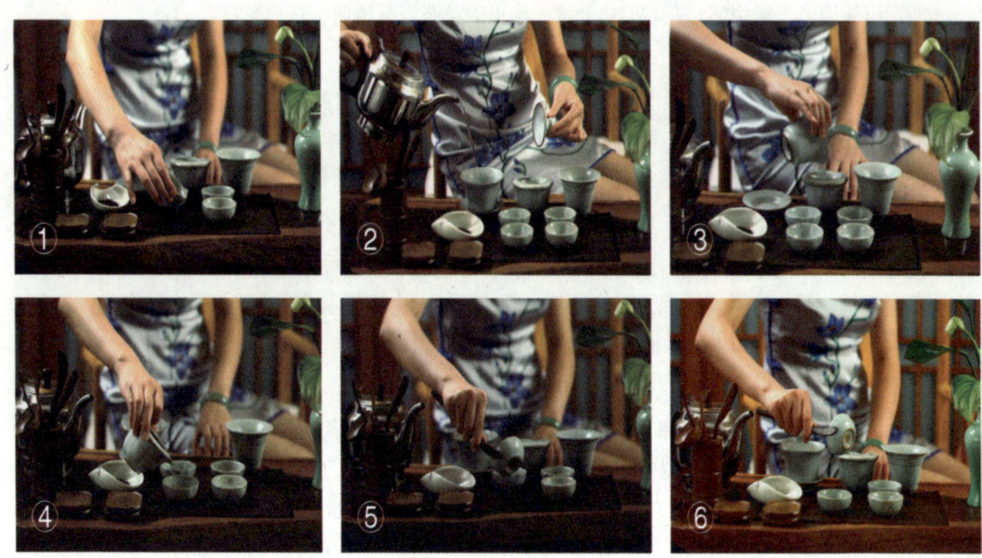

①准备：将泡茶所需要的工具准备齐全，如：茶壶、茶船、茶杯、理茶器等。
②③④温具：泡茶之前需用开水烫壶，同时冲淋茶杯，一则可去除异味，再则有助挥发茶香。
⑤⑥沥干：温具后要将各种茶具沥干水分，以免影响茶水质量。

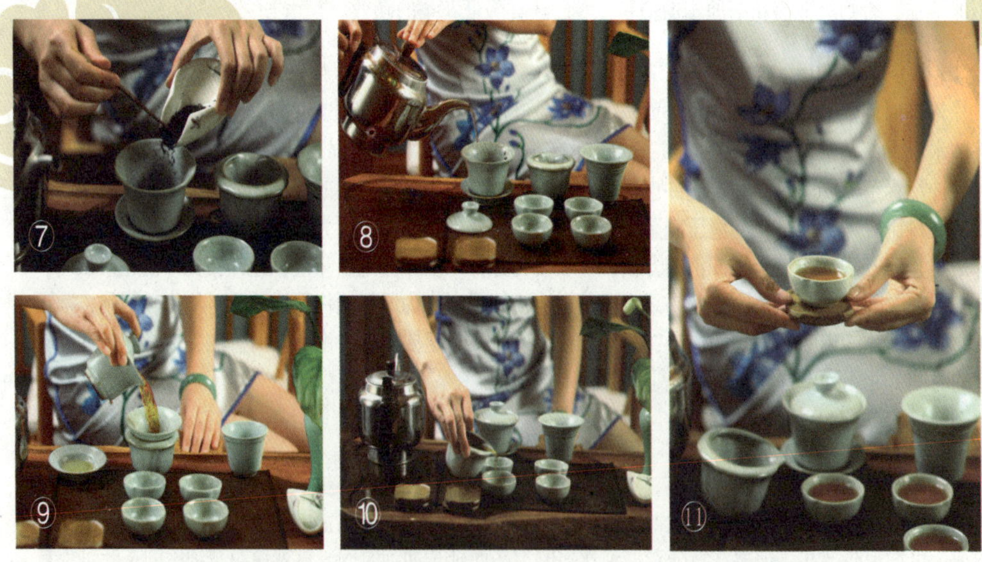

⑦置茶：按茶杯的大小，往杯中置入一定量的茶叶。置入茶叶后，可以观赏杯里茶叶的形状与颜色。
⑧冲泡：置茶入杯后，按照茶与水的比例，将开水冲入壶中。冲水时有“凤凰三点头”的讲究，就是将水壶下倾上提三次，这既是主人向宾客点头致意，也使茶叶和茶水上下翻动，使茶汤浓度一致。
⑨⑩例茶：冲泡好的茶应倒进茶海里，然后再从茶海倒进客人的茶杯（品茗杯）中。茶海又称公道杯，取分茶公道之意。
⑪奉茶：奉茶时，需要用茶盘托着递给客人，放置于客人右手边。

科学饮茶法

◎绿茶饮用法

中医认为，绿茶味甘苦，性微寒，入心经、肺经、胃经。虽然绿茶有除烦解渴、清热解毒、美容养颜、减肥瘦身、防辐射等诸多功能，但是也不能盲目地饮用绿茶，必须要控制饮用量，否则物极必反。经常喝绿茶的人，一天的用茶量不宜超过12克，冲泡的次数以3～4次为宜。而长期处于高负荷体力劳动岗位的人或者在印刷厂、油漆厂等有毒环境工作的人，要适当地多喝绿茶，以消除吸入体内的有害物质。绿茶尤其适合高血压、高血脂、冠心病、动脉硬化、糖尿病患者及油腻食品食用过多者饮用，但不适合发热、肾功能不全、消化道溃疡、神经衰弱以及失眠症患者饮用。此外，孕妇、哺乳期妇女、儿童也不宜饮用绿茶。

◎红茶饮用法

红茶的饮用方法，归纳起来大体分为清饮法和调饮法两类。清饮法，就是将茶叶放入茶壶中，注入沸水冲泡，然后倒入茶杯中细细品尝。调饮法，就是把茶叶放入茶壶内，注入沸水冲泡后，把茶汤倒入杯子中，再加入牛奶、冰糖、蜂蜜、木糖醇、香槟或者柠檬汁等调味品，根据个人喜好，任意选择调味品，使调出的红茶口味繁多，风味各异。

红茶具有氧化性，能消除体内多余的自由基，每天饮用2～3杯，能够降低心肌梗死的发生率。此外，红茶还具有暖胃、驱寒的功效，在冬天饮用红茶时，加入少许红糖，会使暖胃驱寒的效果更明显。一年中，红茶最适合在冬季饮用，因为冬季气温低、寒气重，人体生理功能减退，阳气渐弱，对能量与营养要求较高，而红茶味甘，性温，含有丰富的蛋白质，正好起到暖胃驱寒的作用。一天中，在早餐消化完全后饮用红茶最好，因为经过了一夜的休息之后，人体消耗了大量的水分，红茶不仅能快速补充身体所需的水分，稀释血液，促进血液循环，还能祛除体内的寒气，让大脑的供血充足。需要注意的是，红茶不宜放置太久，最好即泡即饮，否则会降低其暖胃的功效。

◎青茶饮用法

青茶是一种中性茶，口感甘凉温润，具有很强的溶解脂肪的能力，还可以起到防癌抗癌、活化细胞、缓解疲劳等多重功效。但是由于青茶所含的茶多酚和咖啡因比较多，在饮用青茶时，要记住青茶有三忌：一是空腹不饮，否则喝完后会感到饥肠辘辘、头晕眼花、恶心想吐，人们俗称为“茶醉”；二是睡前不饮，否则精神亢奋、难以入睡；三是冷茶不饮，青茶在完全冷却后，变成寒性饮品，饮用冷却的青茶会刺激胃部，对胃不利。

◎黄茶饮用法

黄茶性质温和，香味鲜醇，刺激性弱，在降血脂、降血糖、降胆固醇方面的效果比绿茶更显著。黄茶四季均可饮用，尤其适合秋天饮用，因为秋天气候干燥，使人口干舌燥，皮肤干燥，极易造成津枯便秘，宿便积累，产生毒素，这时每天饮用适量黄茶，既能清除肠道宿便和各种毒素，还可以散去内火，使心情舒畅，是秋季养生最佳选择。此外，黄茶老少皆宜，尤其适合爱美女性饮用，因为黄茶富含消化酶、茶多酚、氨基酸、可溶糖、维生素等丰富营养物质，其减肥瘦身、美白养颜效果比其他茶种要好很多。饮用黄茶时，有两种方法能品出黄茶的香醇：一是在黄茶入口后用舌尖舔，让茶汤在口腔中来回扩散；二是用咽喉品，茶汤入口之后，不急于吞下，让茶汤在喉咙处

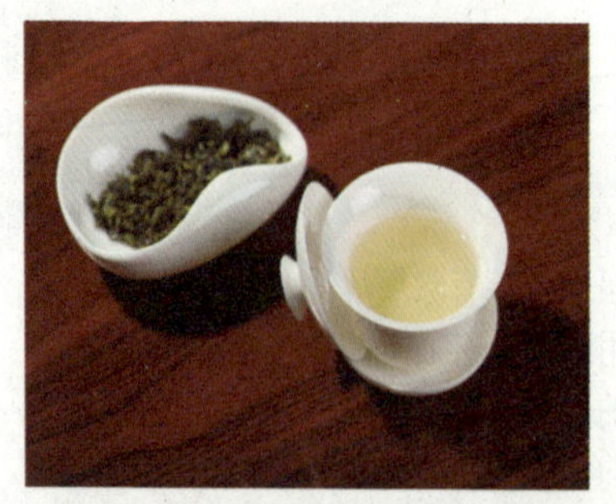

停留片刻，细细品味黄茶的滋味。饮用黄茶的最佳时间是早上和下午茶，早上饮用可以补充夜间人体流失的水分；下午饮用可以驱除疲劳，使人神清气爽。虽然黄茶的好处很多，但是每人每日使用黄茶的量不宜超过15克。需要注意的是，过于消瘦的人、孕妇或脾胃虚寒者不适宜饮用黄茶。

◎白茶饮用法

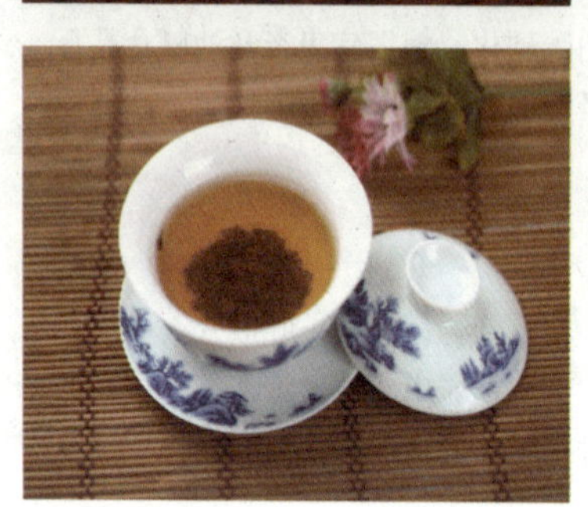

白茶性寒凉，对于不同体质的人，要用不一样的饮用方法。胃热的人，可以在空腹时饮用适量的白茶；胃中性的人，对于饮用白茶没有太多的讲究，随时都可以饮用；胃寒的人，必须在饭后才能饮用白茶，否则会刺激胃部。但白茶性质比较温和，一般情况下不会刺激胃壁，只是胃寒的人群饮用才比较特殊，因为胃寒者胃部功能不齐全，所以要求饭后才可以饮用白茶。饮用白茶时也不宜太浓，一般茶与水的比例以1:50为好，白茶也要求趁热喝，不宜过热或者过凉。在白茶的饮用量上，一般每人每天白茶的用量约为5克，习惯饮用浓茶者可适当添加少许。白茶可重复冲泡4～5次。因为白茶的保健作用属细水长流，适宜经常饮用，不宜间断，否则难以起到作用。

◎黑茶饮用法

黑茶四季皆可饮用，其中以冬季饮用最佳。因为冬季的气候比较寒冷，气温相当低，应该选择饮用温性的茶饮，而黑茶是除了红茶以外，性质最温润的茶。黑茶具有蓄阳气、生热暖胃等功效，冬季饮用黑茶，可以提供膳食营养，补益身体，从而增强人体对冬季气候的适应能力。安化黑茶一直是少数民族人民用来刮油、消食去腻的法宝，“宁可三日无粮，不可一日无茶”，便是对黑茶保健功效的称赞。

黑茶的饮用方法一般比较简单，用紫砂壶、飘逸杯、盖碗都可以冲泡饮用。因为黑茶压制得比较紧，所以非常耐泡，重复冲泡5～6次味道仍然香醇。晚上8:30左右喝黑茶，对人体健康有一定的益处，因为黑茶所含的咖啡因较少，不会影响人体正常的睡眠，而且晚上8:30左右正好是晚餐消化完全的时间，这时饮用黑茶可帮助分解多余的脂肪，既暖胃又帮助消化。因为黑茶可重复冲泡多次，每天使用黑茶干品的量以4～10克为宜，并可根据个人口味决定多放或少放，常年习惯饮浓茶者可用10克左右，喜欢饮用淡茶者一般用5克左右，反复冲泡饮用。

◎花茶饮用法

花茶与红茶、绿茶、白茶等相比，多了一种唯美，花茶是诗一般的茶叶，融合了茶的意境，更添加了花的香味，使花和茶两者珠联璧合，茶香甘醇、花香馥郁。

花茶的种类繁多，功能各异，所以冲泡花茶饮用也要特别注意。在用单种花入茶时，讲究“对症下茶”；用多种花入茶时，讲究“科学配伍”，才能使花茶的功效发挥出来。所以，首先要了解各种花茶的特性和功效，再根据个人体质选用合适的花茶，比如体质虚寒者就不宜饮用菊花茶、金银花茶等寒性花茶；其次，不建议长期饮用一种花茶，要多种花茶交替饮用；再次，花茶不能饮用过量，若以茶代水，喝得太多，容易造成胃痛、体虚、过敏、贫血等症状；最后，脾胃虚寒者、过敏体质者要慎重饮用花茶。

饮茶的工具

饮茶的工具按材质分，一般分为陶器茶具、瓷器茶具、玻璃茶具三种，可以根据不同的茶种选择饮茶的工具。无论选择什么材质的饮茶工具，一般都以壶肚稍大、壶口适中的茶具为宜。因为壶肚大容量就大，壶口要适宜，不能太大或者太小，太大容易造成茶香流失，太小茶叶不好倒出，清洗困难。

◎陶器茶具

从品茶的角度来看，最好的泡茶茶具非陶器茶具莫属，因为陶器茶具具有保温性、密闭性好的特点，并且造型优雅古朴，具有极高的艺术欣赏价值。而在陶器茶具中最好的要数紫砂茶具，紫砂茶具不仅造型美观，风格多样，而且紫砂壶能完整地保存茶原有的香味，使泡出来的茶芳香馥郁，茶香持久。此外，紫砂壶壁上具有很多气孔，且有双重气孔结构，能使紫砂壶适应冷热骤变的内外部环境，不会因为温度骤增和骤降而破碎。

◎瓷器茶具

瓷器是我国的发明之一，是我国古代劳动人民智慧和力量的结晶。而茶文化也是我国的特色传统文化之一，所以，用瓷器茶具泡茶，是将瓷器文化与茶文化相结合，用茶来渲染瓷器之美，让瓷器来体现茶的香，这是一种意境之美。

瓷器的种类繁多，有青瓷、白瓷、黑瓷、彩瓷等，造型精美、精细透气，增添了饮茶与养生的情趣。用瓷器茶具泡茶，茶汤的色泽映衬在洁白的瓷器上，清澈透亮，茶水的口感软滑甘甜，清爽宜人。

◎玻璃茶具

玻璃质地透明，光泽夺目，用来泡茶时，能很清楚地看到茶汤的鲜艳色泽，茶叶的细嫩柔软。更能看到茶叶或者花茶的花朵在热水的冲泡下慢慢舒展的动态美。玻璃茶具晶莹剔透，杯中的茶轻雾缥缈，澄清亮洁，茶叶片片、茶花朵朵，使人赏心悦目。但是，一般玻璃茶具的缺点就是：比较容易碎，而且烫手。所以，现在市场上的玻璃茶具大多是经过特殊加工的钢化玻璃制品，在购买的时候要认清楚。

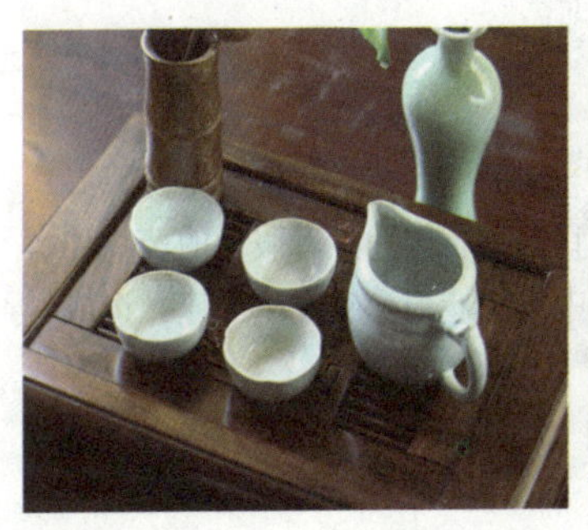
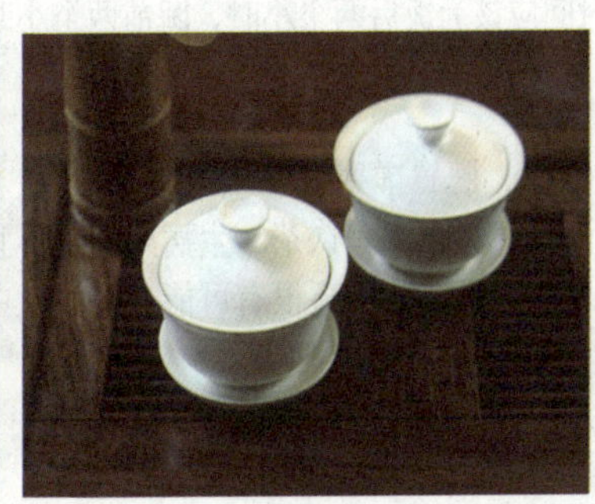
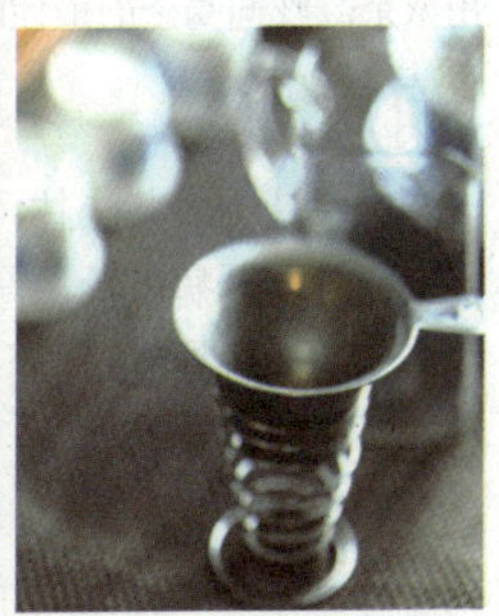

饮茶的原则

◎清淡为宜

很多人喜欢喝浓茶，因为浓茶茶香浓郁，口感甘醇，他们常常会认为，喝浓茶能更好地发挥茶的功效，其实这是一个养生误区。因为浓茶会稀释血液，加速心跳，增加肾脏负担，长期饮用浓茶对身体非常不利，有可能造成贫血或一些心脏疾病。所以，喝茶时要以清淡为宜。

◎适量为佳

喝茶不仅要以清淡为宜，更要以适量为佳。过量喝茶，尤其是浓茶，会对身体产生不良影响。因为过量喝茶会刺激膀胱，增加尿量，导致体内的钾、钙、铁等有益的微量元素随着尿液排出，不利于人体健康。

◎茶温适宜

喝茶时以温茶为宜，不宜过热或者过凉。过热的茶会烫嘴，难以下咽，如果勉强吞咽会对咽喉、食道和胃部等造成强列的刺激，很可能引起这些器官的黏膜病变；茶也不建议搁置太久再饮用，因为冷茶不仅会破坏茶本身的香味和口感，还会对身体造成寒滞、聚痰等负面影响。

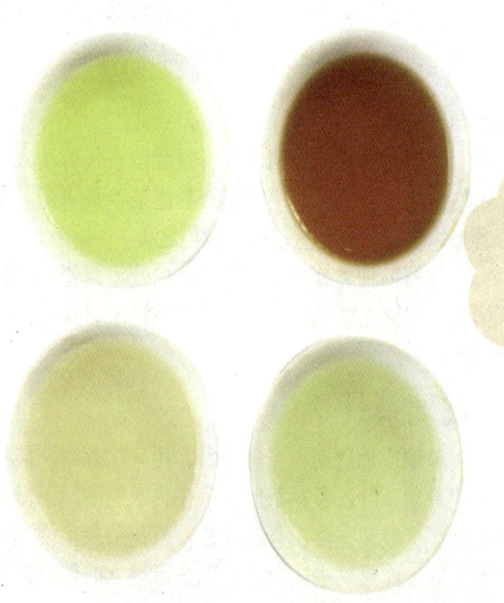

◎饭后少饮

茶已经成为很多人饭后的饮品，但是不得不提醒大家的是，饭后不宜立即饮茶。茶中的鞣酸会与食物中的蛋白质、铁等发生凝固作用，阻碍人体对蛋白质、铁元素的吸收，不利于身体健康。

◎睡前不饮

茶汤中的咖啡因、茶碱等成分，对人的中枢神经系统有兴奋作用，平时饮茶可以提神醒脑，但是睡前饮茶会影响睡眠，尤其不适合睡前饮用浓茶。晚间喝茶的最佳时间应该为饭后两个小时、睡前两个小时。

◎有病慎饮

中医认为，茶味甘、性凉，脾胃虚寒者在饮茶时要注意，切忌喝冷茶，否则会损害脾胃功能。此外，肝病患者、胃溃疡患者也不宜饮茶。生病期间也不宜喝茶，因为患者服用的药物种类繁多，功能各异，喝茶不仅会降低药效，还很有可能导致茶叶中的物质与药物发生反应，造成一些非预期的后果。所以，生病期间尽量不要喝茶。

饮茶的禁忌

◎首茶不要喝

茶叶在种植的时候多少都会使用一些化学药剂，加上加工制作过程中也会添加一些化学物质，所以首茶不宜饮用，一般是用少量的热开水将茶叶润湿，稍稍浸泡后，倒掉首茶，再重新倒入热开水泡茶。首茶只是起到洗茶的作用，不宜饮用。

◎不宜饮用隔夜茶

茶叶中含有蛋白质，溶于水后如果放置的时间太长，容易导致茶汤变质，而且维生素C和茶多酚的成分是亚硝胺，经过长时间放置也能会生成亚硝酸，会对身体造成很大的伤害。所以，不只是隔夜茶不宜饮用，浸泡过久的茶，也不宜再饮用。浸泡时间过长会造成茶叶的有效成分消失，而茶水中有害微生物会增多，百害而无一利。

◎不宜空腹饮茶

古人云“不饮空心茶”，因为茶叶中含有咖啡因、茶碱等生物碱，空腹喝茶容易使肠道吸收过多的咖啡因，造成胃液分泌异常。而咖啡因过多，也会使人产生一时性肾上腺皮质功能亢进的症状，如心跳加速、头昏、四肢无力、精神恍惚等。

◎禁止用茶水服药

药物的种类繁多，性质各异，有的人图一时方便，随意用茶水送服药物，这是很不科学的。因为茶水内所含物质与药物混合后，可能会引起化学作用，使人体难以溶解和吸收药物，降低药效。此外，茶水内含有茶多酚、黄酮类、维生素等物质，很有可能会跟药物的某些成分发生化学反应，严重的还可能造成中毒，因此，禁止用茶水服药。

◎女性经期不要喝浓茶

浓茶所含的咖啡因较高，能刺激神经和心血管，容易导致痛经、经期延长或出血量过多。同时，茶中的鞣酸会在肠道与食物中的铁结合，发生沉淀，阻碍身体对铁元素的吸收，从而引起贫血。而且，经期的女性面临着大量的血液流失，人体合成血红蛋白的铁元素，也会随着经血一起流失，并且铁元素的流失量会比平时高很多，这时饮浓茶很有可能会造成严重的缺铁性贫血。所以，经期女性不宜喝浓茶，应多吃含铁量高的食物，比如红枣、木耳、猪肝等。

◎失眠症患者不宜喝茶

茶叶中的咖啡因等对中枢神经有明显的兴奋作用，因此严重失眠者不宜多喝茶，更不要喝浓茶，否则会使失眠症患者更加睡不着，造成恶性循环。

◎低血糖患者忌饮茶

低血糖患者容易出现手抖、出冷汗、心悸、头晕眼花、饥饿感以及烦躁不安等症状。而茶叶中含有降血糖的物质——儿茶素，低血糖患者在喝了茶之后，尤其是喝浓茶之后，儿茶素不仅会在很短的时间内降低血液中的血糖，而且还会降低血液中胰岛素的含量，明显地降低人体内的血糖，造成低血糖患者四肢无力，严重时甚至晕厥不醒。所以，低血糖患者忌饮茶。

◎服用含铁剂药物者慎饮茶

很多缺铁性贫血的患者，一般会通过服用含铁药物来补充体内的铁元素。但是要注意的是，在服用了含铁药物之后，不宜饮用茶水，因为茶水中含有丰富的单宁酸，会与低价铁结合，发生沉淀，从而阻碍人体对铁元素的吸收，导致缺铁性贫血患者的病情加重，也可以说喝茶有可能导致缺铁性贫血。所以，在服用含铁药物之后，一般要长时间禁止饮茶。

◎哺乳期妇女不宜喝茶

哺乳期妇女不宜喝茶，尤其是浓茶，因为茶水有减肥的功效，产后大补虽然说需要消脂解腻，但是喝茶不利于产后恢复，加上茶水会随着母乳喂给宝宝，茶水中的鞣酸具有收涩的作用，宝宝在喝了带有茶水的奶之后，很有可能会产生消化不良，甚至便秘的问题。所以无论是为了自己还是为了宝宝，哺乳期妇女都不宜喝茶。

◎发热患者不宜喝茶

人在发热时喝茶，茶叶中的茶碱具有刺激神经中枢，促进血液循环的作用，会使人的体温随着血液循环的速度上升得更快。此外，茶叶中的鞣酸有收敛作用，会抑制汗液的排出，造成体内的热量不易排出，从而加重病情。

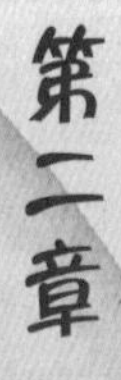

认清体质喝对茶

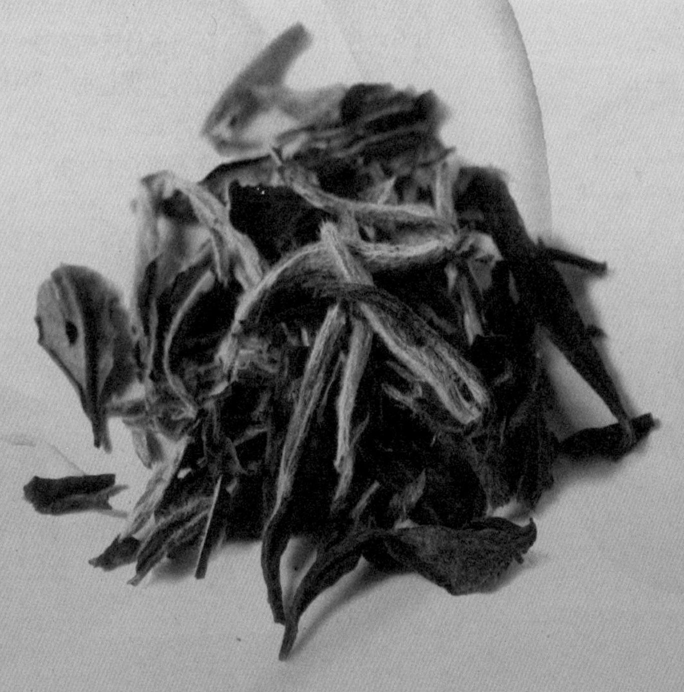

都说“水能载舟，亦能覆舟”，对于茶也可以说“茶能养人，也能害人”。所以，虽然茶对人体的健康有颇多好处，但是不能科学地、正确地喝茶，茶也会给身体带来负面的作用。这就要求广大用茶饮养生治病的人们认清自己的体质，再选用适合自己体质的茶，避免因盲目喝茶给身体带来不必要的伤害。

所谓体质，是指在人的生命过程中，在先天禀赋和后天获得的基础上，逐渐形成的在形态结构、生理功能、物质代谢和性格心理方面的一些综合的、固有的特质。这些特质集中表现在人的五脏、五官、肌肉、骨骼、皮肤、毛发、血脉等一些看得见的身体表征上，以及心跳、呼吸、消化、吸收、排泄、睡眠等看不见的表现上。

从中医的角度讲，人的体质分为六种，分别是热性体质、寒性体质、实性体质、虚性体质、燥性体质、湿性体质。每一种体质都有各自的不同特征，每一种体质在用茶饮养生治病的时候，对茶的属性都有不同的要求，不能一概而论。否则容易出现乱喝茶、喝错茶的现象：轻则扰乱身体功能，达不到养生的功效；重则引发身体疾病或者其他更严重的后果。比如气血虚弱的人都不适宜饮用太浓的茶，以清淡温和的茶饮为宜；肝火亢盛的人则不适宜饮用性质温热的茶，比较适合饮用清热退火、利水排毒的茶；实性体质者则不适宜饮用具有收涩功能的茶，会加重身体的实性。

因此，在选择茶饮养生保健时，要认清自己的体质，并遵循“寒者温之，热者寒之，虚者补之，实者泻之”的中医医疗法则，做到有的放矢地养生保健。

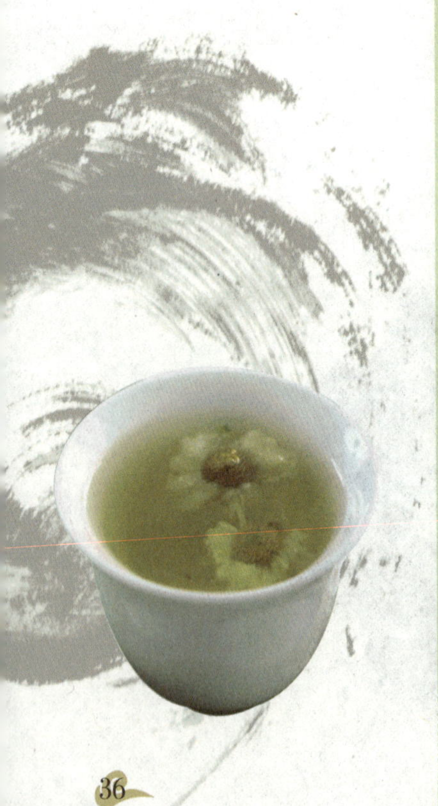

热性体质

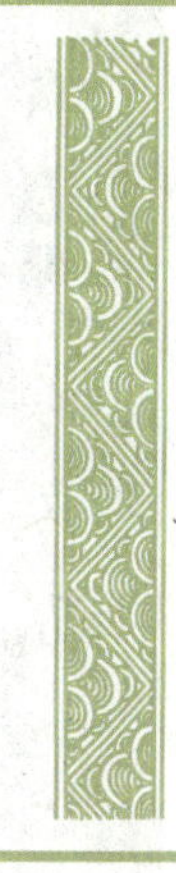

热性体质者经常会出现脸部潮红、面红耳赤等现象；有时眼睛还会有充血现象，眼角内有黏稠的分泌物析出；热性体质者常常会口干舌燥、怕热、容易出汗，喜欢吃冰凉的食物或饮料，但是排尿量小，尿液呈姜黄色，往往比较容易便秘；容易兴奋紧张、脾气急躁、容易发火、焦躁不安。男性多表现为脾气暴躁、小便赤短、不能心平气和等现象；女性多出现月经失调、痛经，经期心情郁闷，烦躁不安等。热性体质者饮食应以清淡为主，可多食赤小豆、绿豆、芹菜、藕等甘寒、甘平的食物。尽量避免吃一些辛辣燥烈、大热大补的食物，如辣椒、生姜、大葱、大蒜等。

清热润肺——蜂蜜柚子茶

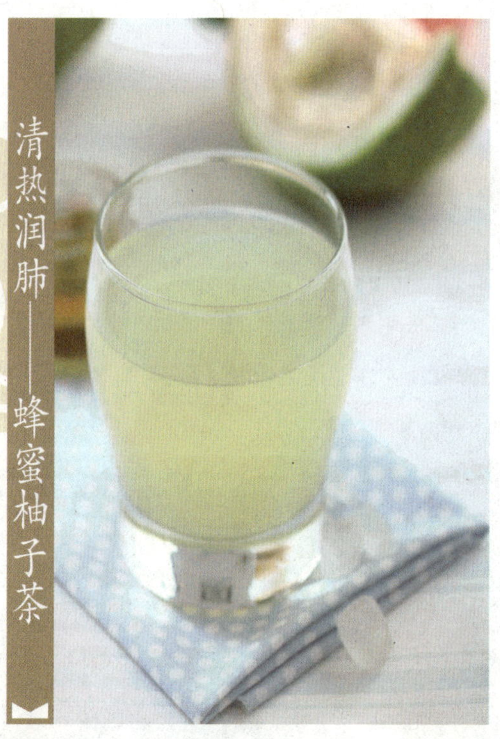

【材料】

柚子200克，冰糖15克，蜂蜜10克。

【制法】

1. 去除柚子的最外层皮后，连瓤带衣切碎；冰糖打碎。
2. 把切碎的柚子放入锅中，注入清水约800毫升，大火煎煮至沸腾后，加入冰糖，煮至冰糖溶化，关火。
3. 用纱布滤去柚子，取柚子茶汤，待柚子茶汤稍凉后加入蜂蜜搅拌均匀即可。

饮用方法

饭后消化完全时，可代水频频饮用。

茶疗功效

柚子味甘酸，性寒，具有清热润肺、理气化痰、补血健脾等功效。蜂蜜柚子茶主要用于帮助消化，增进食欲。此外，蜂蜜柚子茶能顺气、去油解腻，是清火的上品，长期饮用蜂蜜柚子茶还有美容的功效。

医家之言

热性体质者适合饮用性质寒凉的茶，如人参茶、荷叶茶、决明子茶、苦茶、菊花茶、薄荷茶、仙草茶、绿豆汤、薏苡仁茶、大麦茶、小麦茶等。热性体质者经常饮用这些茶，可以起到清热解毒、清心明目、祛燥除烦等作用，能够调理热性体质。需要注意的是，热性体质者不适合饮用温热、辛辣刺激的茶，如姜茶、桂圆茶、肉桂茶等。

清热解毒——甘草薄荷茶

【材料】

薄荷叶15克，甘草5克，冰糖8克。

【制法】

❶甘草、薄荷叶用清水略浸泡，洗去灰尘，切碎，装入茶包袋备用；冰糖打碎。

❷将茶包袋放入茶壶里，倒入400毫升100℃的热开水，加盖冲泡约20分钟后，取出茶包袋，把甘草薄荷茶倒入杯子里，加入冰糖，搅拌均匀即可饮用。

饮用方法

每日3次，每次约200毫升。

茶疗功效

薄荷不仅具有健胃的功效，而且能够清热解毒、保肝利胆、清咽利喉。

最佳饮用时间：炎热的夏季饮用效果最佳，可清凉解暑。

禁忌：湿盛胀满者、水肿患者忌饮。

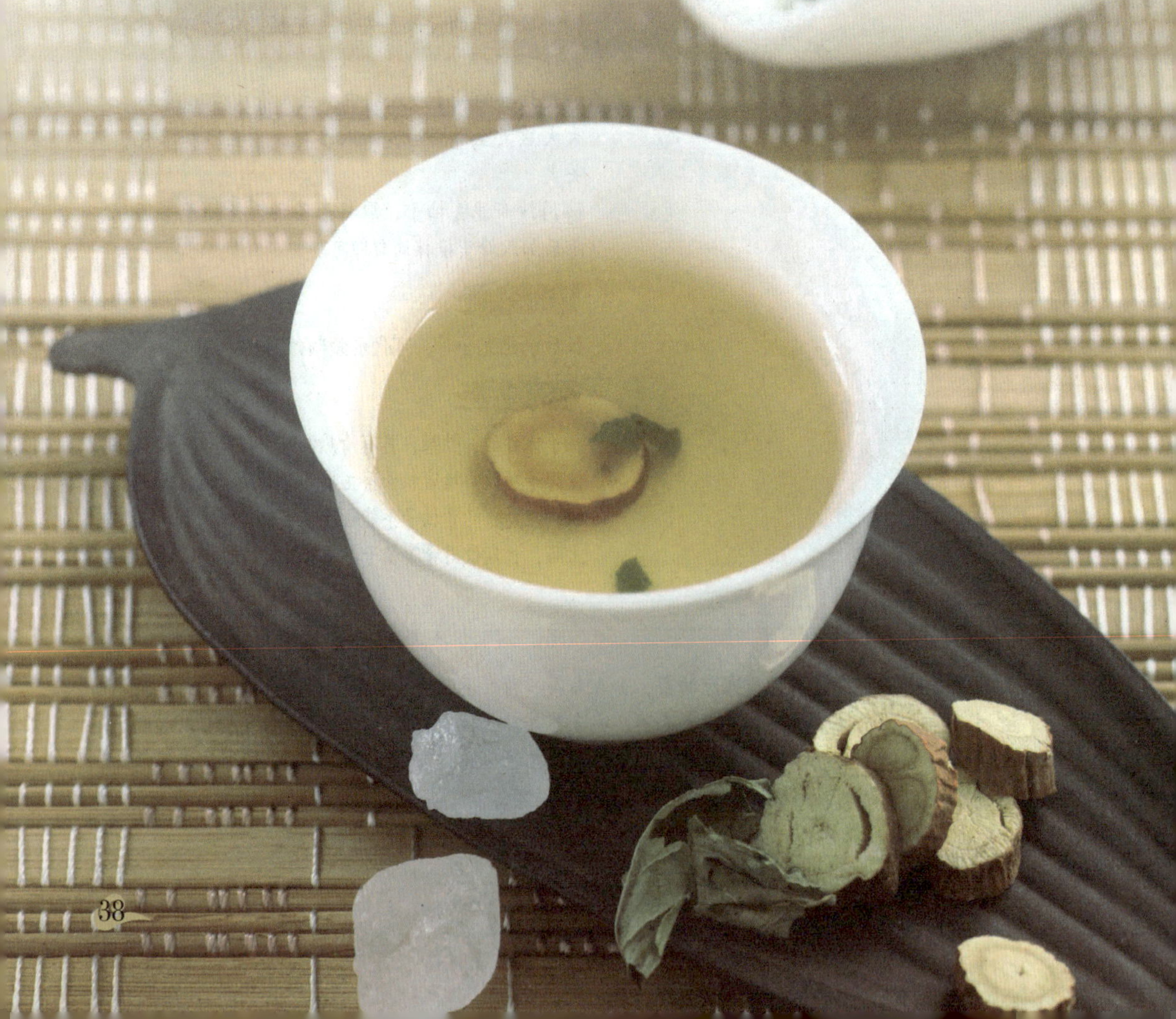

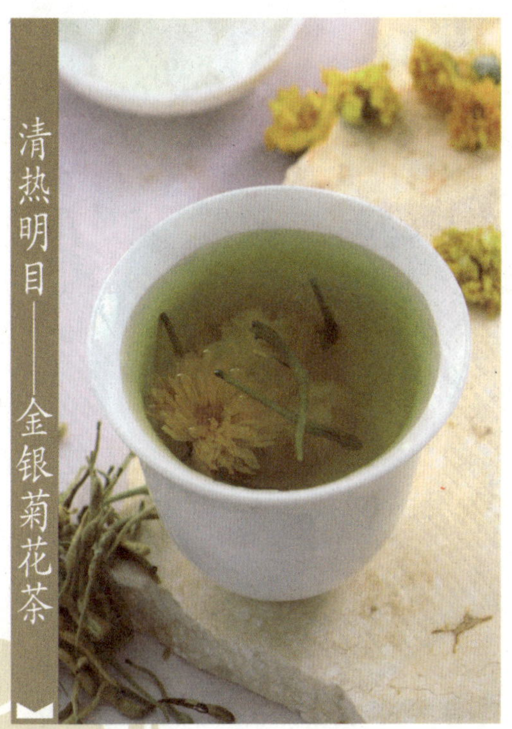

【材料】

金银花8克，菊花6克，冰糖10克。

【制法】

1 将金银花、菊花去杂质，洗净；冰糖打碎。

2 把金银花、菊花放入玻璃茶壶里，注入400毫升刚煮沸的开水，加盖冲泡约20分钟后，用纱布滤去金银花、菊花，把冰糖碎加入金银菊花茶，搅拌至溶化即可。

饮用方法

金银菊花茶每日3次，可重复冲泡，每次喝时，不要一次喝完，要留下1/3杯的茶水，再加入热开水，冲泡片刻再喝。

茶疗功效

金银花、菊花都有败火的功效，两者结合使清热解毒、护肝明目的效果更明显。

禁忌：菊花味甘苦，性微寒，脾胃虚寒者慎饮。

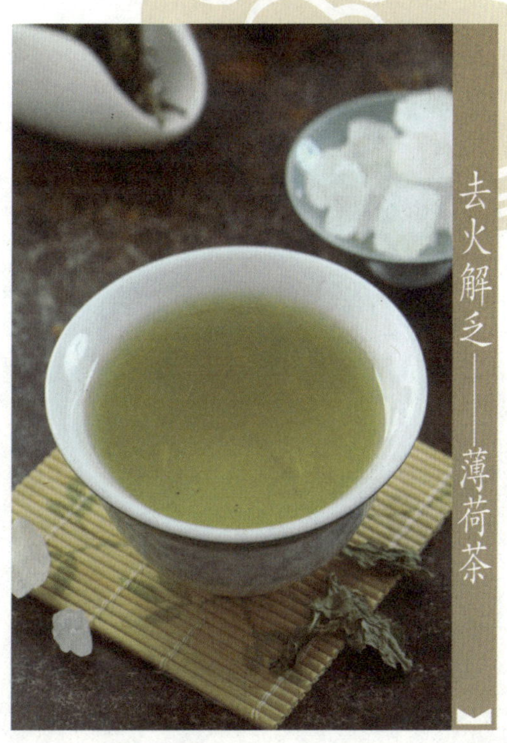

【材料】

薄荷叶8克，冰糖10克。

【制法】

1 薄荷叶洗净；冰糖打碎。

2 锅置火上，注入适量清水，大火煮沸后，放入薄荷叶，转成小火煮约5分钟，放入冰糖碎，搅拌至冰糖溶化，去茶渣取茶汤即可。

饮用方法

薄荷叶不含激素，男女皆可饮用，一天以两次为宜。

茶疗功效

薄荷味辛、性凉，经常饮用薄荷茶能祛邪毒，败火气，解困乏，使人口气清新。

最佳饮用时间：薄荷茶在炎热的夏季中午饮用效果最佳，可以起到很好的清热解暑的作用，能使人神清气爽。

禁忌：饮用切忌过量，过量饮用很可能导致中毒。

解热防暑——陈皮乌龙茶

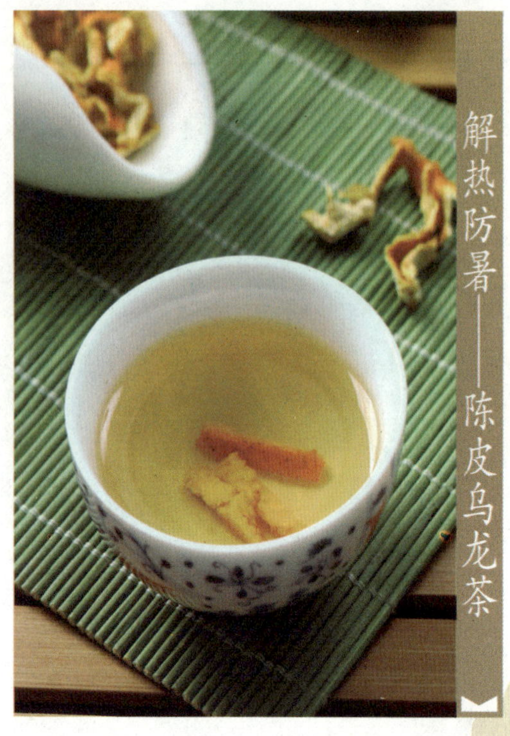

【材料】

陈皮2片，乌龙茶3克，冰糖5克。

【制法】

❶陈皮切丝；冰糖打碎。

❷将陈皮丝、乌龙茶叶一起放入茶壶里，倒入400毫升100℃的热开水，加盖冲泡约8分钟后，过滤出陈皮乌龙茶，倒入杯子里，加入冰糖碎，搅拌均匀即可饮用。

饮用方法

一天3次，可连续几天饮用，均在饭后1~2个小时饮用。

茶疗功效

陈皮生津止渴，乌龙茶解热防暑、消脂解腻，是热性体质最佳的夏日茶饮。

最佳饮用时间：晚饭后饮用效果最佳。陈皮可助消化，乌龙茶可起到舒缓压力的功效，有助睡眠。

清热生津——甘草藕汁饮

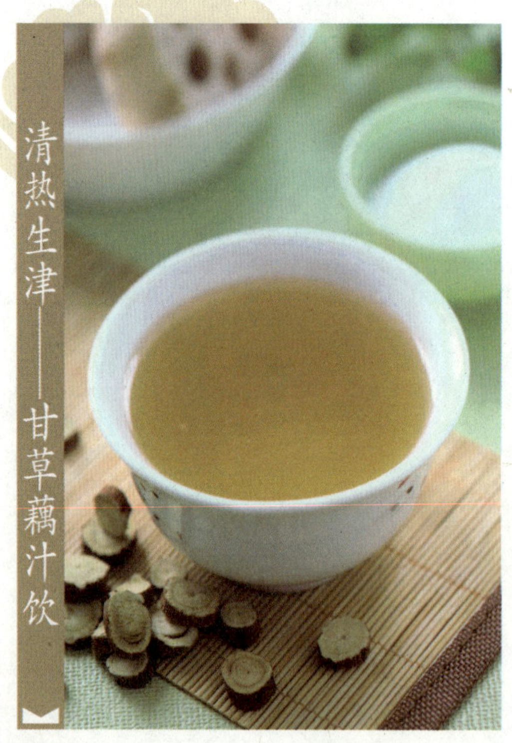

【材料】

甘草45克，鲜藕100克，木糖醇3克。

【制法】

❶鲜藕洗净，切成细丝，用白纱布包起来，绞取汁液，装入杯子里；甘草洗净。

❷锅置火上，注入清水400毫升，放入甘草，用中火煎煮10分钟，滤去甘草，留甘草液。

❸将甘草液倒入藕汁中，与藕汁混合均匀，加入木糖醇，搅拌均匀即可。

饮用方法

每日饮用2次，分别在早晚餐后饮用，每次的饮用量约为400毫升，以温服为好。

茶疗功效

清肺热，解肝毒，生津凉血。

禁忌：脾胃虚弱者慎饮。

清热滋润——麦冬菊花茶

【材料】

麦冬5克，太子参3克，杭白菊3克。

【制法】

1. 麦冬、太子参、杭白菊分别洗净润透，麦冬、太子参切成小片。
2. 把麦冬、太子参装入带盖子的大茶杯里，加入400毫升100℃的热开水，加盖闷约20分钟；杭白菊放入玻璃杯里，加入100毫升热开水，冲泡至香味飘出。
3. 滤出麦冬、太子参茶，装入一个杯子里，再倒入菊花茶，搅拌混合均匀即可。

饮用方法

用于清养肺胃、调理阴虚内热时，杭白菊一般去心煎水饮用，用于滋阴清心时多连心一起用，该茶饮每天饮用2次。

茶疗功效

可疏风清热，补气滋润，益气健脾。

最佳饮用时间：麦冬菊花茶一般下午喝，可以消去一天的内热，又不影响晚餐的消化。

禁忌：麦冬味甘，微苦，微寒，归心、肺、胃经，菊花也是性质微寒，脾胃虚寒者不宜饮用。

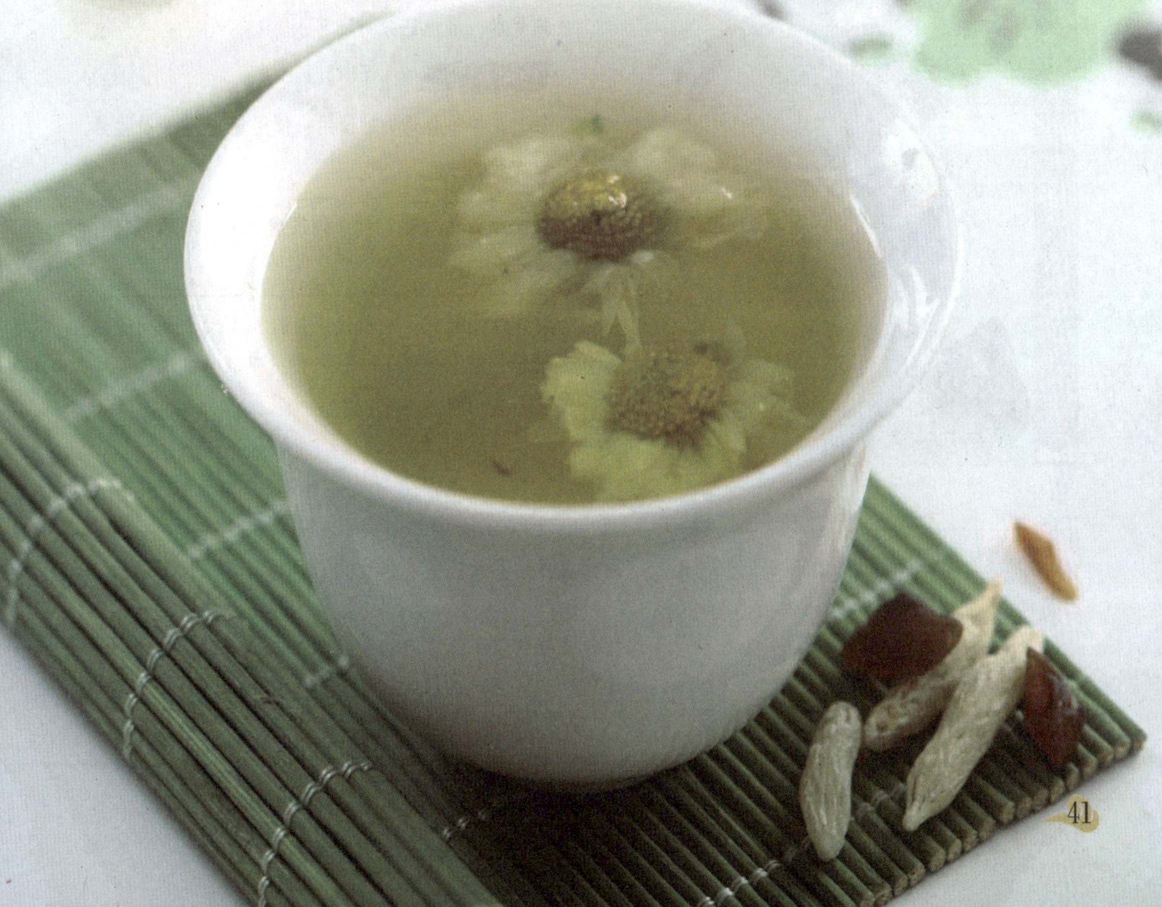

寒性体质

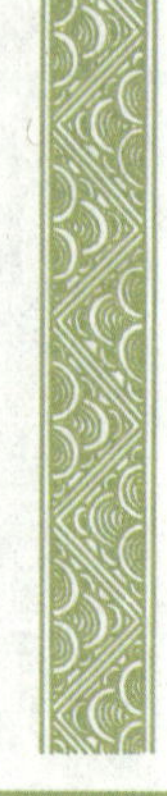

寒性体质者常常表现为手脚冰冷、脸色苍白、体温较低。寒性体质者的身体代谢活动衰退，造成身体抵抗力较差，畏寒，脉搏虚弱，容易疲劳，精神萎靡，行动无力。此外，寒性体质者很少喝水，一喝则喜欢喝热饮，但尿多而色淡，且经常出现腹泻的现象，最严重的是吃进去的食物不经消化就排泄出来。寒性体质的女性，生理周期经常延迟，经量小，还会伴有痛经、腰肢酸痛等不适症状。体寒是由于体质和生活习惯的交错而引起的症状，要想彻底治疗体寒，需要一段较长的时间，但只要我们在生活中多留意，并且长久坚持健康的生活习惯，就能有效地防治体寒。

补益气血——桂圆茶

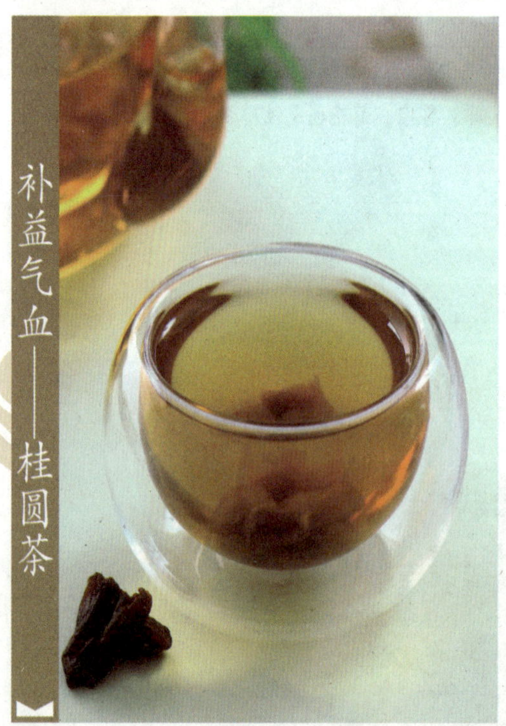

【材料】

桂圆肉10枚。

【制法】

1. 将桂圆肉洗净，装入碗中，放入蒸锅里，隔水蒸熟后，取出。
2. 把蒸熟的桂圆肉放入玻璃茶壶里，注入500毫升热开水，浸泡15分钟即可。

饮用方法

每天在早餐后两小时饮用，饮用量为400毫升左右。

茶疗功效

补气血，养心脾，对于体寒虚弱者，有助眠安神的功效。

最佳饮用时间：睡前饮用最佳，有助于夜间睡眠。

禁忌：内有痰火、心肺火盛，中满呕吐及气膈郁结者，都不宜饮用。

医家之言

寒性体质者应该多喝温性的茶饮，因为温性的茶饮能使身体生热，机体兴奋，增加活力。寒性体质者适合饮用性质温热的茶，例如用当归、人参、黄芪、栗子、荔枝、核桃、杏仁、姜、桂圆、桑葚、红茶、乌龙茶等茶饮材料通过科学配伍所泡的茶。寒性体质者经常饮用温润的茶饮，可以祛寒暖胃，振奋阳气，驱散内寒。需要注意的是，寒性体质者不能喝寒凉属性的茶，如雪梨茶、冬瓜茶、苦瓜茶、苦茶、仙草茶等。

滋阴补肾——地黄茶

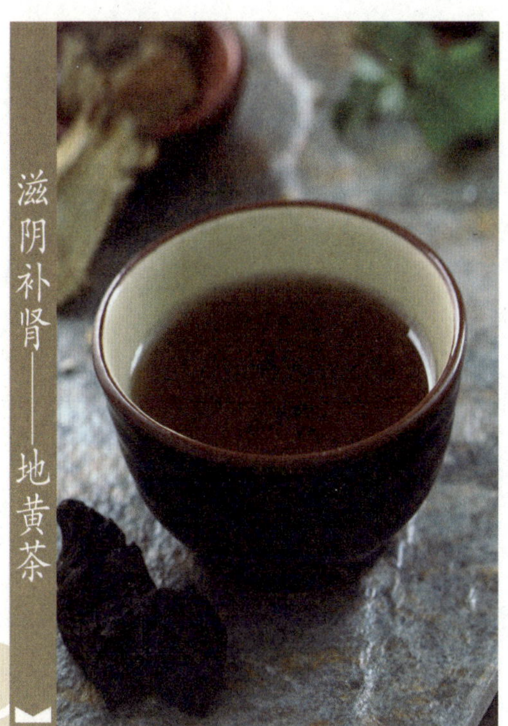

【材料】

地黄10克，当归6克，川芎5克。

【制法】

❶将地黄、当归、川芎一起放入捣药器里，研成细末，做成茶粉。

❷把茶粉装入杯子里，加入适量热开水，冲泡约15分钟，使茶粉沉淀下来，过滤出茶水即可饮用。

饮用方法

一个茶方可重复冲泡3次，每天饮用3次，每次约200毫升。

茶疗功效

地黄茶有滋阴补肾的功效，可以缓解尿急尿频、头晕耳鸣、腰膝酸软等症。

禁忌：阴虚火旺、肾阳虚、脾阳虚的人不宜饮用地黄茶。

补血散寒——大枣暖身茶

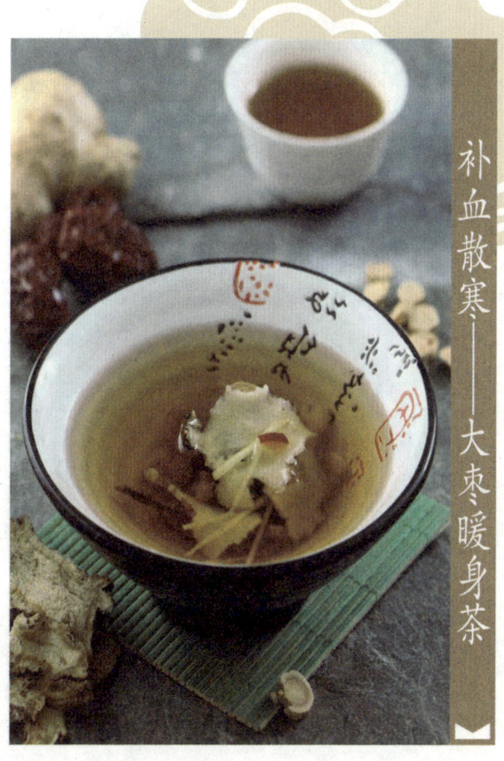

【材料】

大枣20枚，当归、黄芪各10克，生姜2片，玫瑰花蜜10克。

【制法】

❶将当归、黄芪提前浸泡约6个小时，洗净，切片；大枣洗净，去核，切碎；生姜洗净，切丝。

❷把当归、黄芪、大枣、生姜一起放入锅中，注入清水约1000毫升，大火煮开后，转成小火煎煮约10分钟后，关火，滤去茶渣，取茶汤，加入玫瑰花蜜搅拌均匀即可。

饮用方法

每日3次，每次的饮用量约为300毫升，分别在三餐后饮用，温服。

茶疗功效

大枣补血养虚，生姜暖胃散寒，黄芪补气行气，当归补血行血，润肠通便。四者搭配泡茶饮用，具有温中散寒、调理寒性体质的功效。

温补祛寒——龙眼人参茶

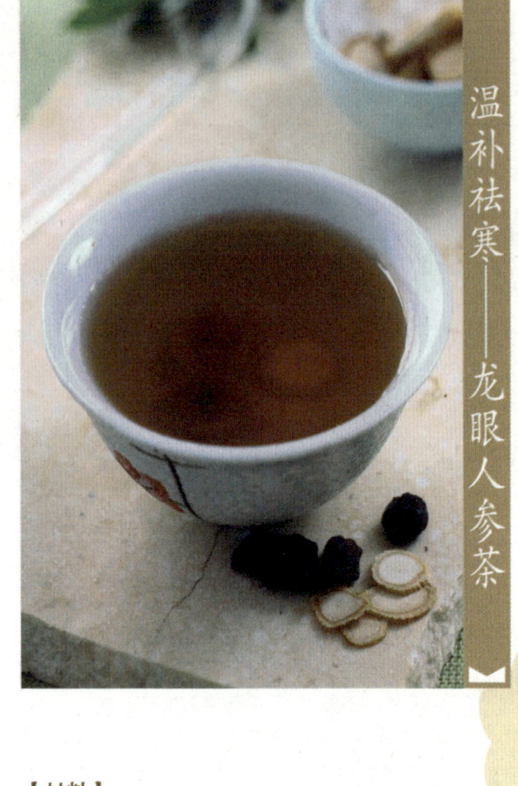

【材料】

龙眼肉15克，人参3克，冰糖5克，牛奶适量。

【制法】

1. 人参洗净，切片，装入碗里，用牛奶浸泡30分钟后捞出；龙眼肉洗净；冰糖打碎。
2. 沙锅置火上，放入龙眼肉、人参片，注入适量清水，大火煮沸，转小火煎煮1个小时，放入冰糖碎，搅拌至冰糖化开，滤出茶水，稍稍凉凉即可饮用。

饮用方法

人参每人每天用量一般3克，不宜过量，否则易温补过度，造成上火。

茶疗功效

龙眼、人参两者结合可以补脑益智，温补身体，适宜寒性体质者。

最佳饮用时间：早餐后1小时，或者是下午3点半左右饮用，一天不要喝太多，两杯即可。

气血双补——黄芪当归茶

【材料】

黄芪5克，当归2克。

【制法】

1. 黄芪洗净，润透，切成薄片；当归洗净，切片。
2. 锅置火上，注入600毫升清水，放入黄芪片、当归片，大火烧开后，转小火煎煮15分钟，滤去茶渣，取茶汤即可。

饮用方法

一天饮用两次，每次的时间间隔在6个小时左右，饭后1小时，消化完毕后再饮用。

茶疗功效

黄芪、当归不仅起到气血双补的功效，还可以祛除黄褐斑、痤疮、暗疮。

禁忌：阴虚火旺、体虚瘦弱者尽量少喝；感冒患者、经期的女性忌饮。

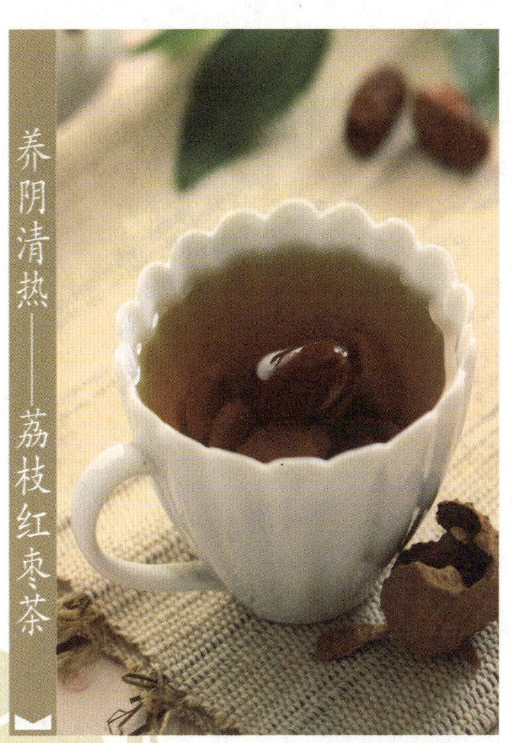

【材料】

荔枝干8枚，红枣10枚。

【制法】

1 荔枝干洗净，润透；红枣洗净，润透，去核。
2 砂锅置火上，放入荔枝干、红枣，注入适量清水，大火煮沸后，转小火煨煮30分钟，关火，盛出即可。

饮用方法

早晚饭后1次，每次300毫升左右即可。

茶疗功效

荔枝具有治疗肛裂出血的作用，与红枣配伍还可以养阴清热，生津润燥，凉血止血。

最佳饮用时间：晚上饮用比较有效，晚间温度低，可以祛除体寒，暖脾胃，益气补血。
禁忌：吃大量海鲜后，不宜饮用该茶，因为荔枝含有丰富的维生素C，可能会与海鲜相互作用，导致食物中毒。

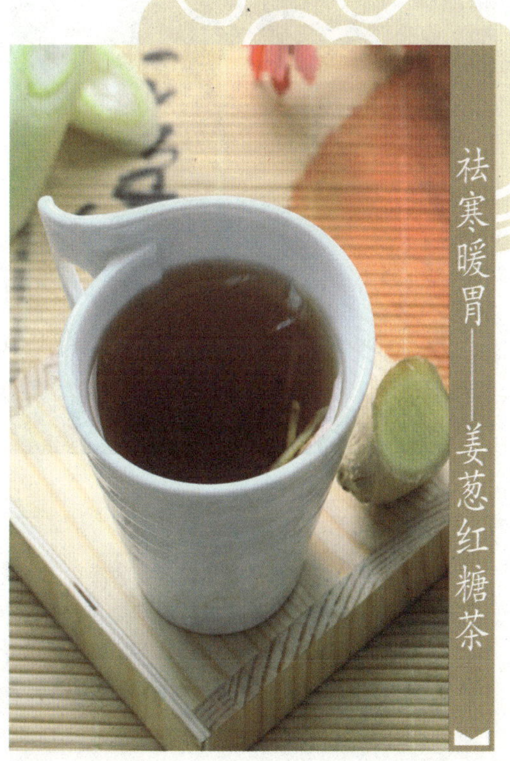

【材料】

生姜3片，葱白2段，红糖5克。

【制法】

1 生姜洗净，切丝；葱白洗净，切成末。
2 把生姜丝、葱白放入茶壶里，注入500毫升热开水，浸泡15分钟后，滤去生姜、葱白，把茶水倒入杯子里，加入红糖，搅拌均匀即可。

饮用方法

在感冒或者女性痛经时，冲泡或熬煮一杯，用量大约为500毫升。

茶疗功效

祛寒暖胃，增进食欲，缓解痛经。

最佳饮用时间：风热感冒，着凉之后，或者女性痛经时，饮用该茶效果最好，并且在温度为60℃时饮用最好。

实性体质

中医学认为“邪气有余为实”，所以实性体质主要是指体内阴阳偏盛，痰、瘀等邪气在体内凝结所形成的体质特征。实性体质的特征是：第一，身体缺乏排毒功能，即排便、排尿、排汗不顺畅，有阻碍，容易出现便秘、小便赤短等症状；第二，实性体质者的五脏均有积热，有大量的废物、毒素淤积在体内，无法排出；第三，虽然实性体质者内有淤堵，但是他们体力充沛，声音洪亮，肌肉发达。实性体质者，体内实火较大，适合食用具有清凉降火功效的食品，大凡能散热解毒的材料都可选用，以便疏散体内实火、清热解毒、利尿通便。

润肠通便——香蕉蜂蜜茶

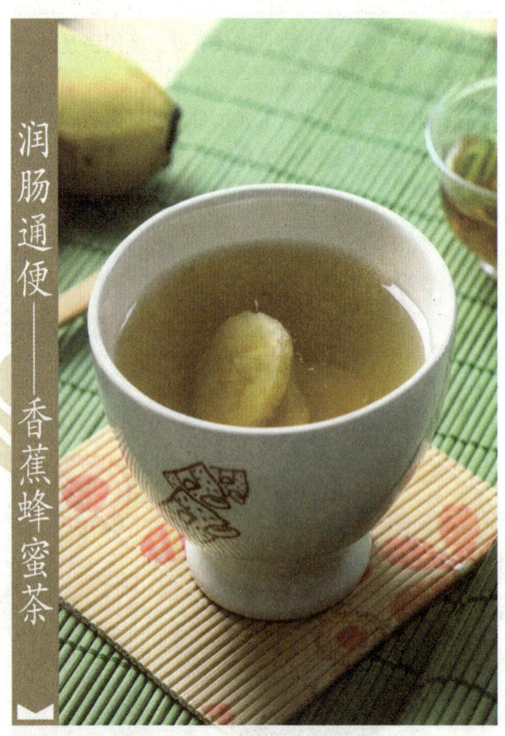

【材料】

香蕉2根，蜂蜜15克。

【制法】

将香蕉去皮，切成薄片，放入锅中，注入清水约600毫升，大火煮开后，转成小火煎煮约5分钟后，滤出香蕉茶，稍稍凉凉后，加入蜂蜜搅拌均匀即可。

饮用方法

每日两次，每次约300毫升。

茶疗功效

香蕉清热解毒、利尿消肿，具有润肠通便的功效；蜂蜜味甘，性平，具有调补脾胃、缓急止痛、润肺止咳、润肠护胃的功效。两者结合泡茶饮用，可以帮助排便，清除体内垃圾。

最佳饮用时间：饭后1小时饮用效果最佳。

医家之言

因为实性体质者体内有毒素滞留、体液代谢不畅等体质特征，所以实性体质者茶饮调理的首要任务就是通便清肠、利水排毒。而这个任务可以借由泻性茶饮和利水茶饮来完成，泻性茶饮有牛蒡茶、桃花茶、荷叶茶、番泻叶茶等；利水茶饮有翠衣茶、车前子茶、香蕉茶等。实性体质者经常饮用这些茶饮，可以有效地改善体质。

活血润肠——桃花红糖茶

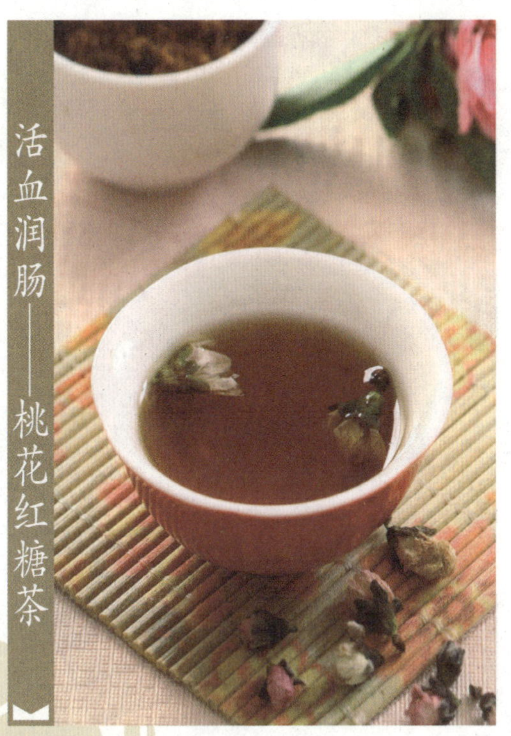

【材料】

桃花（干）1克，红糖5克。

【制法】

❶用温水将桃花稍稍滤洗一遍。

❷把桃花和红糖一起装入杯子里，用适量的沸水冲泡，加盖闷约8分钟即可。

饮用方法

每日1次，每次300毫升，不能天天饮用，一般4天饮用1次。

茶疗功效

桃花具有活血通经、润肠通便的功效，适用于帮助排宿便。

最佳饮用时间：睡前1个小时饮用效果最好，方便第二天早晨排便，清肠排毒。

禁忌：脾胃虚弱者慎饮，孕妇忌饮。

养阴生津——枸杞子麦冬茶

【材料】

枸杞子50克，麦冬25克。

【制法】

❶麦冬洗净，切成薄片；枸杞子去杂质，洗净，润透。

❷锅置火上，注入适量清水，大火烧开后，放入枸杞子、麦冬，转成小火，煎煮约20分钟，关火，过滤出茶水即可。

饮用方法

每日两次，用冲泡的方法，茶材可以重复冲泡两次，水煎后茶材的营养物质几乎完全析出，茶材煮一次即可丢掉。

茶疗功效

本茶可以缓解大便燥结的症状，有养阴生津、润肺清心的功效。

禁忌：吃了鲤鱼之后，不宜饮用枸杞子麦冬茶。

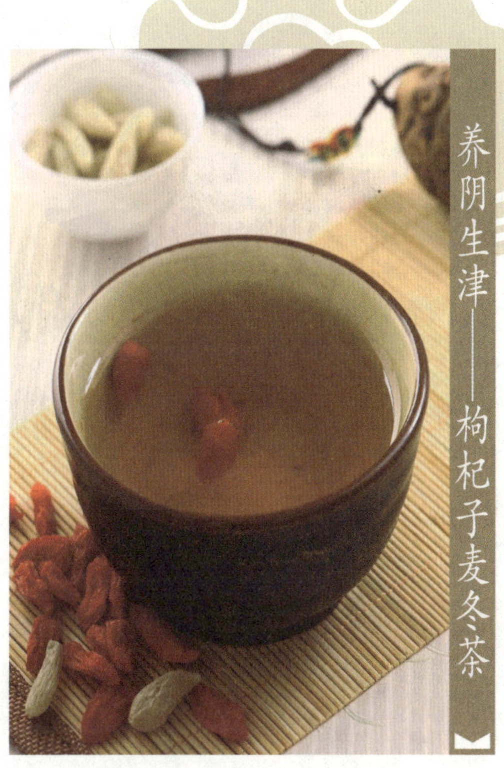

清热解毒——桑菊女贞茶

【材料】

桑叶、菊花、竹茹各5克，玉米须、女贞子各10克，木糖醇3克。

【制法】

①桑叶、菊花、竹茹、玉米须、女贞子洗净，放入锅里，注入清水400毫升，浸泡30分钟。

②锅置火上，大火煮沸，再转小火煮25分钟，加入木糖醇调味，搅拌均匀，滤去药渣即可。

饮用方法

每日1次，在早餐后1小时饮用。

茶疗功效

桑叶、菊花能疏散风热，竹茹可清热化痰、除烦止呕，玉米须能泄热通淋、平肝利胆，女贞子可补益肝肾、清虚热。诸药合用可降低实火、清热解毒、利尿通便。

禁忌：脾胃虚寒、泄泻及阳虚者忌饮。

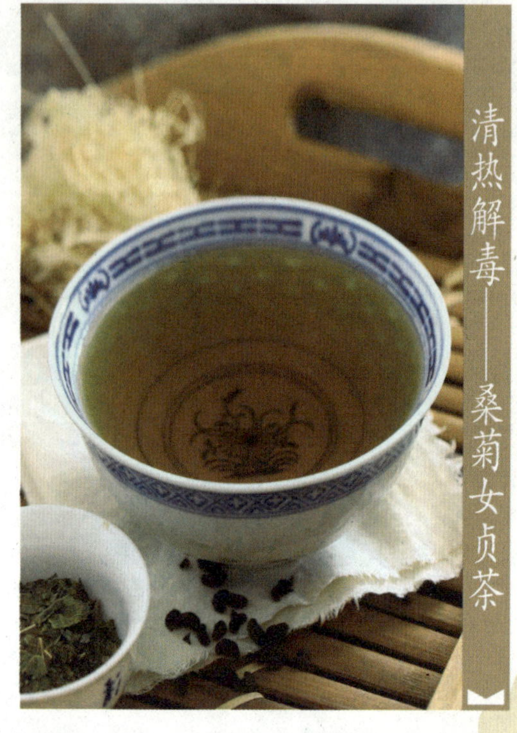

祛湿清肠——薏苡仁双绿茶

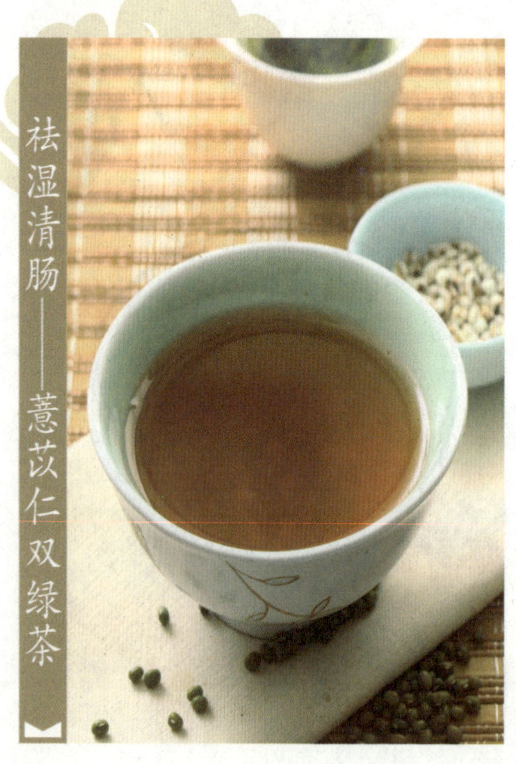

【材料】

薏苡仁30克，绿豆20克，绿茶3克。

【制法】

①将薏苡仁、绿豆一起淘洗干净，浸泡30分钟，捞出，沥干水分。

②锅置火上，注入适量清水，放入薏苡仁、绿豆，大火煮沸后，转小火煎煮约15分钟，关火。

③把绿茶放入煮好的薏苡仁绿豆水里，盖上盖子，泡约10分钟，过滤出茶汤即可。

饮用方法

每日3次，每次约250毫升。

茶疗功效

薏苡仁、绿茶都具有祛除体内湿气、排宿便、清肠毒的功效。

禁忌：吃了鲤鱼、狗肉、榧子之后，不宜饮用本茶。

清热凉血——车前草绿豆茶

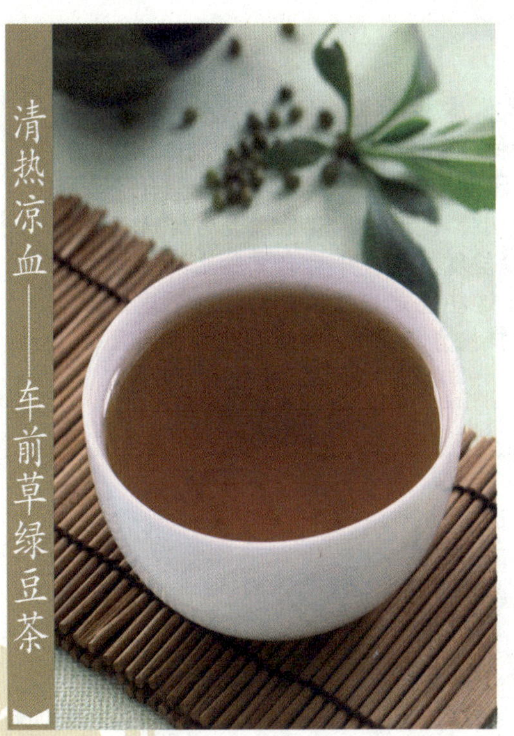

【材料】

鲜车前草10克，绿豆50克，冰糖15克。

【制法】

1 鲜车前草洗净，切成段；绿豆淘洗干净；冰糖打碎。

2 锅置火上，注入800毫升清水，下入绿豆，大火煮沸后，转小火，煮至绿豆开花，放入鲜车前草，煎煮约50分钟，关火。

3 将车前草绿豆茶过滤出来，加冰糖碎，搅拌均匀即可。

饮用方法

一天3次，每次200～300毫升为宜，餐后饮用。

茶疗功效

清热利尿，凉血解毒，适用于肝热目赤、尿血、尿痛等症。

禁忌：体质虚弱、滑精、精气不固者忌饮。

清心利尿——生地黄木通茶

【材料】

生地黄10克，木通5克。

【制法】

1 生地黄洗净，切成薄片；木通洗净备用。

2 锅置火上，注入适量清水，放入生地黄片、木通，大火煮沸后，转成小火，煎煮约10分钟，关火，滤去茶渣，取茶汤即可。

饮用方法

每日两次，可连服数日。

茶疗功效

木通味苦，性凉，入心、小肠、膀胱经，具有泻火行水、通利血脉的功效。生地黄味甘、苦，性凉，入心、肝、肾经，具有滋阴养血之功效。用两者泡茶饮用，具有清心、利尿的功效，还可以缓解小便短促赤痛、心火旺盛、烦躁不安、口舌干燥等症。

禁忌：津亏、气弱、脾虚泄泻者及孕妇慎用此茶。

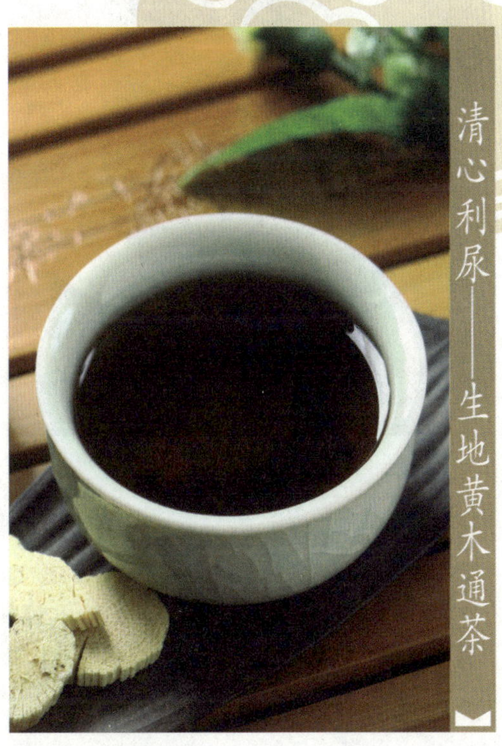

虚性体质

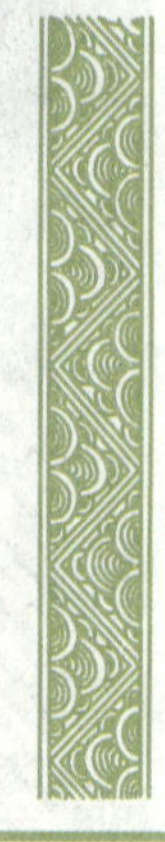

中医将虚弱型体质称为虚性体质，并将虚性体质细分为气虚型、血虚型、阴虚型、阳虚型四种。虚性体质者常常会表现出脸色苍白、行动无力、盗汗、手心冒汗以及晚上睡觉后背经常出虚汗等现象。此外，不喜欢说话，声音小，说话的尾音低靡且常常听不到，一生病不容易恢复，手足心呈现微热，午后自觉脸上有一阵阵烘热感，舌苔少，脉象无力，这些也是虚性体质的特征。虚性体质者由于元气不足，对病毒的抵抗力非常差，经常会生病，而且病久不愈。

补虚暖胃——大枣姜糖茶

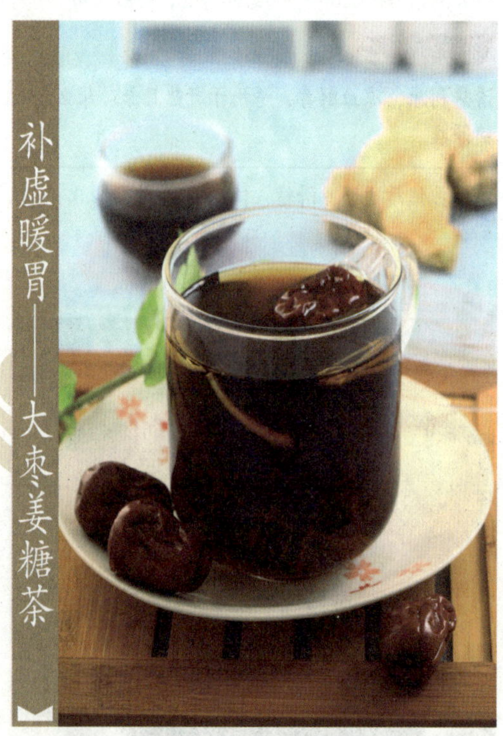

【材料】

大枣15枚，生姜2片，红糖15克。

【制法】

1. 大枣洗净，去核；生姜洗净，切丝。
2. 把大枣、生姜一起放入锅中，注入清水约800毫升，大火煮沸后，加入红糖，转成小火煎煮约5分钟，关火，过滤出大枣姜糖茶即可。

饮用方法

每日两次，每次的饮用量约为300毫升，分别在早晚餐后1个小时饮用。

茶疗功效

补虚养血，祛寒暖胃。

最佳饮用时间： 风寒感冒初期饮用最佳，可有效缓解症状，或者作为预防流感饮用。

禁忌： 内有实热者不宜饮用。

医家之言

由于虚性体质元气不足，缺乏免疫力，根据中医“虚则辅之，实则泻之，热则寒之，寒则热之”的原则，在用茶饮调理虚性体质时，需要通过进补的茶饮来调整。这些进补的茶饮，要具备补气、补血、补阴或者补阳的功效，比如具有大补元气、固脱生津、治疗劳伤虚损的人参茶，补血养血、温中益气的大枣茶，健脾益气、固肾益精的山药茶等，都是虚性体质者用于调养身体的佳饮。但是要注意一点，饮用进补性茶饮时，要科学地把握饮用量，否则容易进补过度。

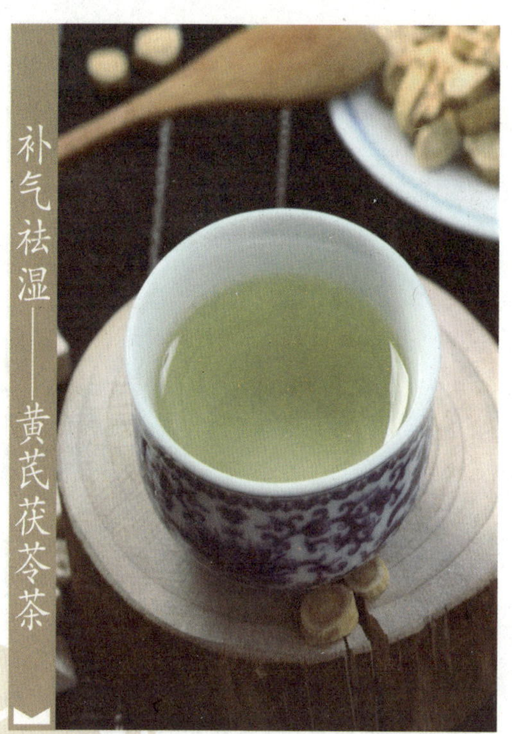

补气祛湿——黄芪茯苓茶

【材料】

黄芪15克，茯苓10克。

【制法】

1. 黄芪洗净，润透，切成薄片；茯苓烘干，用捣药器研成细末，做成茯苓粉。
2. 把黄芪片、茯苓粉装入杯子里，倒入350毫升热开水，加盖冲泡约15分钟，滤出茶水，静置片刻，待茯苓粉沉淀即可饮用。

饮用方法

每日1次，每次约300毫升，一般在早餐后1个小时饮用。

茶疗功效

黄芪有“补气诸药之最”的美誉，味甘性温，补气养虚，适宜气虚湿阻型高血压人群饮用。

禁忌：表实邪盛、食积停滞、阴虚阳亢、痈疽初期或痈疽溃后热毒旺盛等症状者，忌饮。

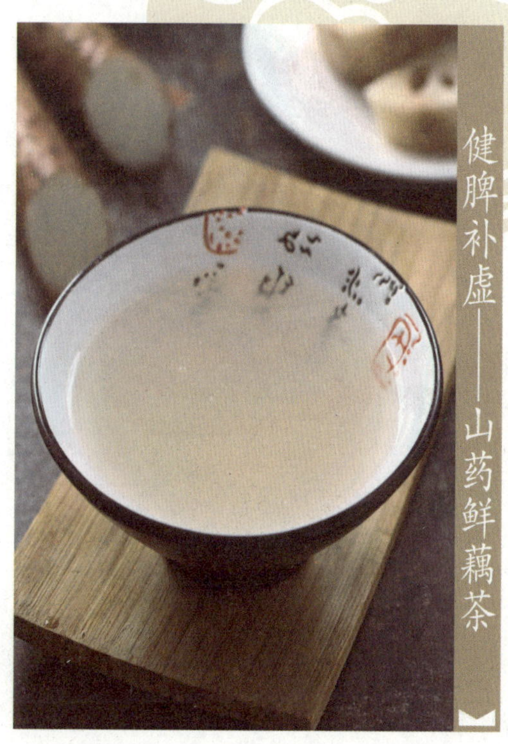

健脾补虚——山药鲜藕茶

【材料】

山药60克，鲜藕60克，木糖醇3克。

【制法】

1. 山药去皮，洗净，用清水浸泡2个小时，取出切片；鲜藕去皮，洗净，切片。
2. 山药片、鲜藕片放入搅拌机，加600毫升清水，搅拌成汁，纱布过滤去渣，将山药莲藕汁倒入锅中，置大火上煮沸，改小火煮15分钟，加入木糖醇即可。

饮用方法

每日3次，每次200毫升，饭后饮用。

茶疗功效

健脾胃，补阴虚，清肺热。

最佳饮用时间：睡前饮用最佳，可清心安神、养阴补虚。

禁忌：忌用铁制器具煮，否则会使山药变黑。

滋阴补虚——西洋参茶

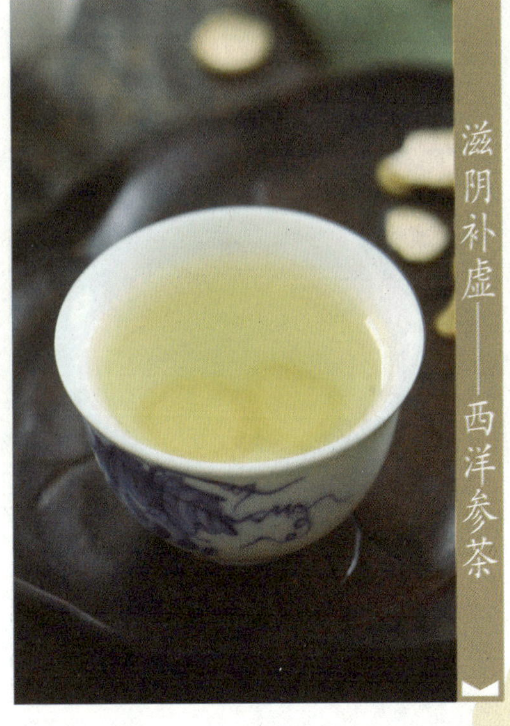

【材料】

西洋参10克，冰糖25克。

【制法】

①西洋参洗净，润透，切片；冰糖打碎。

②将西洋参放入锅中，注入清水300毫升，锅置大火上煮沸，转小火煎煮25分钟，加入冰糖碎化开即可。

饮用方法

每日两次，每次约300毫升。不宜饮用隔夜的西洋参茶，最好一天内喝完。

茶疗功效

西洋参可以滋阴补虚，治疗失眠、烦躁、记忆力减退等症状，因为西洋参含有皂苷，可以有效增强中枢神经功能，达到静心凝神、消除疲劳、增强记忆力等功效。

禁忌：脾胃有寒湿阻滞者忌用。

温补祛寒——干姜暖身茶

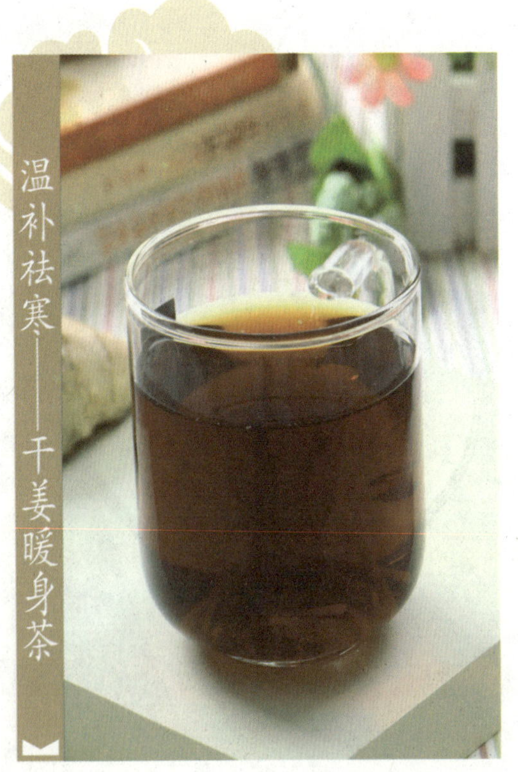

【材料】

干姜10克，车仔红茶1包。

【制法】

①干姜用温水稍稍滤洗干净，切成丝。

②把干姜丝、车仔红茶一起装入茶杯里，加入沸水冲泡约15分钟，取出茶包、干姜丝即可饮用。

饮用方法

在出现风寒感冒、胃寒腹痛、女性痛经等症状时，温服一杯，能有效地缓解症状。

茶疗功效

温中散寒，回阳通脉，适用于心腹冷痛、手脚冰冷、风湿寒痹、阳虚下血等症。

最佳饮用时间：受风寒后立刻饮用效果最佳，女性痛经时，加入红糖饮用效果最好。

禁忌：阴虚内热、血热妄行者禁止服用。

补脾益气——四君子玫瑰茶

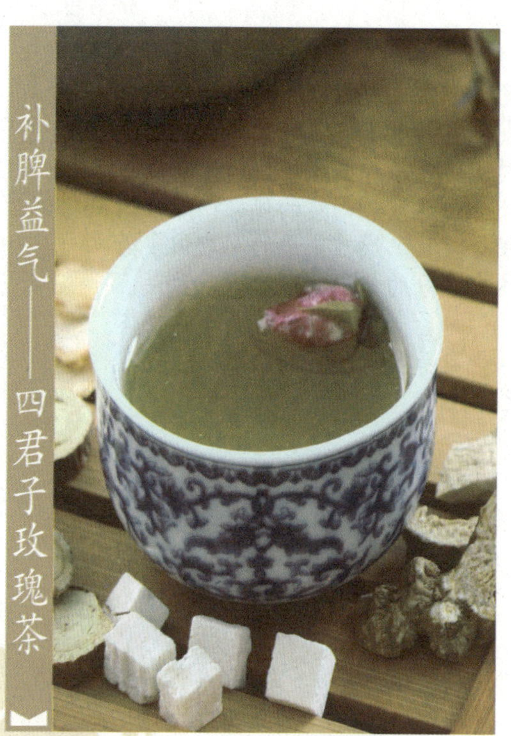

【材料】

人参、白术、茯苓、甘草各3克，玫瑰花茶2克。

【制法】

❶人参、白术、茯苓、甘草洗净，润透，放入砂锅里，注入500毫升清水，煎煮30分钟后，去渣取汁备用。

❷把玫瑰花装进茶杯，倒入药汁，浸泡10分钟，滤去玫瑰花即可。

饮用方法

每日1次，每次约400毫升。

茶疗功效

补脾益气，可改善因气虚而出现的脸色苍白、四肢无力、精神疲乏等症状。

最佳饮用时间：下午茶时间，下午4点前后最佳。

禁忌：舌苔厚腻、口干烦渴者，均不宜饮用。

补气益肾——黑豆红枣茶

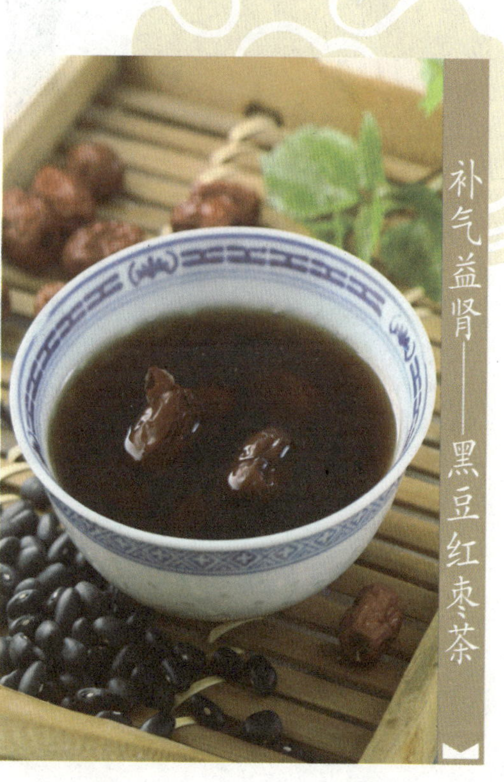

【材料】

黑豆50克，红枣8枚，红糖10克。

【制法】

❶黑豆淘洗干净，浸泡3小时，捞出沥干水分；红枣洗净去核。

❷锅置火上，注入适量清水，放入黑豆，大火煮开后，加入红枣。

❸转小火煎煮约20分钟，放入红糖，搅拌均匀，关火即可。

饮用方法

可随时饮用，一天的饮用总量控制在800毫升以内为好。

茶疗功效

此茶具有补虚益气、补肾益阴、健脾利湿、清热解毒的功效。

最佳饮用时间：午餐后1小时饮用效果最佳。

燥性体质

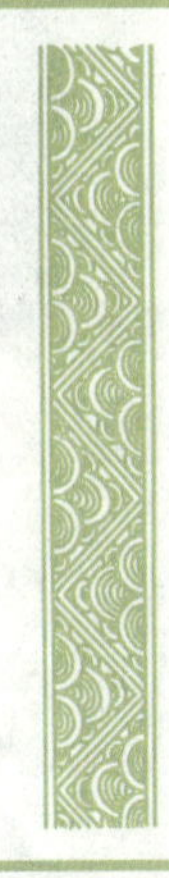

燥性体质者由于体内水分不足，常常表现出以下特征：经常口干舌燥、咽干喉痛、嘴唇干裂；女性月经量少，月经期间会感到烦躁不安，皮肤干痒；男性皮肤粗糙、脾气暴躁；燥性体质者在感冒的时候，经常感到呼吸道干痛，还会出现空咳无痰的现象；燥性体质者还会经常出现小便赤痛和便秘等症状。燥性体质的人应该多摄取润性食物，润性食物具有保留体内水分的作用，如蜂蜜、甘蔗、橙子、茶、苹果、梅子、牛乳、桃、柚子等。燥性体质易与热性体质混淆，其显著区别是燥性体质人群自身会有明显的缺水感，较常人瘦弱，皮肤与同龄的人相比缺乏弹性。

生津止渴——甘蔗马蹄蜜茶

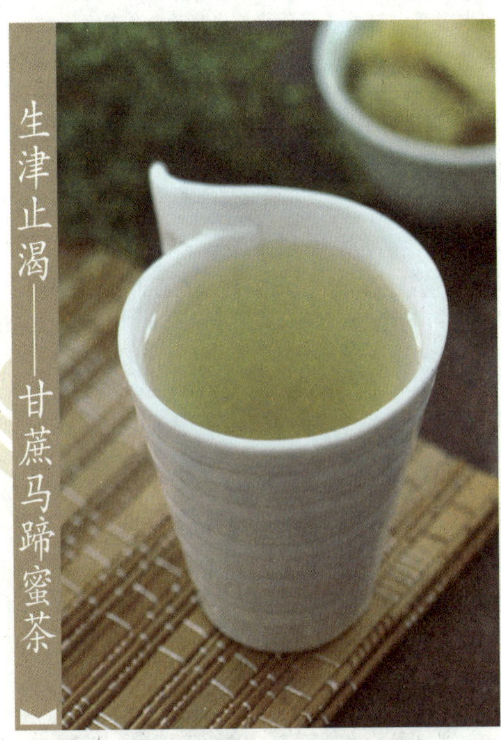

【材料】

甘蔗3节（约500克），马蹄150克，蜂蜜10克。

【制法】

1. 甘蔗洗净，削去外皮，剁成小条；马蹄洗净，去皮。
2. 锅置火上，放入甘蔗、马蹄，注入清水约1000毫升，大火烧开后，转小火煎煮约10分钟。
3. 关火，过滤出茶汤，稍稍凉凉后，加入蜂蜜搅拌均匀即可。

饮用方法

可代水频频饮用。

茶疗功效

甘蔗味甘、涩，性平，可助脾气，利大肠，除烦热；马蹄开胃消食，除热生津。该茶具有清心除烦、利水消肿、生津止渴的功效。

禁忌：糖尿病患者忌饮。

医家之言

燥性体质者应该多饮用润性较强的茶饮，润性茶饮既可以补充燥性体质所缺失的水分，又可以锁住体内的水分，避免水分过度流失。适合燥性体质者的茶饮有很多，如甘蔗马蹄蜜茶、白茶、苹果醋饮、梅子清茶、柚子蜂蜜茶等。这些茶饮均具有清热生津、滋阴润燥、安抚情绪等功能，经常饮用可以改善燥性体质，使身体获得充分的滋润。

清心除烦——百合莲心茶

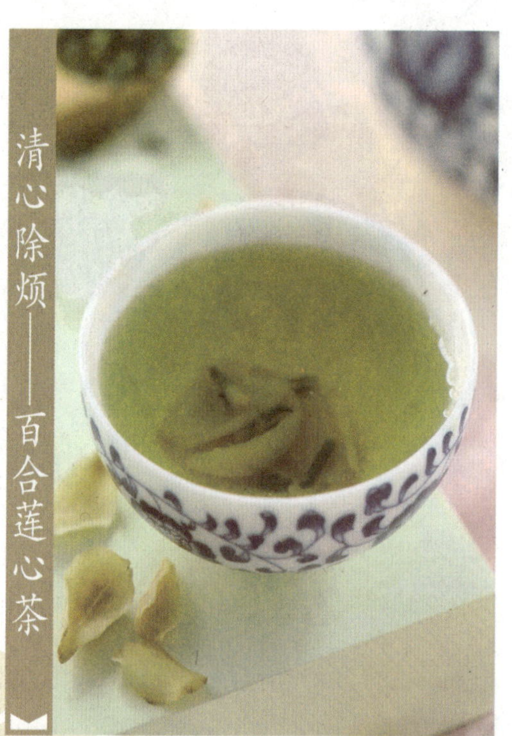

【材料】

药用百合50克，莲心3克，冰糖10克。

【制法】

1 百合洗净，润透；莲心用温水滤洗干净；冰糖打碎。

2 锅置火上，放入百合，注入适量清水，大火烧开后，下入莲心，转小火煎煮约10分钟，加入冰糖碎，搅拌至冰糖溶化即可。

饮用方法

每日两次，每次约250毫升，均在饭后饮用。

茶疗功效

清心除烦，安神强心，益肾固精，适宜崩漏带下、梦遗滑精等症。

最佳饮用时间：午餐后1小时饮用最佳，尤其是夏日的正午，天气炎热，心情烦躁，饮用一杯百合莲心茶，会顿时感到神清气爽。

润燥生津——车前草茶

【材料】

车前草（鲜）30克，冰糖10克。

【制法】

1 车前草洗净；冰糖打碎。

2 锅置火上，注入清水约500毫升，放入车前草，大火煮开后，转小火煎煮约10分钟，关火，滤出车前草，加入冰糖碎，搅拌均匀即可。

饮用方法

每日3次，每次的饮用量约为200毫升。可连续多天饮用。

茶疗功效

车前草味甘，性寒，有清热利尿、凉血、解毒的功效。可缓解热结膀胱，小便不利，淋浊带下，暑湿泻痢等病。

禁忌：肾虚寒者、滑精者忌饮。

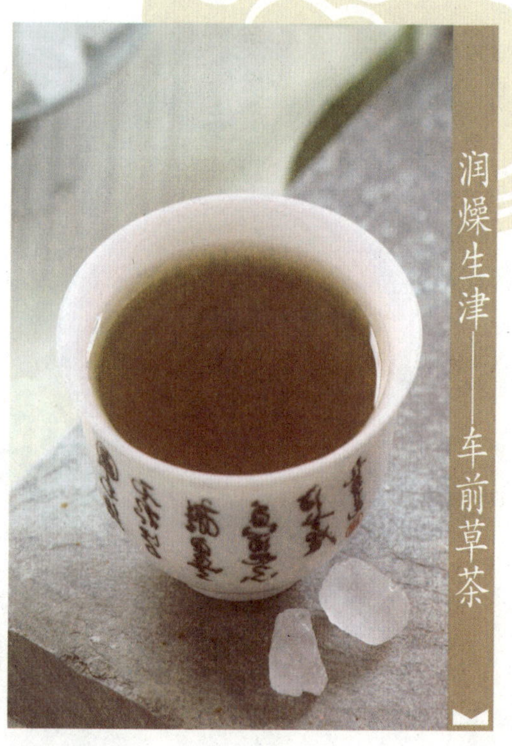

清热明目——桑菊蜂蜜茶

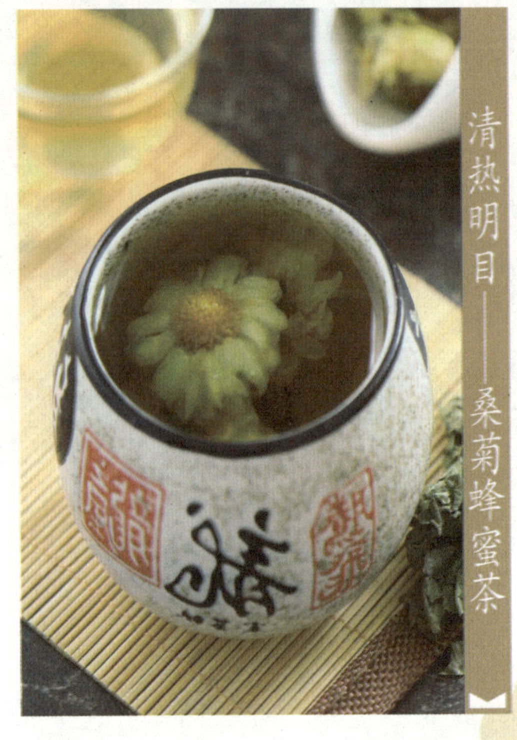

【材料】

桑叶、杭白菊各10克，蜂蜜5克。

【制法】

1. 桑叶、杭白菊用温水滤洗干净。
2. 把桑叶、杭白菊装入杯子里，加入沸水冲泡约8分钟，滤去茶渣，加入蜂蜜搅拌均匀即可。

饮用方法

每日饮用两次，每次的饮用量约为200毫升，在午餐、晚餐后饮用。

茶疗功效

清肺散热，滋阴润燥，清肝明目，对风热感冒也有一定疗效。

禁忌：在冲泡桑菊蜂蜜茶时，桑叶不宜放太多，过量服用容易出现恶心、呕吐、腹痛、腹泻、腹胀、大便呈果酱样等中毒现象。

养颜开胃——苹果蜜茶

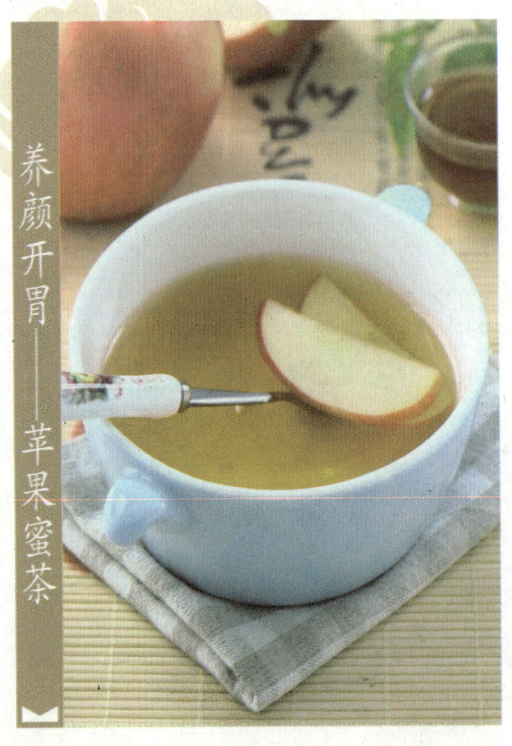

【材料】

苹果1个，蜂蜜10克。

【制法】

1. 苹果洗净，去心，切片。
2. 锅置火上，注入适量清水，放入苹果片，大火煮开后，转小火煎煮5分钟，关火，倒出苹果茶，加入蜂蜜搅拌均匀即可。

饮用方法

每日3次，每次约200毫升，可以连续多天饮用。

茶疗功效

润燥养颜，生津开胃，促进消化。

最佳饮用时间：饭后半小时饮用效果最佳，苹果可帮助消化，蜂蜜可滋润肠道。

禁忌：忌空腹饮用苹果蜜茶，因为茶水中的苹果醋会增加胃酸，腐蚀胃壁。

清热解郁——玫瑰薄荷茶

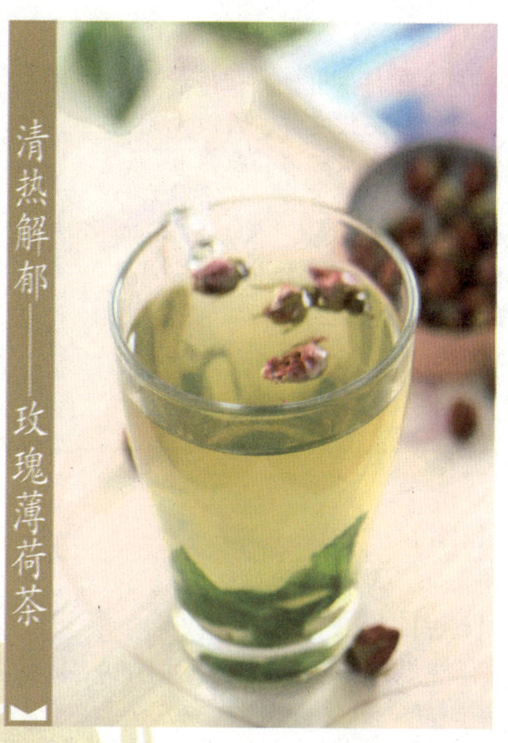

【材料】

玫瑰花（干）8朵，薄荷叶（鲜）4克。

【制法】

1. 玫瑰花用温水稍稍滤洗干净；薄荷叶洗净。
2. 将玫瑰花、薄荷叶装入杯子里，用沸腾的开水冲泡，加盖闷约10分钟即可。

饮用方法

可以采用冲泡的方法，方便快捷，但煎煮的方法能使玫瑰花和薄荷的营养物质全部析出，营养更全面。

茶疗功效

玫瑰花能活血化瘀、舒缓情绪，薄荷可驱除疲劳、提神醒脑、疏风清热、除烦解郁、利尿生津。

最佳饮用时间：薄荷茶不但适宜在轻松自在的下午茶时间饮用，更适宜在紧张繁忙的工作后，作为消除疲劳的提神剂，是提神醒脑的心灵茶水。

滋阴润肺——雪梨枸杞子茶

【材料】

雪梨1个，枸杞子5克。

【制法】

1. 雪梨洗净，削皮，去心，切块；枸杞子洗净，润透。
2. 锅置火上，注入适量清水，放入雪梨块、枸杞子，大火煮沸后，转小火煎煮10分钟，关火，滤出茶水即可。

饮用方法

加入少量的蜂蜜会使滋阴润燥的效果更加明显，煎煮之后，每次适量饮用即可。

茶疗功效

雪梨味甘、性寒，有生津润燥、清热化痰的功效；枸杞子可滋阴补肾。两者合用有润肺止咳、滋阴润燥、补充体内水分的功能。

禁忌：雪梨不宜与螃蟹同食，以防引起腹泻。

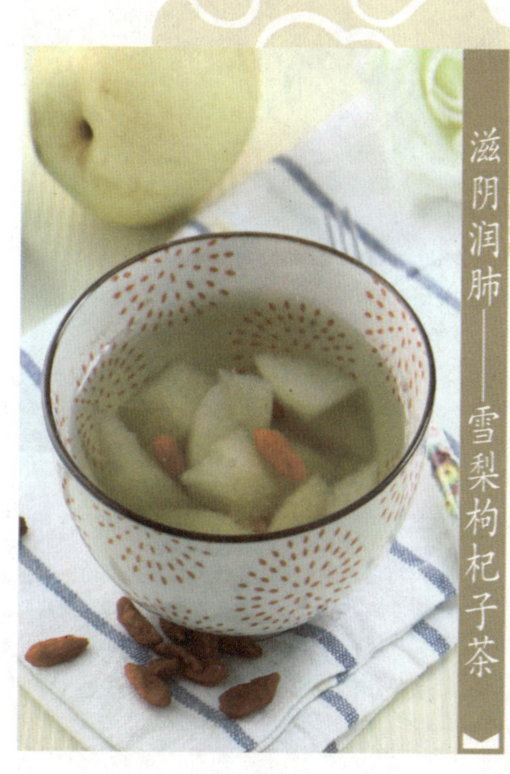

湿性体质

湿性体质者体内的水分过剩，无法顺利排出体外，造成身体湿性过重。湿性体质常常表现为：第一，皮肤发黄、暗淡无光、面垢油光，容易长以脓包为主的痤疮，经常被称为“痘痘族”；第二，湿性体质者牙齿较黄、牙龈较红、舌红苔黄，还会伴有口干、口苦、口臭等症状；第三，湿性体质者汗味大、体味大、小便颜色深，大便较臭；此外，湿性体质者情绪一般比较焦躁，容易紧张焦虑。湿性体质者慎选寒凉食物，汤品不宜过于寒凉、辛辣。多选用健脾利湿、祛湿的食品入汤，如茯苓、薏米、车前子、山药、豆类等。

清热祛湿——芹菜山楂茶

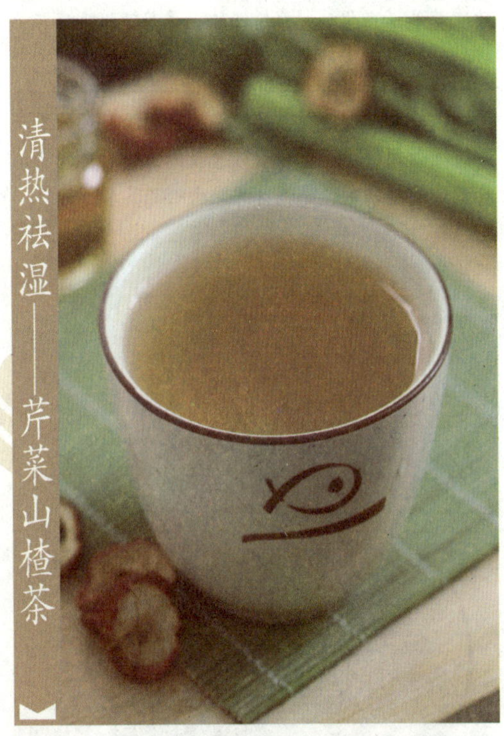

【材料】

芹菜50克，鲜山楂5枚，冰糖20克。

【制法】

1. 将芹菜择洗干净，切成段；鲜山楂洗净，切片；冰糖打碎。
2. 把芹菜、山楂片一起放入锅中，注入清水约800毫升，大火煮开后，加入冰糖，煮至冰糖溶化，关火，滤出茶汤即可。

饮用方法

可代水频频饮用，每日的饮用量控制在800毫升以内为好。

茶疗功效

清热解毒，利尿祛湿，祛病强身。

最佳饮用时间：风热感冒初期饮用最佳，可有效缓解症状。

禁忌：脾胃虚寒者不宜饮用。

医家之言

湿性体质者适宜饮用清热化湿的茶饮，例如红豆汤、薏苡仁茶、紫苏茶、鱼腥草茶、石榴皮蜜茶等，这些茶饮都具有涤热祛风、清热解毒、利水化湿、甘凉生津、补血健脾等功效，能帮助机体将体内多余的水分排出，消除水肿。此外，湿性体质者的饮食尽量清淡，并通过练瑜伽、太极等舒展筋骨，消耗体内多余的热量。

消暑祛湿——荷叶翘苓绿茶

【材料】

荷叶、绿茶各5克，连翘、茯苓、陈皮、佩兰各3克。

【制法】

❶将荷叶、连翘、茯苓、陈皮、佩兰洗净，放入锅内，注入适量清水，煎煮约20分钟后，关火，滤出荷叶翘苓茶水备用。

❷把绿茶叶装入杯子里，倒入荷叶翘苓茶水，加盖冲泡约5分钟即可。

饮用方法

本茶若用于消暑利湿则饭后1小时饮用，若用于减肥消脂则饭前饮用。

茶疗功效

消暑利湿，健脾升阳，散瘀止血，运脾除湿。

禁忌：孕妇忌饮。

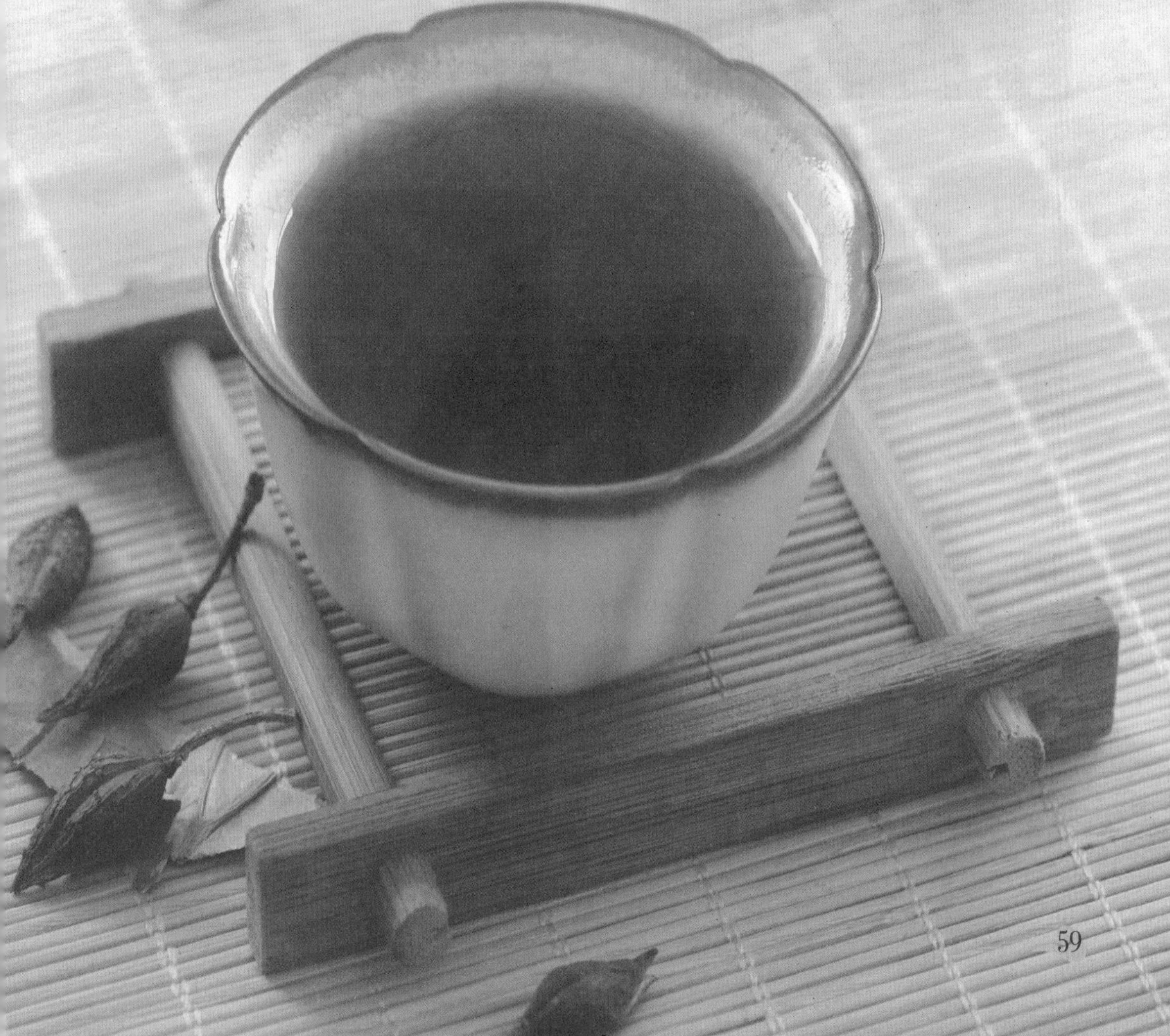

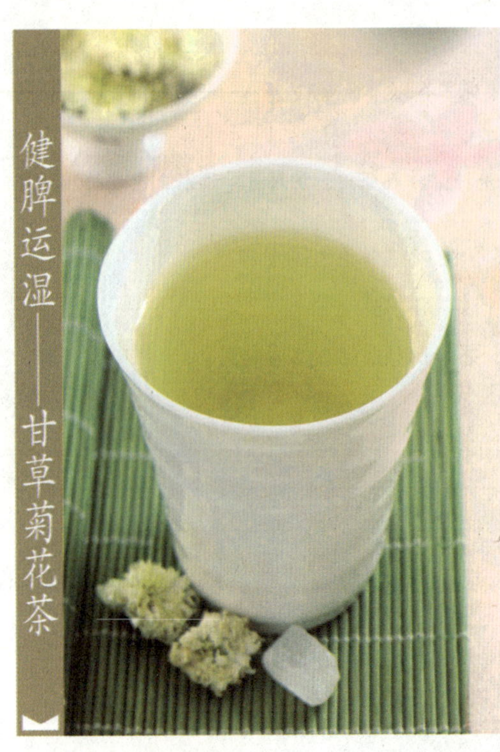

健脾运湿——甘草菊花茶

【材料】

甘草3克，菊花3克，冰糖5克。

【制法】

❶甘草洗净，剪碎，装入茶包袋里，收好袋口；冰糖打碎。

❷将菊花装入茶杯里，放入甘草茶包，注入热开水300毫升，冲泡约15分钟后，取出甘草茶包，滤去菊花，把冰糖加入茶汤里，搅拌至溶化即可。

饮用方法

可以水煎饮用，也可以冲泡饮用，每日两次，每次的饮用量不宜超过300毫升。

茶疗功效

甘草具有补脾益气、清热解毒、祛痰止咳的功效，菊花能清热明目，清心安神，两者结合可起到健脾运湿的功效。

禁忌：不宜久服，饮用较大剂量的甘草花茶，容易引起水肿。

祛湿消暑——回生茶

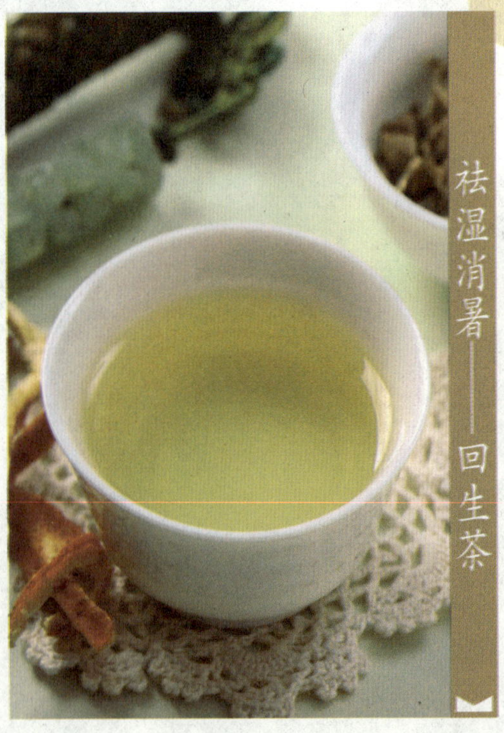

【材料】

藿香5克，陈皮、绿茶各3克。

【制法】

将藿香、陈皮、绿茶放入茶杯里，用温开水滤洗干净，再加入热开水冲泡约8分钟，滤去茶渣即可饮用。

饮用方法

每日1次，每次约300毫升。

茶疗功效

藿香味辛，性微温，归肺、脾、胃经，具有祛暑解表、化湿和胃的功效，与陈皮、绿茶搭配，使生津止渴、祛湿的作用更加明显。对霍乱吐泻也有一定的疗效。

最佳饮用时间：晚餐后1小时饮用。

禁忌：阴虚火旺、脾胃虚弱及胃热作呕者忌饮。

燥湿利尿——白术乌龙茶

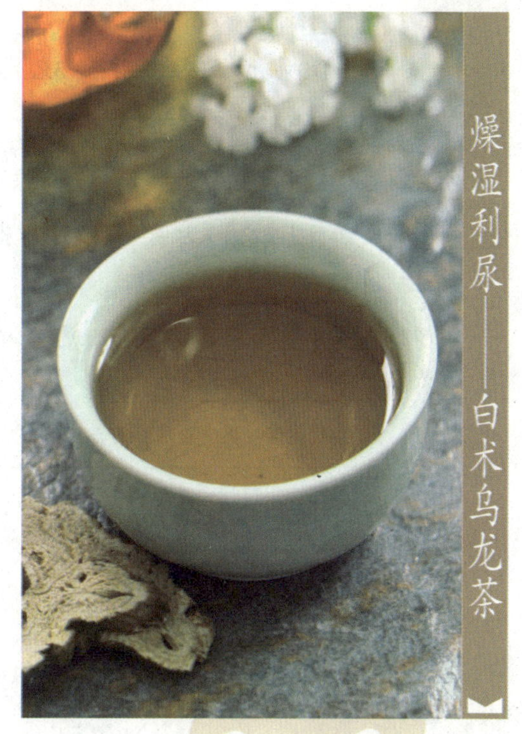

【材料】

白术10克，乌龙茶3克。

【制法】

1. 白术洗净，润透，放入锅里，注入适量清水，煎煮约20分钟，滤出白术水备用。
2. 将乌龙茶装入杯子里，倒入沸腾的白术水，加盖冲泡约10分钟即可。

饮用方法

要使白术发挥出燥湿利水的功能，可以直接水煎；用于补气健脾则先炒后用；用于健脾止泻宜炒焦再用。

茶疗功效

燥湿利尿，除湿益燥，和中益气。

最佳饮用时间： 睡前两小时饮用，利于睡前排尿，避免在睡眠中憋尿的现象。

禁忌： 阴虚燥渴、气滞胀闷者忌饮。

理气化湿——厚朴花茶

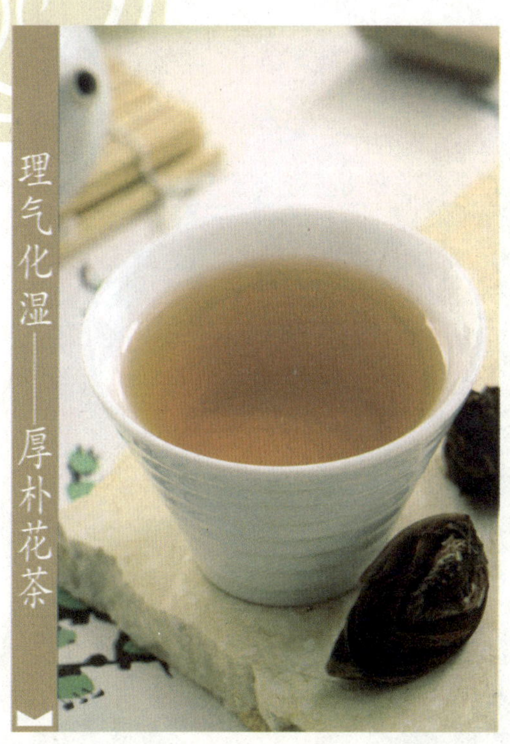

【材料】

厚朴花2克。

【制法】

将厚朴花放入杯子里，用约300毫升的热开水冲泡10分钟即可。

饮用方法

厚朴花药性较强，每人每天的用量为3~9克，不宜多用。

茶疗功效

厚朴花味苦，性微温，归脾、胃经，具有理气化湿、宽中解郁的功效，适用于肝胃气滞、胸脘胀闷、食欲不振等症。

最佳饮用时间： 晚餐后1小时饮用。

禁忌： 阴虚液燥者忌饮。

清热燥湿——知柏茉莉花茶

【材料】

知母3克，黄柏1克，茉莉花茶3克。

【制法】

1. 知母、黄柏洗净后，放入锅里，加入清水400毫升，大火煮沸后，转小火煎煮约5分钟后，关火，滤去茶渣。
2. 将茉莉花放入杯中，倒入知柏茶水，加盖冲泡约10分钟即可。

饮用方法

每日两次，每次饮用量为200毫升，在早餐、午餐后1小时饮用。

茶疗功效

清热燥湿，泻火除蒸，解毒疗疮。

最佳饮用时间：早餐、午餐后饮用该茶效果最佳，晚上则不宜饮用，因为茉莉花含有较多的咖啡因，会使精神亢奋，影响睡眠。

禁忌：体虚贫血的人不宜饮用。

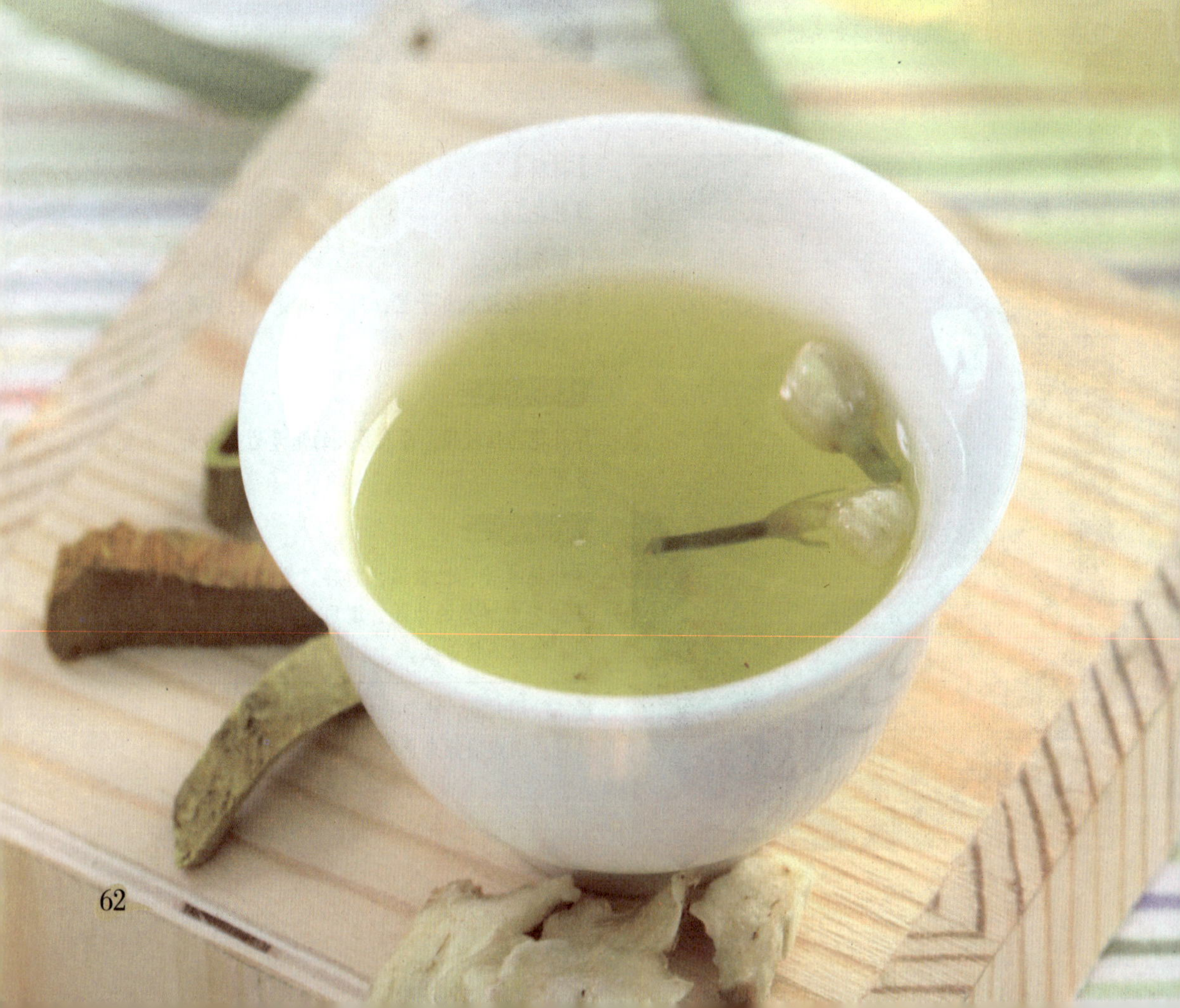

第三章

五脏保健养生茶

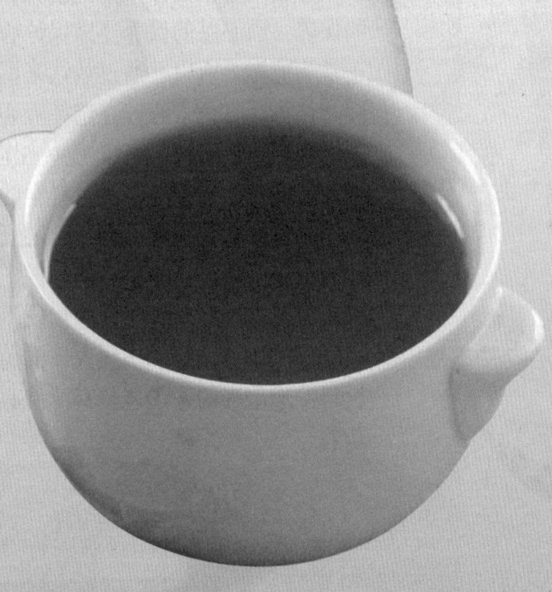

心——指挥中心

心脏是人体最重要的器官之一，心脏位于人体胸腔中部偏左，在横膈之上，两肺之间偏左，胸骨后面，心脏的大小约与自己的拳头一样大，形如桃子，重量约450克。心脏分为四个腔室——左心房、右心房和左心室、右心室。其中，左心房和左心室相通，右心房和右心室相通，心房和心室之间有起着防止血液由心室流回心房作用的瓣膜，控制血液从心房流入心室，防止血液逆流。作为单一器官来说，心脏的作用是推动血液流动，向器官、组织提供充足的血流量，并根据身体各部分的需要，通过调节心率的快慢、心肌收缩力量的强弱和血管径的大小输送适宜的血量到全身各个部位，以供应氧和各种营养物质，并带走代谢的终产物如二氧化碳、尿素和尿酸等，使细胞维持正常的代谢和功能。

在整个人体中，心脏就如同一个指挥中心，掌控着整个身体器官的运作。中医上说心主血脉，全身各内脏和组织需要的基本营养物质——血液，都来自心脏，并通过心脏的搏动将血液输送出去，通过血液流量的分配指挥着身体的正常运行。此外，中医还有心主神志一说，心脏在人体中的作用就像古代君王在王朝中的作用一样，主宰着文武百官，也就是身体的各大器官，如果心脏能保持正常，那么其他器官也就能有条不紊地发挥其功能。

正因为心脏的作用如此之大，我们平时就要加强对心脏的保养，而心脏的保养要以保证心脏主血脉和主神志的功能正常为原则。所以，通过茶饮来调理心脏是不错的选择。中医学认为，红色入心，在选择养心的茶饮材料时，一般建议选用红色茶饮材料，比如红豆、山楂、红枣、玫瑰、枸杞子、红茶、桃花、灵芝等，经过科学的配伍后，适时适量地冲泡饮用，可以起到强心补血、宁心安神的作用。因为红色茶材冲泡出来的茶汤富含氨基酸、铁、胡萝卜素、番茄红素和无机盐等营养物质，这些营养物质不仅可以为人体提供营养，还能促进血液循环，增强人体的免疫力。此外，用红色茶饮材料冲泡出来的茶汤还具有滤洗心脏、抗疲劳、驱寒暖心的功效。

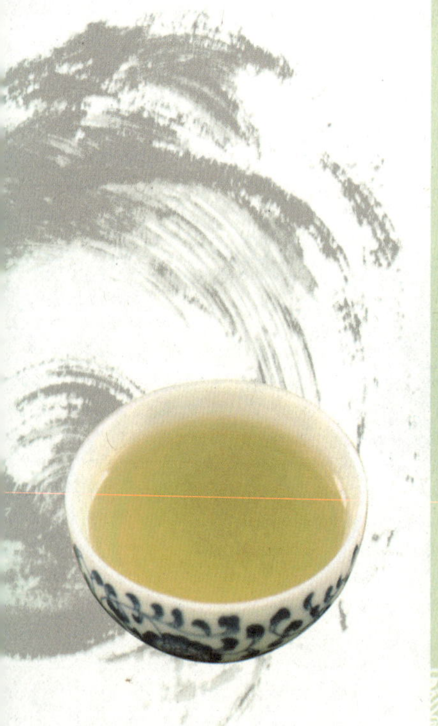

清心安神——迷迭香玫瑰茶

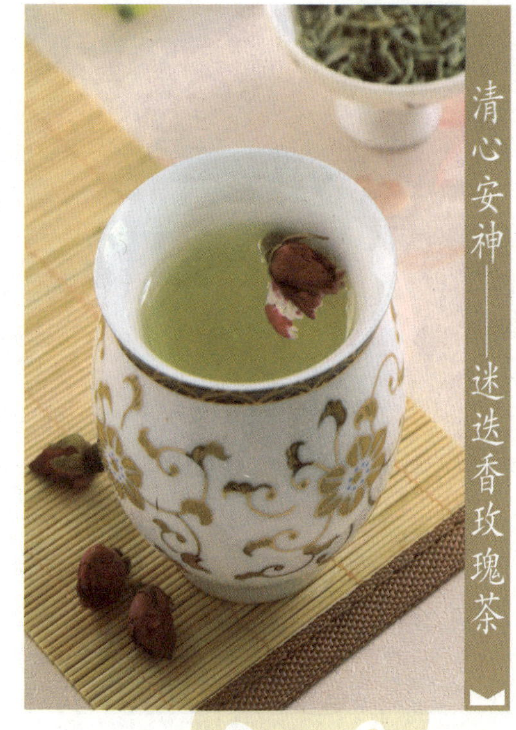

【材料】

迷迭香3克，玫瑰花苞5朵，甘草2克。

【制法】

将迷迭香、玫瑰花、甘草放入杯中，加入热开水约500毫升，加盖浸泡约8分钟，滤去茶渣即可饮用。

饮用方法

饭后1小时、睡前两小时饮用，因为迷迭香有振奋精神的作用，睡觉前不宜饮用，以免影响睡眠。

茶疗功效

行气活血，消除疲劳，宁心安神。

最佳饮用时间：中午的时候人比较容易心烦意乱，泡上一杯迷迭香玫瑰茶，可以使人神清气爽。上班族夜班时饮用，可祛乏提神。

禁忌：胃寒、胃痛、腹泻者，以及孕妇、高血压患者忌饮。

补血安神——酸枣仁茶

【材料】

酸枣仁20克，枸杞子3克，蜂蜜8克。

【制法】

将酸枣仁、枸杞子用温水洗净，放入杯子里，用沸腾的开水冲泡，加盖闷约15分钟，滤去茶渣，加入蜂蜜搅拌均匀即可。

饮用方法

每天饮用一次，每次约300毫升。

茶疗功效

宁心安神，敛汗止汗，虚烦不眠，适用于惊悸多梦、体虚多汗、神经衰弱等症。

最佳饮用时间：晚餐后1小时是最佳的饮用时间，也可在睡前饮用，尤其是容易失眠的患者饮用，更有助于夜间睡眠。

禁忌：有实邪郁火及患有滑泄症者慎用。

养心安神——莲子茶

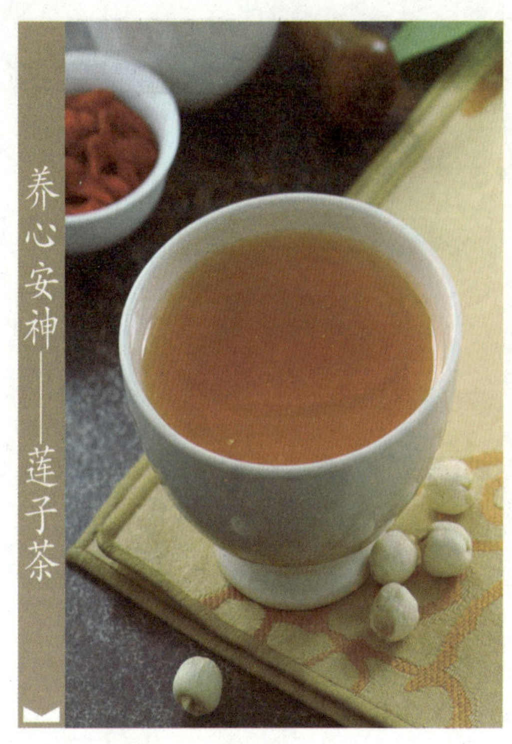

【材料】

莲子25克，枸杞子5克，碧螺春3克，冰糖10克。

【制法】

1. 将碧螺春装入杯子里，用400毫升沸水冲泡约8分钟，滤去茶渣取茶汤备用。
2. 莲子、枸杞子洗净，放入蒸碗里，加入冰糖和少许清水，大火蒸至熟烂后，取出，捣烂，冲入碧螺春茶，搅拌均匀即可。

饮用方法

莲子带心入茶具有明显的清火除烦的功效，但是不宜频繁饮用。

茶疗功效

莲子味甘，性微凉，无毒，具有清心醒脾、补中养神、健脾补胃、滋补元气的功效，加入枸杞子、碧螺春、冰糖使茶品更加滋润。

禁忌：大便燥结者忌饮。

补益心脾——人参叶灵芝茶

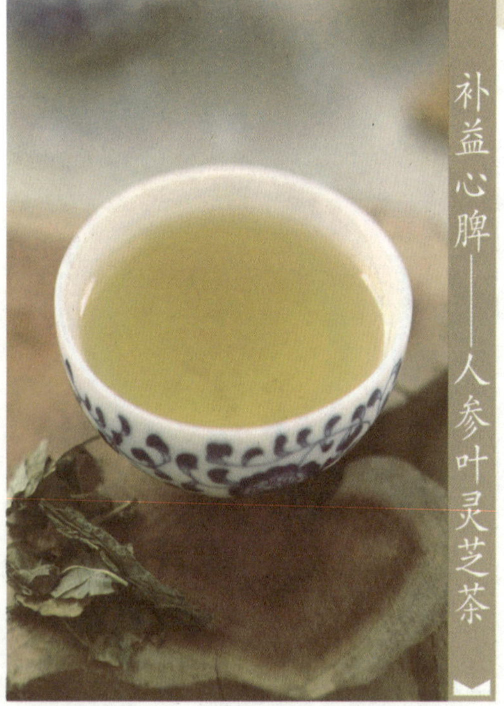

【材料】

人参叶5克，灵芝4克。

【制法】

1. 将人参叶、灵芝一起放入捣药器里，研成细末。
2. 把人参叶灵芝细末放入杯子里，用350毫升沸水冲泡，加盖闷10分钟即可。

饮用方法

代茶饮用，此茶方的茶材可以重复冲泡3次，饭后1小时饮用。

茶疗功效

人参叶味甘苦，性寒，归肺、胃经，具有祛暑生津、除烦解渴的功效；灵芝味甘，性平，归心、肝、脾、肺、肾五经，具有安神助眠的功效。人参叶与灵芝共同入药，可有效地祛除暑热烦躁，缓解四肢疲劳。

禁忌：人参叶忌与藜芦同时入茶饮用。

宁心安神——枣仁桂圆茶

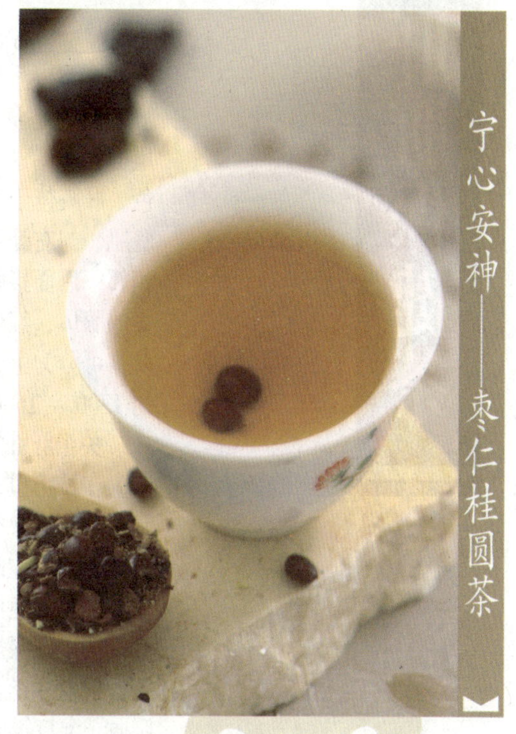

【材料】

酸枣仁6克，桂圆肉8枚。

【制法】

将酸枣仁、桂圆肉洗净，装入大号茶包袋里，收好袋口，放入杯子里，用500毫升沸水冲泡，加盖闷15分钟，去掉茶包袋即可。

饮用方法

每日泡一杯，在晚餐消化完全后，分两次饮用。

茶疗功效

酸枣仁味甘、酸，性平，具有滋养心肝、安神助眠的功效。适用于失眠多梦，头晕目眩，四肢乏力等病症。

最佳饮用时间：睡前1小时饮用，可提高睡眠质量。

禁忌：凡肝、胆、脾三经有实邪热者忌饮，因为酸枣仁有很强的收敛性。

舒心养神——龙齿石菖蒲茶

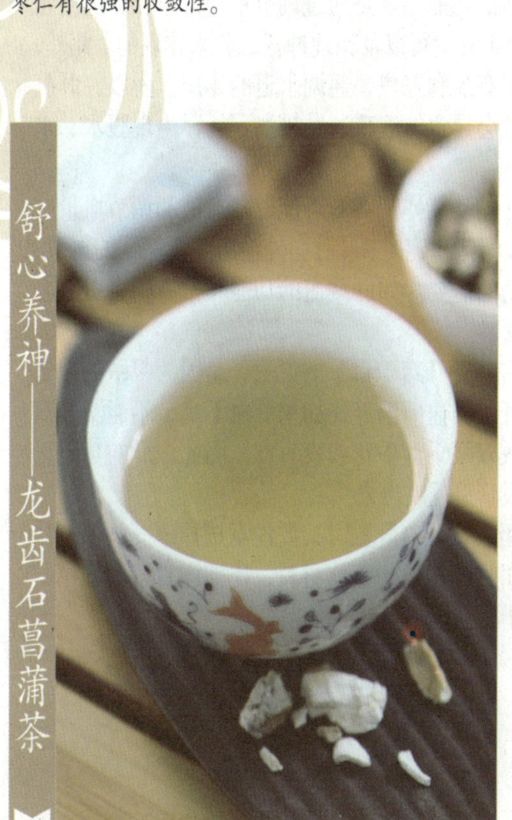

【材料】

龙齿8克，石菖蒲5克。

【制法】

将龙齿、石菖蒲放入捣药器里，研成细末，装入茶包袋里，收好袋口，放入茶杯里，冲入500毫升沸水，加盖冲泡约20分钟即可。

饮用方法

每日1剂，饭后分多次饮用。

茶疗功效

龙齿味涩，性平，具有镇惊安神、清热除烦等功效。石菖蒲性辛、苦，性温，既能除痰利心窍，又能化湿以和中。两者合用，可安神益智、宁心镇惊。主治失眠或者烦躁等。

最佳饮用时间：睡前半小时饮用效果最佳，可消除疲劳，改善失眠多梦的现象。

禁忌：感冒、发热患者不宜饮用。

肝——交通指挥灯

肝脏是身体内以代谢功能为主的一个器官，并在身体里面扮演着去氧化、储存肝糖、分泌性蛋白质的合成等角色。肝脏位于人体右季肋部以及上腹部的位置，上部紧贴着膈肌，与右肺和心脏相邻；下面与胃、十二指肠、结肠右曲相邻；后面接触右肾、肾上腺和食管贲门部。肝脏是人体最大的腺体，红褐色，质软而脆，呈楔形，右端圆钝，左端扁薄，可分为上、下两面，前后两缘，左右两叶，肝脏一般重约 1200 ~ 1600 克。

关于肝脏的功能，我们通常把肝脏看作一个交通指挥灯，因为在城市里，要保证来来往往的车辆和行人有秩序地、正常地通行，必须依靠交通指挥灯进行指挥、疏导和分流，这就类似“肝主疏泄”的功能；而交通指挥灯里有红灯，恰好血液也是红色的，比喻肝脏具有“藏血”的功能；交通指挥灯一般以红绿灯做指示，用来比喻“肝开窍于目”的中医理论。

肝脏主疏泄的功能主要是通过调节精神情志、促进消化吸收、维持气血正常运行以及调理冲任二脉来体现的。此外，肝的疏泄功能还有疏利三焦、通调水道的作用。所以，肝脏出现问题后，就会导致体液疏通、排泄不畅，出现腹水、水肿等现象。

肝脏主藏血的功能体现在肝脏能贮藏血液和调节血量。当人体在休息或情绪稳定时，肝脏向外输出其所储藏的血液，以供应机体活动的需要。如肝藏血的功能异常，则会引起血虚或出血等病变。

中医学中有“肝开窍于目”的说法，是因为眼睛的视觉功能主要依赖肝脏阴血的濡养，如果肝血不足，不能濡养双眼，则容易导致双眼干涩昏花或夜盲症。因此，肝的功能正常与否常常在眼睛里反映出来。

因此，在用茶饮调养肝脏时，要注意选择疏肝解郁、祛除肝火、养肝明目等功效的茶饮材料，比如洋甘菊、柠檬、枸杞子、决明子、桂圆、核桃、苹果等。

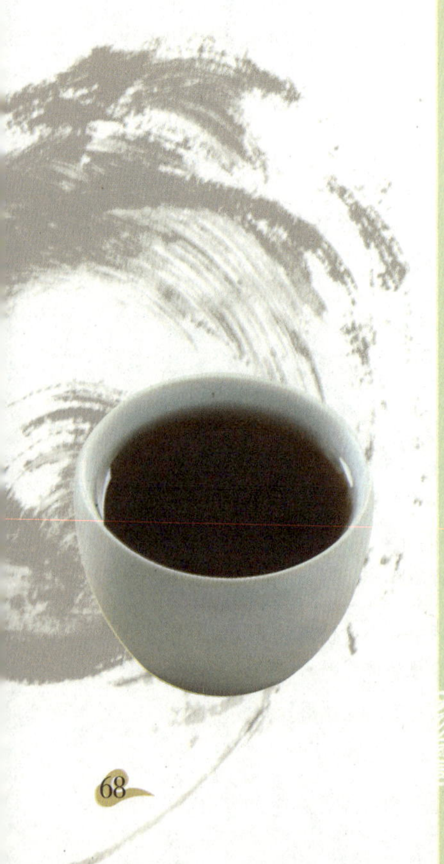

【材料】

鲜山楂3枚，菊花3克，红枣5枚。

【制法】

1 鲜山楂洗净，切片；红枣洗净，去核。

2 锅置火上，注入适量清水，放入山楂片、红枣，大火煮沸后，放入菊花，关火，加盖闷5分钟，用茶漏将茶汤过滤出来即可。

饮用方法

饭后消化完毕，少量多次地饮用。

茶疗功效

山楂生津止渴，菊花养肝明目，红枣补血凉血，三者结合泡茶饮用，具有健胃消食、活血化瘀、养肝护肝、舒缓压力的功效。

禁忌：孕妇忌饮，否则易促进子宫收缩，诱发流产。

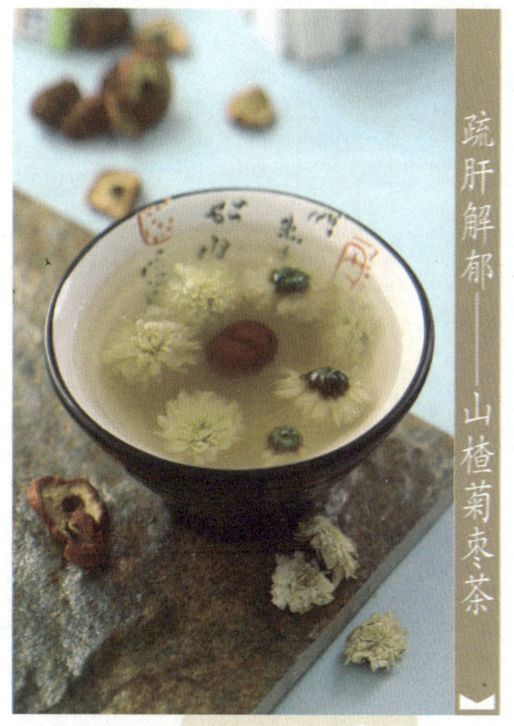

疏肝解郁——山楂菊枣茶

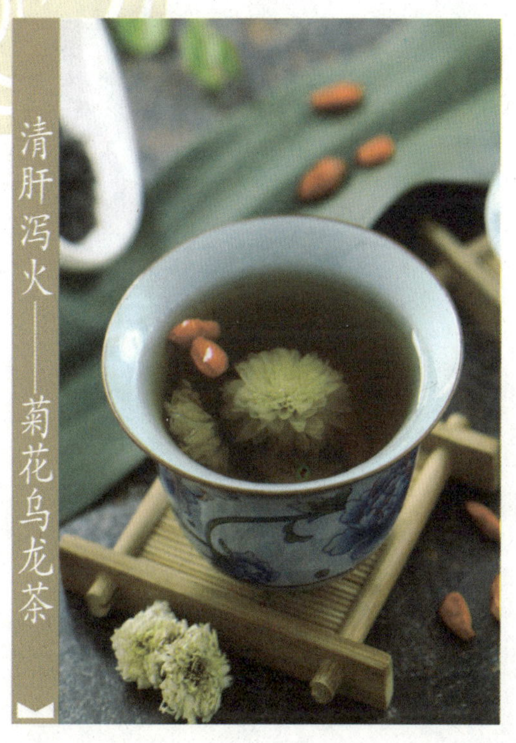

清肝泻火——菊花乌龙茶

【材料】

菊花8克，枸杞子5克，乌龙茶3克。

【制法】

将菊花、枸杞子、乌龙茶一起放入茶杯里，用温开水稍稍滤洗干净后，用沸水冲泡，加盖闷约8分钟即可。

饮用方法

每日1次，午后饮用。

茶疗功效

菊花可清肝明目，枸杞子能养肝润肺，与乌龙茶搭配入茶，清火养肝的效果非常明显。适用于肝阳上亢或阴虚阳亢型高血压。

最佳饮用时间：下午3～4点饮用效果最佳，既能退去正午的烦热，又能及时补充身体流失的水分。
禁忌：外邪实热、脾虚有湿及泄泻者忌服。

益肝养心——首乌白芍绿茶

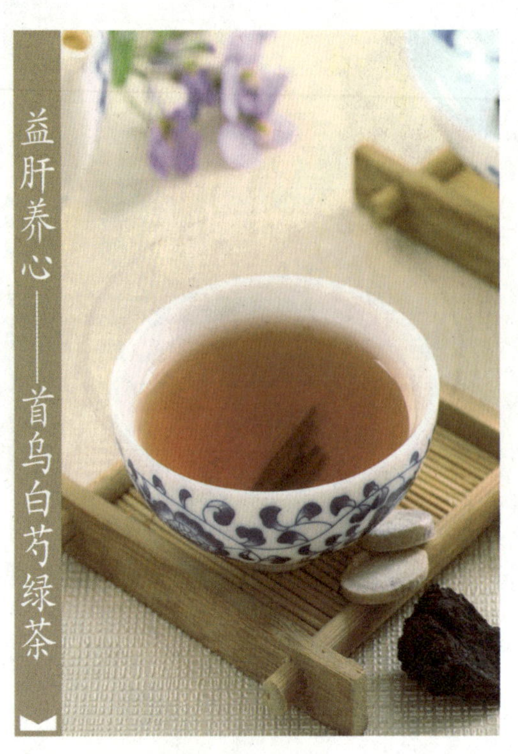

【材料】

何首乌5克，白芍3克，绿茶3克。

【制法】

❶将何首乌、白芍洗净润透，放入锅内，注入清水约400毫升，大火煎煮15分钟后，滤出药液备用。

❷把绿茶放入茶杯里，用温水将茶叶滤洗干净后，倒入滚烫的药液冲泡5分钟即可。

饮用方法

每日1次，每次的饮用量约为300毫升。

茶疗功效

何首乌味甘苦，性微温，归肝、肾经，主要用于缓解肝肾阴虚所导致的腰膝酸软，与白芍、绿茶配伍，能起到调肝养肝的功效。

禁忌： 白芍性寒，虚寒性腹痛、泄泻者忌饮；服用中药藜芦后忌饮。

疏肝败火——槐花茶

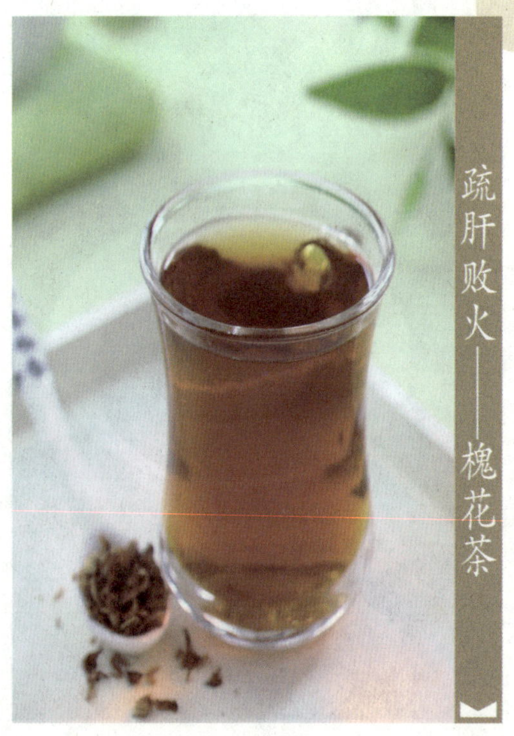

【材料】

槐花5克，蜂蜜10克。

【制法】

将槐花拣去杂质，放入茶杯里，用温水滤洗干净，用400毫升沸水冲泡，加盖闷5分钟，滤去茶渣，加入蜂蜜搅拌均匀即可。

饮用方法

每日1次，代水饮用。

茶疗功效

槐花味苦，性微寒，归肝、大肠经，具有凉血止血、清肝泻火的功效，与蜂蜜同饮，可使口感和疗效更佳。

最佳饮用时间： 风热感冒时饮用最佳。

禁忌： 糖尿病患者以及脾胃虚寒者忌饮。

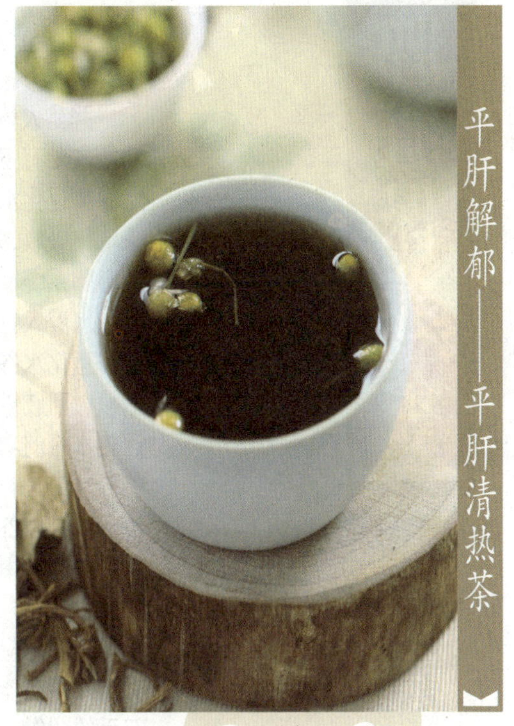

【材料】

龙胆草、醋柴胡、川芎各2克，洋甘菊、生地黄各4克。

【制法】

1 将龙胆草、醋柴胡、川芎、生地黄一起放入捣药器里，研成粗末，装进大号茶包袋里，收好袋口。

2 锅置火上，注入400毫升清水，放入茶包袋，大火烧开后，放入洋甘菊，转成小火煎煮约8分钟，取出茶包袋，滤去洋甘菊即可。

饮用方法

每日1剂，饭后消化完毕再饮用。

茶疗功效

龙胆草味苦，性寒，归肝、胆经，与柴胡、川芎、洋甘菊、生地黄搭配入茶，可以缓解肝郁气滞，祛肝胆实火，对于治疗肝炎有一定的作用。

禁忌：脾胃虚弱、泄泻以及没有湿热实火症状的人群不宜饮用，也不能空腹饮用。

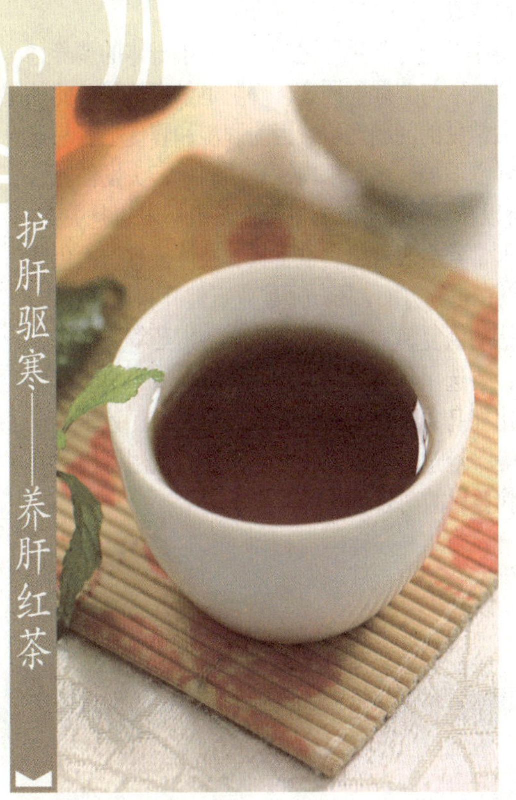

【材料】

红茶茶叶4克，红糖10克。

【制法】

将红茶茶叶装入茶杯里，用温水滤去首茶后，加入400毫升的沸水冲泡，加盖闷约10分钟，滤去茶渣，把红糖加入茶汤里，搅拌均匀即可。

饮用方法

红茶养胃，蜂蜜滋阴润燥，本茶可以随时饮用。

茶疗功效

红茶中含有丰富的茶多酚，能吸附重金属和生物碱，并沉淀分解，对清肺护肝有很好的功效。本茶适合肝火旺、脾胃功能不佳者，尤其适合在矿区、工地等重污染岗位工作的人们。

最佳饮用时间：饭前饮用效果最佳，因为红茶性质温润，每天饭前喝上一杯，能起到温中养胃、护肝驱寒的作用。

脾——双手

脾是人体中最大的淋巴器官，位于左上腹部。脾的生理功能主要有三个方面。一是脾主运化：包括运化水谷和运化水湿。运化水谷是指，食物入胃后，经过胃的腐熟，由脾脏来消化吸收，并将其精微部分，通过经络，上输到肺部，再由心肺系统输送至全身，供应给各个组织器官；运化水湿是指，水液入胃后，通过脾脏的运化功能而输布全身的过程。若脾运化水谷的功能失常，则气血的化源不足，易出现肌肉消瘦、四肢倦怠、腹胀便溏，甚至引起气血衰弱等症。若脾运化水液的功能失常，可导致水液滞留，聚湿成饮，导致水肿等。二是脾主升清：就是将水谷精微等清气向上传送，以传送到身体各个部位的过程；三是脾统血，即生化血液和固摄血液的作用。正因为脾脏有这三个方面的功能，所以有人将脾脏看作一双手，可以推磨，也可以搬运，而双手搬运的功能正好对应“脾主运化”，双手托举的动作则对应“脾主升清”的功能。双手通过劳动生产创造新事物，并能做紧握双手的动作，就类似于“脾统血”的功能。

做事有“得手”与“失手”之分，而对于身体的调养，最忌讳失手，“失”与“湿”同音，脾脏也最害怕湿，此外脾虚也是脾脏最常见的问题之一。因为脾湿和脾虚很容易造成饮食不化、食欲不振、水湿郁内、痰浊内生、头发油腻、脚气等症状。所以在保养脾脏时，化脂除湿、补脾养胃是关键。脾脏有问题的人常常会表现出食欲不振、肢体倦怠、面色萎黄等特征，所以在食物方面，不妨适度吃点健脾和胃的食物，以促进脾胃功能的恢复，如茯苓饼、芡实、山药等。在用茶饮调理脾脏时，要选用具有通淋利湿、健脾益胃、消脂解腻的茶饮材料，比如乌龙茶、花茶、乌梅、胡桃仁、莲子、车前子、炙甘草等，经过科学地配伍之后，冲泡饮用可以起到利水除湿、健脾益胃的功效，从而保护脾脏。

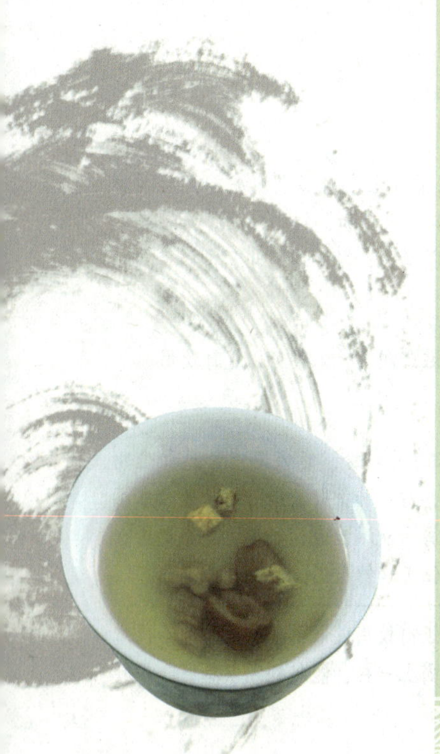

调理肠胃——枳术汤茶

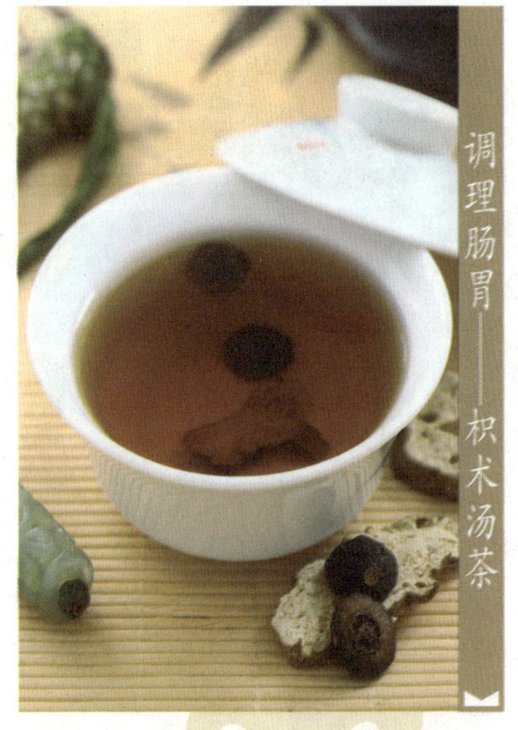

【材料】

白术、枳实各5克。

【制法】

将白术、枳实用温水滤洗干净后，装入茶杯里，倒入沸水冲泡，加盖闷约15分钟即可。

饮用方法

早晚1杯，每次饮用量为200毫升左右，能使肠胃舒畅一整天。

茶疗功效

白术味苦、甘，性温；枳实味苦、辛，寒。两者合用具有调理肠胃、健脾益气的功效，还能缓解便秘，止消渴，防口臭。

最佳饮用时间：上班劳累之后，或者熬夜疲劳时，喝一杯枳术汤茶，可以很好地消除疲劳。

禁忌：肠胃功能较弱，腹泻患者不宜饮用枳术汤茶。

去油助消化——大麦茶

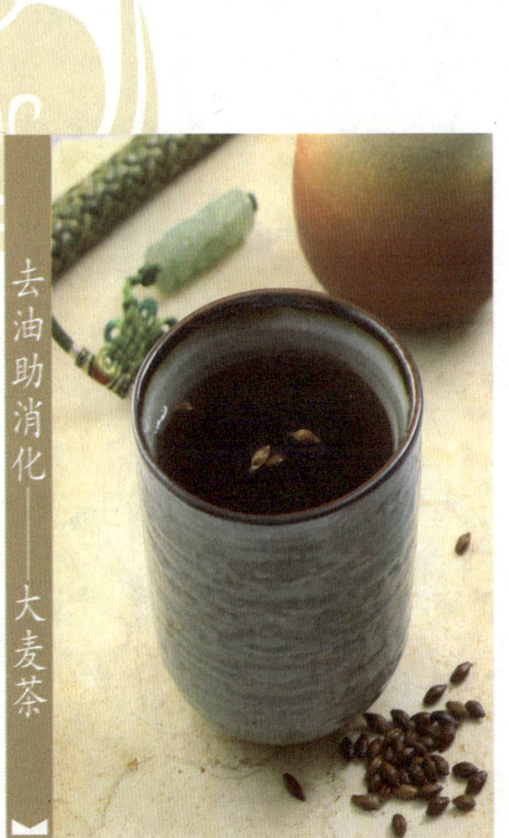

【材料】

大麦8克。

【制法】

将大麦放入杯子里，用温水滤洗干净后，冲入约400毫升热开水，加盖闷5分钟即可泡出麦香浓郁的大麦茶。

饮用方法

每天饮用1～2次，每次约200毫升，若觉得口感苦涩可以加入少许冰糖。

茶疗功效

大麦味咸、甘，性微温，具有平胃气、助消化、止隐痛的功效。经常用于止消渴，除热毒，减肥瘦身。

最佳饮用时间：饭后饮用效果最佳，因为大麦茶除了可以帮助消化，还能去除摄入的多余油脂。

健脾益胃——四君子茶

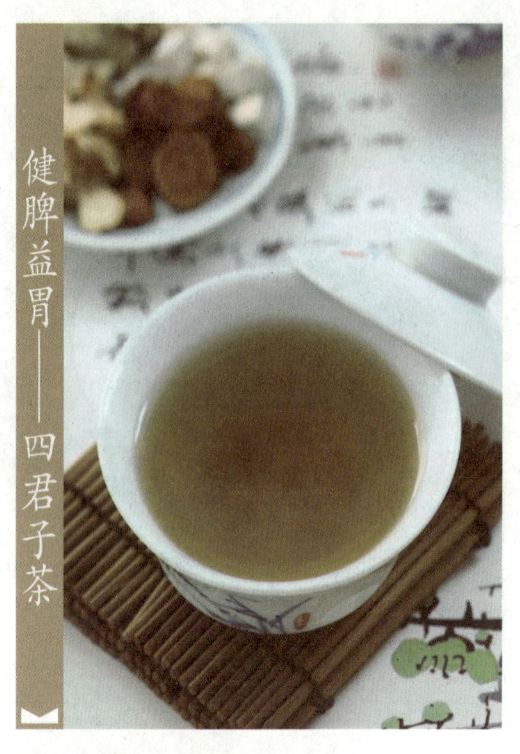

【材料】

白术、茯苓各8克，人参5克，炙甘草2克。

【制法】

❶将白术、茯苓、人参、炙甘草放入捣药器内，研成粗末。

❷把研好的粗末装入茶杯里，加入400毫升沸水，加盖冲泡约15分钟即可。

饮用方法

每日1剂，饮用量约为400毫升，饭后少量多次地饮用。

茶疗功效

白术燥湿利水、健脾益气；茯苓补脾和胃、渗湿利水；人参大补元气、补脾益肺；炙甘草温脾胃，调和诸药。该茶具有健脾和胃、补中益气的功效。

禁忌：舌苔厚腻者忌饮。

补脾养胃——乞力伽茶

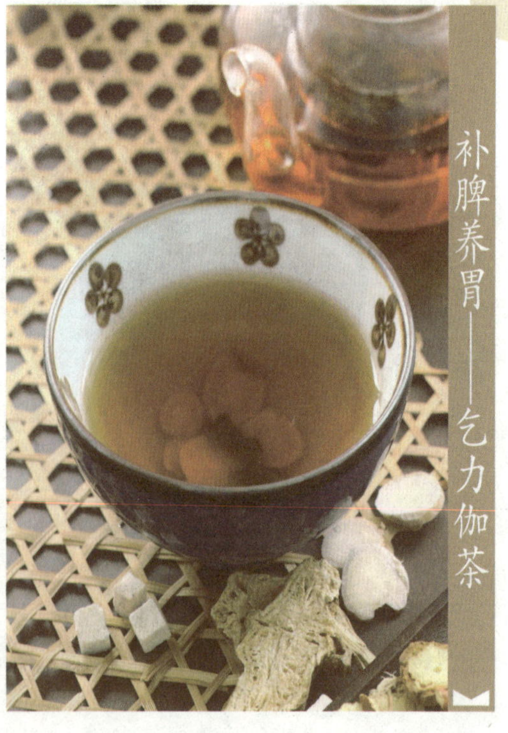

【材料】

白术5克，白芍、白茯苓、甘草各3克，生姜2片，乌龙茶3克。

【制法】

❶将白术、白芍、白茯苓洗净；生姜洗净，切丝。

❷锅置火上，下入白术、白芍、白茯苓、姜丝，注入清水约400毫升，大火煮沸后，转成小火煎煮约8分钟，关火，滤出药液。

❸把甘草、乌龙茶放入茶杯内，倒入滚烫的药液，冲泡约10分钟即可。

饮用方法

每日1次，饮用量以400毫升以内为宜。

茶疗功效

健脾益胃，补益气血。

禁忌：孕妇忌饮，否则容易出现腹痛、出血等流产前兆。

益气健脾——党参红枣茶

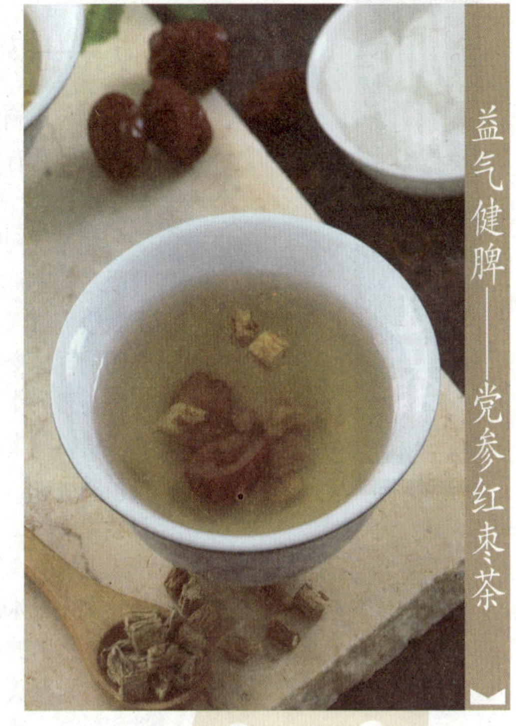

【材料】

党参10克，红枣8枚，冰糖5克。

【制法】

1. 党参洗净，润透；红枣洗净，去核；冰糖打碎。
2. 锅置火上，放入党参、红枣，注入适量清水，大火烧开后，放入冰糖碎，转小火煎煮约5分钟，滤出茶汤即可。

饮用方法

每日两次，每次的饮用量约200毫升。

茶疗功效

该茶具有补脾和胃、益气生津、养颜美容的神奇功效。适用于病后体虚、食欲减退、大便溏稀、心悸怔忡等症。

最佳饮用时间：睡前饮用最佳。

禁忌：实证、热证者忌饮。

补脾益气——牛奶红茶

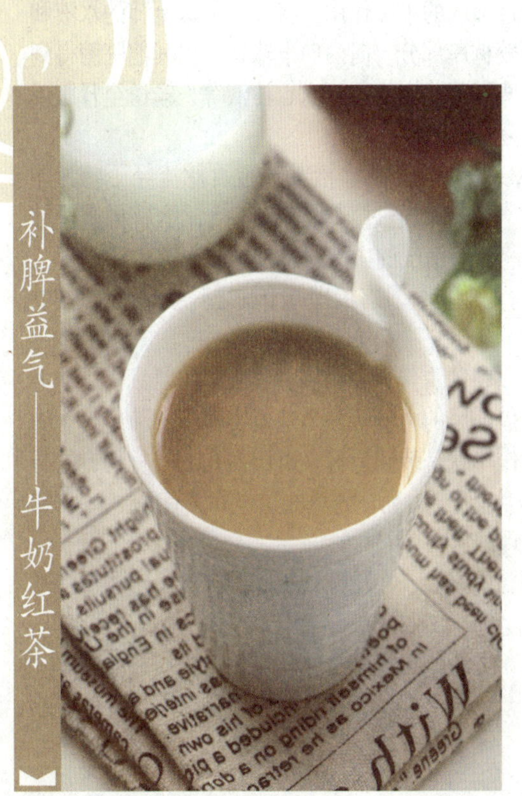

【材料】

牛奶800毫升，红茶4克，盐2克。

【制法】

1. 锅置火上，倒入牛奶，用小火煮至沸腾；同时，将红茶放入杯子里，倒入100毫升沸水，冲泡约15分钟，滤出茶水备用。
2. 将煮沸的牛奶倒入杯中，加入泡好的红茶，撒入盐，搅拌均匀，稍微凉凉即可饮用。

饮用方法

每日两次，早晚饭后各一杯。

茶疗功效

可用于治疗脾肾气虚引起的腹泻、遗精等病症。

最佳饮用时间：因为红茶所含咖啡因不多，牛奶有安神助眠的功效，睡前半小时饮用可有效改善睡眠。

禁忌：不宜空腹饮用，因不利于营养物质的吸收。

肺——码头

肺位于胸腔内，覆盖在心脏之上，肺总共有五叶，左胸腔有两叶，右胸腔有三叶。肺的生理功能主要包括主气司呼吸、主行水、朝百脉、主治节这四个方面。

肺主气司呼吸表现在：主呼吸之气和主一身之气。肺主呼吸之气主要是指肺是气体交换的场所，通过肺的呼吸作用，不断吸进清气，排出浊气，吐故纳新，实现机体与外界环境之间的气体交换，以维持人体的生命活动。实际上是肺气的宣发与肃降作用在气体交换过程中的具体表现：肺气宣发，浊气得以呼出；肺气肃降，清气得以吸入。肺主一身之气，是指肺有统领一身之气的生成和运行的作用，因为肺吸入的自然界清气，与脾胃运化的水谷之精所化生的谷气相结合而生成人体的宗气，并供应至全身。

肺主行水的内涵主要有两个方面：一是通过肺气的宣发作用，将肺的水液和水谷之精中的较轻清的部分，向上向外散发，上至头、脸诸多地方，外达全身皮毛肌肤，使其得到滋润；二是通过肺气的肃降作用，将脾气输送至肺的水液和水谷精微中的较稠厚部分，向内向下输送，使其他脏腑得到滋润，并将这些脏腑代谢物如废水、浊液等，输送至肾脏或膀胱，形成尿液排出体外。

肺朝百脉，是指全身的血液都通过百脉流经于肺，体内外的清浊之气在肺部通过呼吸进行交换，然后再通过肺气宣降作用，将富有清气的血液通过百脉输送到全身。

肺主治节，是指肺气具有治理调节肺之呼吸及全身之气、血、水的作用。

因此，可以将肺看作一个码头。码头上的船只依靠动力行驶，也可以借助风的力量行驶，这就类似于“肺主气”的功能。码头的作用就是装卸运输来自四面八方的货物，这与“肺朝百脉”的功能很像。而使码头的运作井然有序，就是“肺主治节”的表现。

肺的作用如此之大，在用茶饮护肺润肺时一定要选好茶饮材料，比如枇杷、雪梨、冰糖、百合、银耳、橘皮、马蹄等，都是利水生津、排毒养颜的茶饮材料。

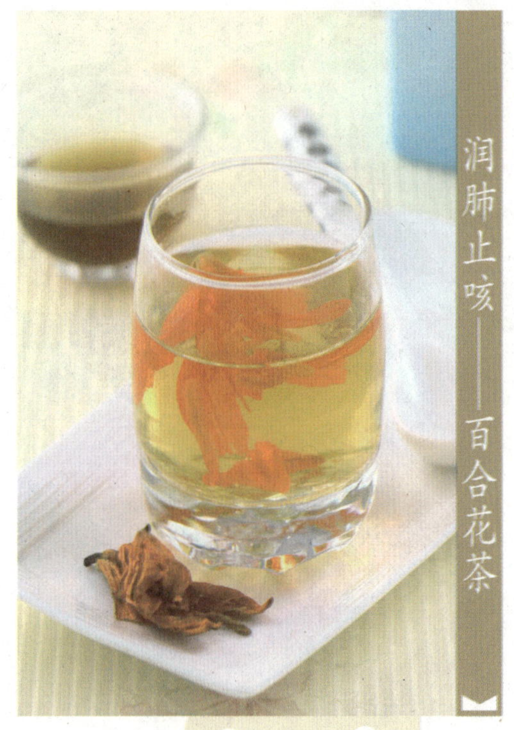

润肺止咳——百合花茶

【材料】

百合花3克，蜂蜜5克。

【制法】

将百合花放入杯子里，用约400毫升沸水冲泡，加盖闷8分钟，去掉茶渣，加入蜂蜜搅拌均匀即可。

饮用方法

每日1次。

茶疗功效

中医学认为，百合花性微寒，具有清火、安神、润肺的功效。尤其是鲜百合更甘甜味美，特别适合想要养肺、养胃的人食用。蜂蜜味甘，性温，可调补脾胃、缓急止痛、润肺止咳。两者搭配，有很好的润肺止咳作用。

最佳饮用时间：早餐后1小时饮用。

禁忌：风寒咳嗽、虚寒出血、脾胃不佳者忌食。

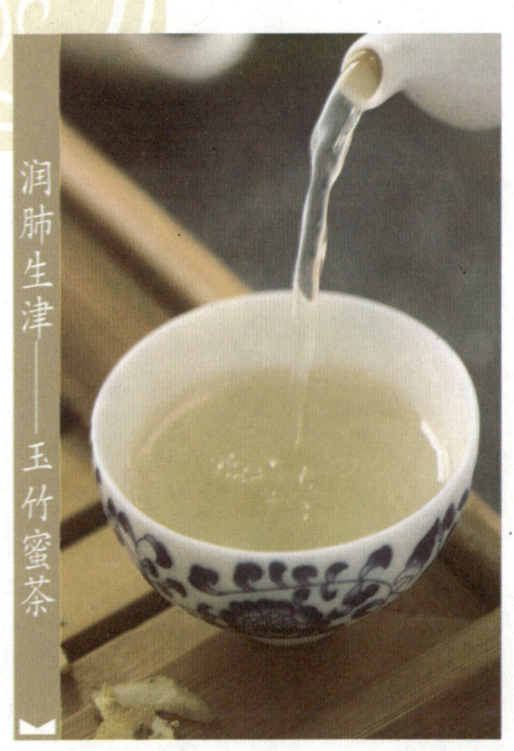

润肺生津——玉竹蜜茶

【材料】

玉竹50克，白茶叶3克，蜂蜜10克。

【制法】

1. 玉竹洗净，切片，放入锅内，加入适量清水，大火煮沸后，转小火煎煮至玉竹熟烂，关火，去渣取汁。
2. 将白茶叶放入杯中，用煮好的玉竹水冲泡，加盖闷约8分钟，滤去茶渣，加入蜂蜜搅拌均匀即可。

饮用方法

每日1次，每次以300毫升为宜，饭后消化完毕，可自由选择饮用的时间。

茶疗功效

玉竹味甘多脂，质柔而润，是一味养阴生津的良药，具有滋阴润肺、消渴生津的功效。

禁忌：脾虚便溏者慎饮，痰湿内蕴者忌饮。

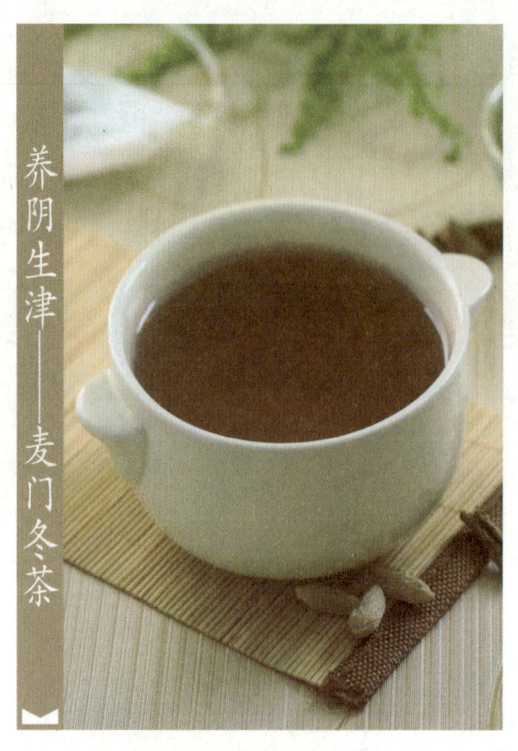

养阴生津——麦门冬茶

【材料】

麦门冬（去心）10克，地骨皮10克，小麦5克。

【制法】

1. 将麦门冬、地骨皮放入捣药器，研成粗末，装入大号茶包袋里。
2. 锅置火上，放入小麦，注入适量清水，煎煮约15分钟，关火，去渣取汁，倒入杯中，放入茶包袋，浸泡约10分钟即可。

饮用方法

每天1剂，饭后少量多次地饮用。

茶疗功效

麦冬味甘，性微寒，可滋阴生津、润肺止咳；地骨皮味苦，性寒，适用于虚劳潮热盗汗、肺热咳喘等症。三者结合泡茶饮用，滋阴润燥、生津消渴的功效十分明显。

最佳饮用时间：夜间咳嗽时饮用可缓解症状。

清肺解毒——甘草蜂蜜绿茶

【材料】

生甘草3克，绿茶3克，蜂蜜8克。

【制法】

1. 锅置火上，注入适量清水，大火烧开后，放入生甘草、绿茶，转小火煎煮约5分钟，关火。
2. 用茶漏将甘草蜂蜜绿茶过滤出来，倒入茶杯里，加入蜂蜜搅拌均匀即可。

饮用方法

每日1次，每次约300毫升，不宜频繁饮用，最好隔天饮用。

茶疗功效

生甘草味甘，性平，以清热解毒、润肺止咳的功效而闻名，经常用于缓解痰热咳嗽、咽喉肿痛等症。

最佳饮用时间：风热感冒时饮用最佳，可有效缓解症状。

禁忌：不可与鲤鱼同食，否则会中毒。

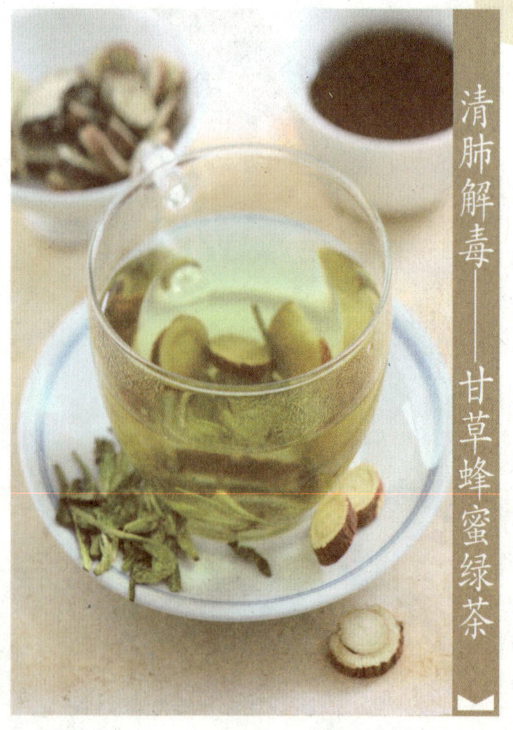

清除肺热——荷楂菊茶

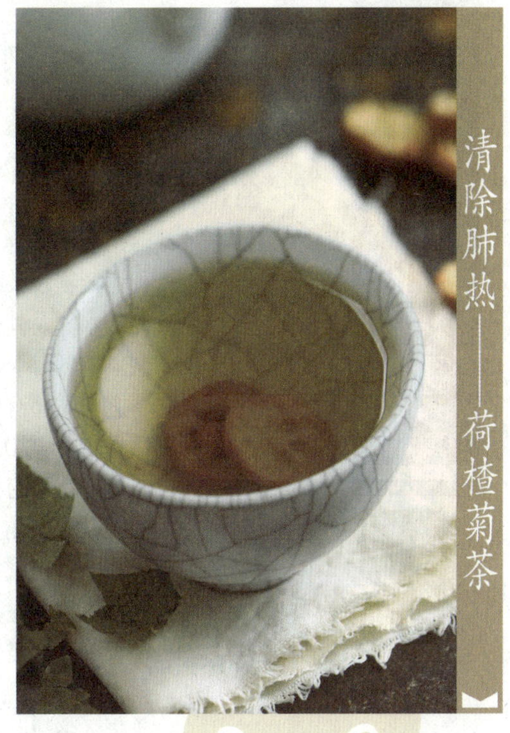

【材料】

荷叶5克，菊花（干）3克，鲜山楂2枚。

【制法】

1. 荷叶洗净，切碎；鲜山楂洗净，切片。
2. 锅置火上，注入适量清水，放入鲜山楂片，大火煮沸后，加入荷叶、菊花，转小火煎煮约5分钟，关火，滤去茶渣即可。

饮用方法

每日1次，每次约300毫升。

茶疗功效

荷叶味甘，性微寒，具有清肺热，祛湿消肿的功效；山楂酸甘，能促消化、行淤血；菊花则清热润肺，护肝明目。三者结合使润肺功能更加明显。

最佳饮用时间：最好在饭前半小时饮用，可起到清肠的作用；晚上不宜饮用，因饮用荷叶茶后可能出现心跳过速或心律不齐，影响睡眠。

润肺消炎——橘红茶

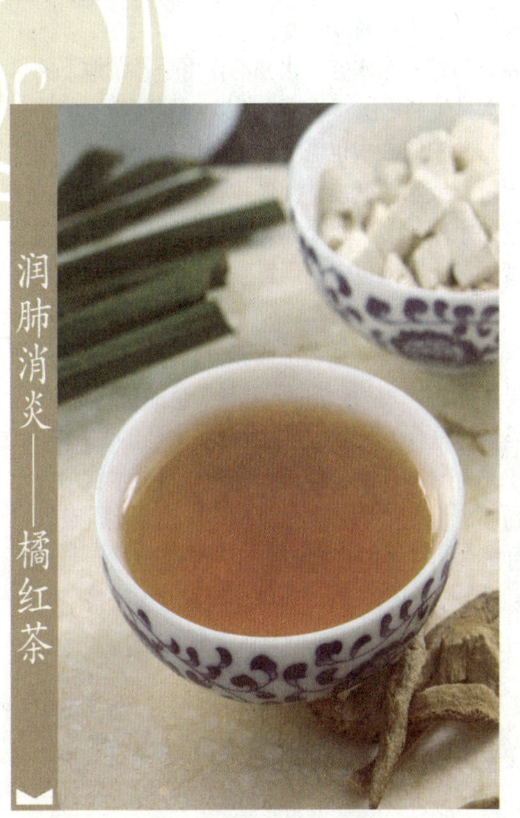

【材料】

橘红4克，白茯苓5克，生姜2片。

【制法】

1. 橘红洗净，切碎；白茯苓切碎；生姜洗净，切丝。
2. 锅置火上，注入适量清水，放入橘红、白茯苓、姜丝，大火烧开后，转小火煎煮约5分钟，关火，用茶漏将茶汤过滤出来即可。

饮用方法

每日两次，分别在早晚餐后饮用。

茶疗功效

橘红味辛、苦，性温，归肺、脾经，具有散寒、燥湿、利气、化痰的功效。可用于风寒咳嗽，理气和中，润肺止嗽。

最佳饮用时间：夜间出现喉痒痰多的咳嗽时，喝上一杯温热的橘红茶，即可止咳润喉，安稳入眠。

禁忌：风热咳嗽、口干舌红者忌饮。

肾——水井

肾脏是人体的重要器官，形状像扁豆，位于腹膜后脊柱两旁的浅窝中，左右各一个，长为10～12厘米、宽5～6厘米、厚3～4厘米、重120～150克，其中左肾较右肾稍大。

西医认为，肾脏的基本功能是生成尿液，借以清除体内代谢产物及某些废物、毒物，同时经过吸收功能保留人体所需的水分及其他有用物质，如葡萄糖、氨基酸、蛋白质、碳酸氢钠、钾离子等，用于调节水、电解质平衡及维护酸碱平衡。肾脏同时还有内分泌功能，可生成肾素、促红细胞生成素、活性维生素D3、前列腺素等，肾脏的这些功能，既保证了机体内环境的稳定，又使新陈代谢得以正常进行。

从中医角度讲，肾的生理功能主要有三个方面。第一个方面是肾主藏精，而肾脏的藏精又可分为藏先天之精和后天之精，精为生身之本，肾脏蓄藏的精可以为人体积蓄精气。第二个方面是肾主水液，即肾脏可以调节人体的水液代谢平衡，因此肾脏有“水之下源”的美称。第三个方面是肾主纳气，是指肾脏帮助肺吸入空气并调节呼吸。

我们可以将肾看作一个水井，水井的作用是蓄藏地下的水，又加上有“水是生命之源”一说，所以“肾藏精”的功能与水井类似。水井中的藏水也需要合理利用和调节，否则容易引起地壳下沉，或水源变质，类似“肾主水”的功能。水井越深，容纳的水就越多，水质越好，与之相同的是肾功能好，才能够帮助肺脏吸入更多的新鲜空气，并将气输送至全身。

中医学上很流行这样一句话：滋阴养肾，非黑莫属。所以，在用茶水调养肾脏时，应该偏向于选择黑色的茶饮材料，比如黑芝麻、黑豆、海苔、何首乌等，此外，山药、黑木耳、海参、枸杞子也是补肾的佳品，经常用这些材料煎水饮用，可以起到固肾益精、温肾潜阳、利水排毒等作用。除了茶饮调理之外，还可多食用补肾的食物，比如猪腰、羊腰、干贝、鲈鱼等，忌辛辣食物，如烟、酒、茴香、辣椒、丁香等，并结合适当的健肾运动，以达到更好的肾脏保健功能。

强肝补肾——黑豆灵芝茶

【材料】

黑豆10克，灵芝30克。

【制法】

1 将黑豆放入锅中，炒至豆衣裂开，盛出，放入清水中淘洗干净；灵芝切片。

2 锅置火上，放入黑豆，注入清水约400毫升，大火烧开后，加入灵芝片，转小火煎煮约1个小时，关火，用茶漏将茶汤过滤出来即可。

饮用方法

每日1次，每次约350毫升。

茶疗功效

黑豆味甘，性微寒，入脾、肾经，具有补肾益阴，健脾利湿，除热解毒。用黑豆搭配灵芝泡茶饮用，既可以补充肾气，也可以补充肾阴。

禁忌：黑豆忌与蓖麻子、厚朴等中药材同时入茶冲泡饮用。

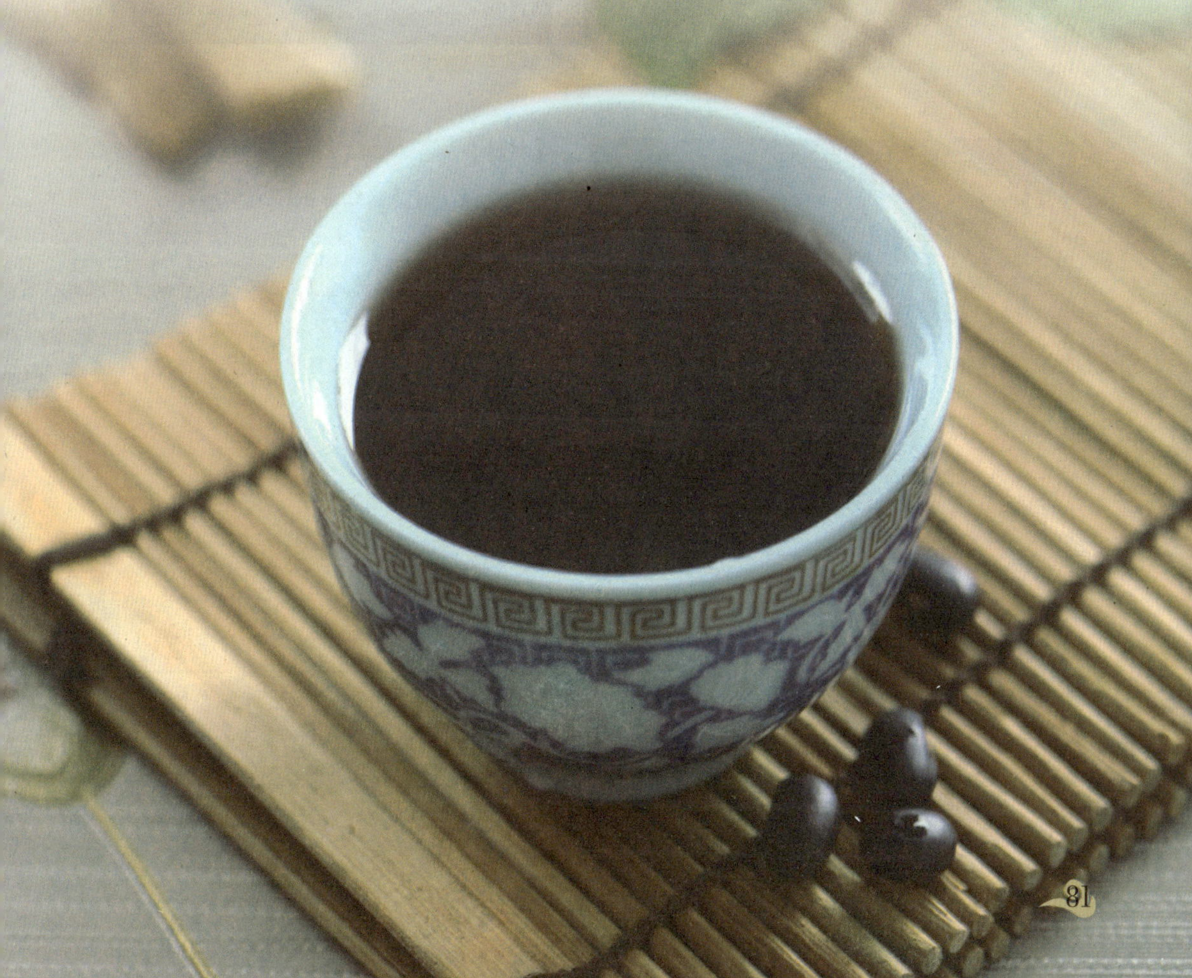

补肾潜阳——冬虫夏草茶

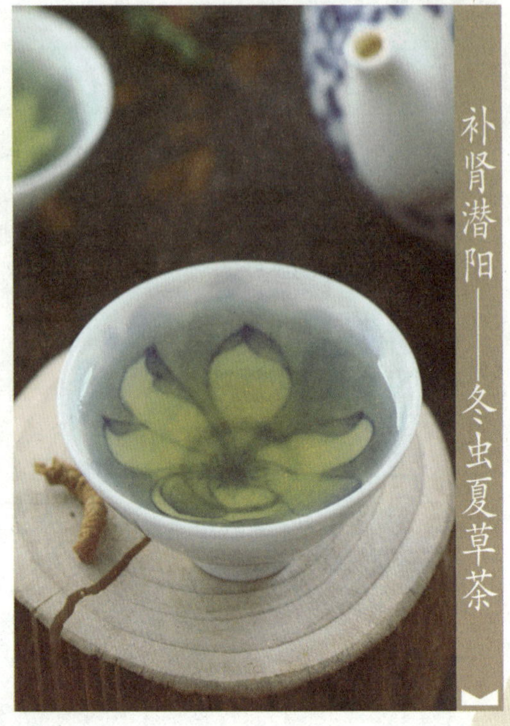

【材料】

冬虫夏草5只。

【制法】

①冬虫夏草用清水洗净。

②锅置火上，注入适量清水，放入冬虫夏草，中火煮沸后，转成小火煎煮约5分钟即可。

饮用方法

每日两次，一天的饮用量约为400毫升，饭前饮用。

茶疗功效

冬虫夏草味甘，性平，可补肾壮阳、补肺平喘。

最佳饮用时间：在冬虫夏草茶的茶水颜色最深的时候是其营养最丰富的时候，这个时候要趁热喝，喝完可以用少许开水将沾在杯子上的营养物质溶化，再喝掉，因为杯底还会残留少许茶水，一定不能浪费。

禁忌：风湿性关节炎患者应减量饮用，儿童、孕妇、哺乳期妈妈，以及感冒、发热患者不宜饮用。

温肾壮阳——巴戟牛膝茶

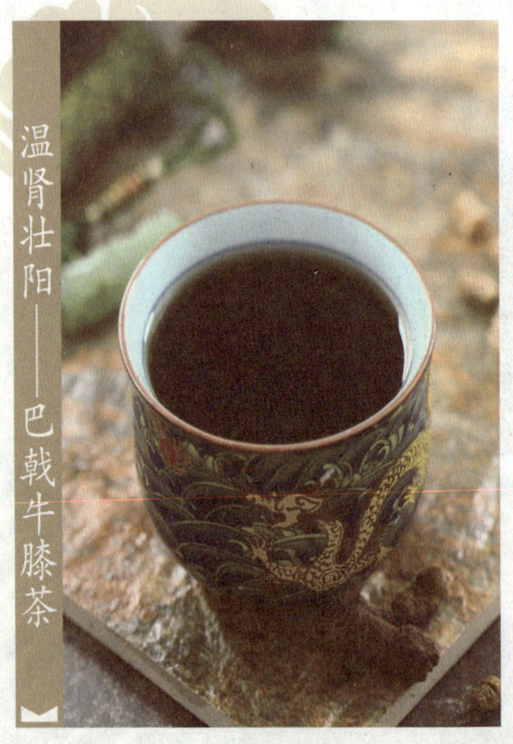

【材料】

巴戟天5克，牛膝、红茶各3克。

【制法】

①将巴戟天、牛膝放入捣药器，研成粗末，装入大号茶包袋里，收好袋口。

②把红茶、茶包袋放入杯中，用沸水冲泡，加盖浸泡20分钟即可。

饮用方法

每日1剂，当天内喝完。

茶疗功效

温补肾阳，强腰健膝。适用于肾阳亏虚、腰酸冷痛、膝软无力、阳痿早泄、背脊冷痛等病症。

最佳饮用时间：中午、晚上可配合饮用黄酒各1杯，效果更佳。

禁忌：阴虚火旺、大便燥结者不宜饮用。

温中暖身——丁香茶

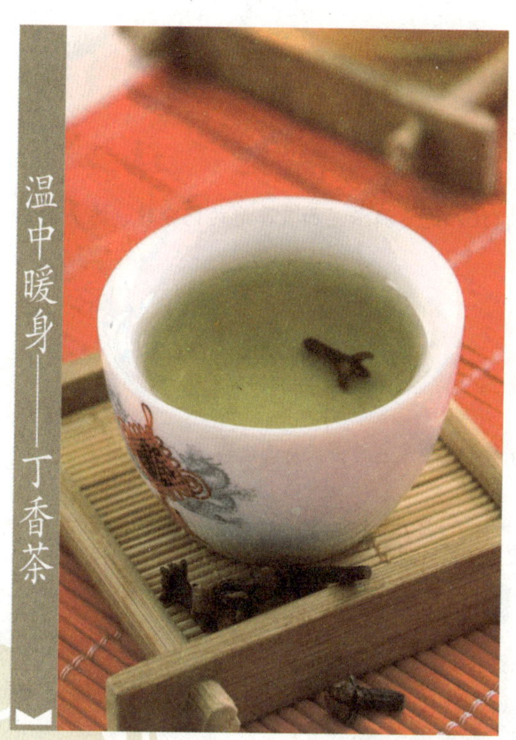

【材料】

丁香5克，蜂蜜10克。

【制法】

将丁香放入杯中，加入300毫升沸水冲泡，加盖闷10分钟，用茶漏将茶水过滤出来，加入蜂蜜搅拌均匀即可。

饮用方法

丁香性质比较温热，不宜经常饮用，每日1次，每次约200毫升，每周两次为宜。

茶疗功效

温中暖身，补肾壮阳，缓解牙痛。

最佳饮用时间： 晚上气温下降，是饮用丁香茶的最佳时间，喝上一杯，便可以起到暖身的作用。

禁忌： 胃热引起的打嗝或兼有口渴、口苦、口干等症者不宜饮用，热性病及阴虚内热者忌饮。

固肾益精——山药茶

【材料】

鲜山药200克，冰糖10克。

【制法】

1. 鲜山药去皮，洗净，切片，放入沸水中焯烫片刻，捞出洗净备用。
2. 锅置火上，注入适量清水，放入山药片，大火煮沸后，放入冰糖，转小火煎煮15分钟，关火，去渣取汁即可。

饮用方法

每日两次，每次约250毫升，早晚餐后1小时饮用。

茶疗功效

补脾益肾，固肾益精，生津益肺，用于肾虚遗精、尿频、虚热消渴等症。

禁忌： 山药助湿，所以湿盛中满，或有积滞、实邪者不宜饮用。

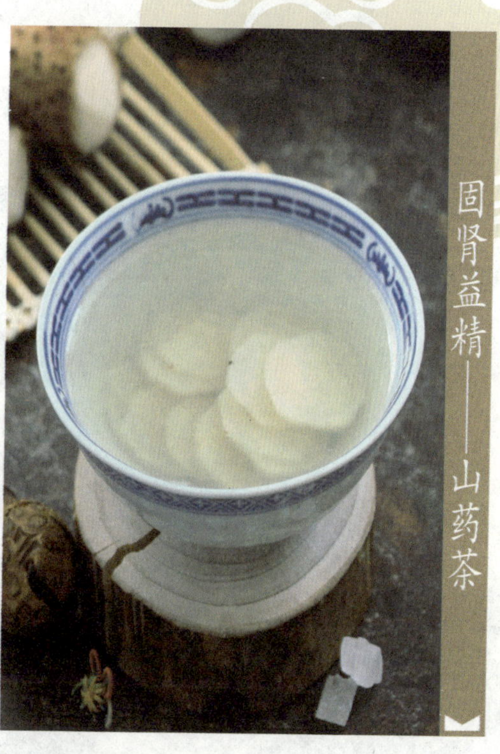

养肾利尿——车前子红茶

【材料】

车前子5克，红茶3克。

【制法】

1. 车前子放入锅内，稍稍炒热。
2. 将车前子、红茶一起放入茶壶内，注入适量沸水，加盖冲泡约15分钟，滤去茶渣即可。

饮用方法

少量多次地饮用。

茶疗功效

车前子有利尿的功能，能使肾脏内的毒素随着尿液排出，是清热利尿、凉血解毒、保护肾脏的佳品。

最佳饮用时间：睡前两小时饮用效果更佳，可以刺激膀胱，保证睡前排一次尿，次日早晨醒来排一次尿，使毒素随尿液排出体外。

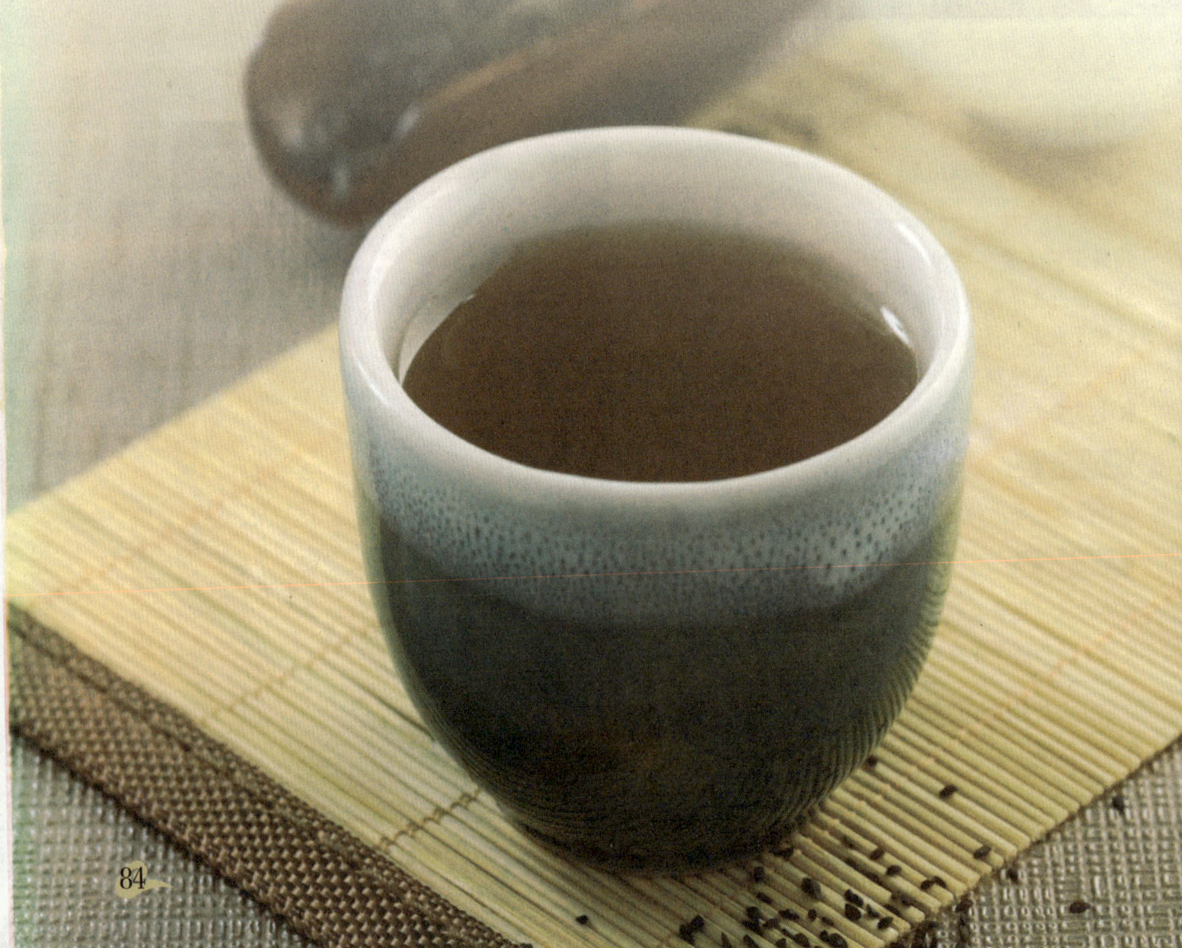

第四章

健康好茶轻松泡

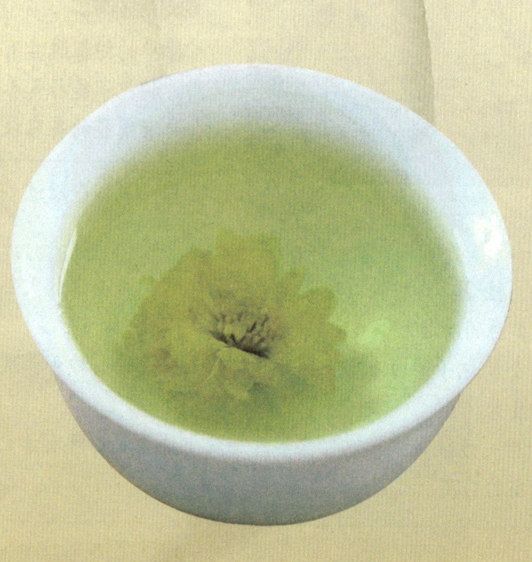

美容养颜

自古以来爱美之心人皆有之，尤其是现代女性，特别关注自己的容貌。随着岁月的流逝，或者生活、工作的压力，不少女性的面部皮肤出现一些细小的皱纹、色斑等肌肤问题。这些女性为了永葆青春，拥有白皙红润的肌肤，不惜花费高价购买各种高级护肤品，这么做也只能收一时之效。殊不知，用茶饮美容也可以起到很好的美容养颜效果，而且不需要花太多金钱，作用持久而稳定，不良反应小，这些优点是一些昂贵的外用美容护肤品所不及的，下面给大家介绍一些美容养颜的茶饮小偏方。

美容祛斑——柠檬枸杞子菊花茶

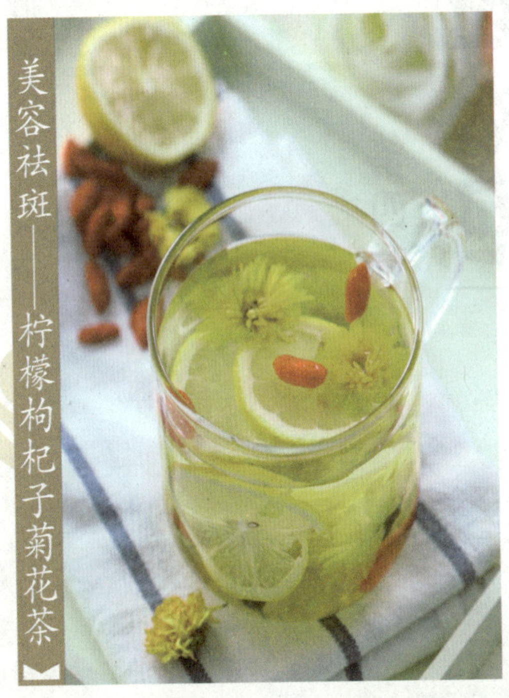

【材料】

鲜柠檬4片，枸杞子、菊花干品各3克，蜂蜜10克。

【制法】

1. 鲜柠檬洗净，切片；枸杞子洗净，润透；菊花去杂质。
2. 将柠檬片、枸杞子、菊花放入玻璃杯中，加入沸水冲泡，加盖闷约8分钟，加入蜂蜜搅拌均匀即可。

饮用方法

每日两次，每次约300毫升，分别在午餐、晚餐后1小时饮用。

茶疗功效

柠檬中的柠檬酸具有防止和消除皮肤色素沉着的作用，枸杞子能补气养血，菊花可清肝排毒，三者结合具有明显的美容祛斑作用。

禁忌：胃酸分泌过多者及糖尿病患者慎饮。

医家之言

柠檬味苦，性温，鲜柠檬维生素含量极为丰富，是美容的天然佳品，能防止和消除皮肤色素沉着，具有美白的功效。

枸杞子富含枸杞子蛋白多糖、维生素C、磷、铁等多种营养成分，这些物质有利于活性氧的清除，延缓衰老。

菊花味甘甜，性微寒，冲泡柠檬茶时加入少许菊花，既有清新菊花香味，还可以起到清除毒素，祛斑淡斑的作用。

美白——玉竹白芷茶

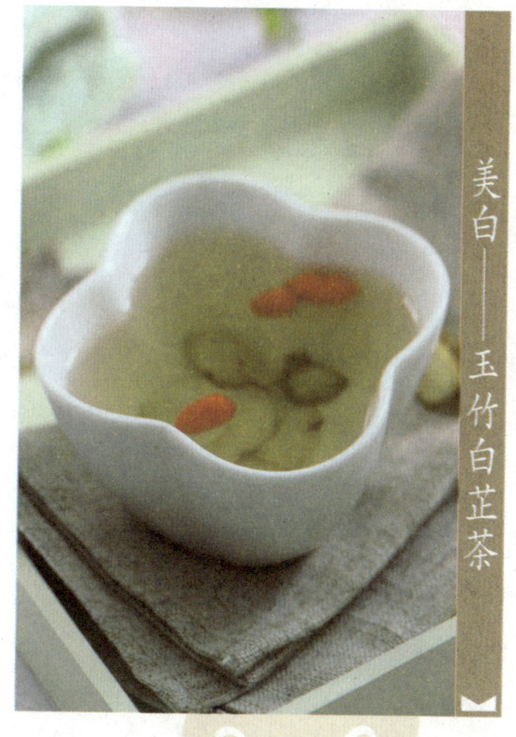

【材料】

玉竹14克，白芷10克，西洋参10克，郁金7克，枸杞子5克。

【制法】

❶将全部材料洗净，润透，装入茶壶里备用。
❷取400毫升热开水倒入盛放茶材的茶壶中，加盖冲泡约15分钟后，滤去茶渣，稍稍凉凉后即可饮用。

饮用方法

每隔3天服用1次，每次约400毫升。

茶疗功效

玉竹可以养阴润肺、延缓衰老，白芷则具有美白养颜的功效，两者配伍使用，有明显的美白效果。

禁忌： 脾虚便溏者慎饮，痰湿气滞者忌饮，尤其是阴病内寒者，此茶为大忌。

祛斑——玫瑰花茶

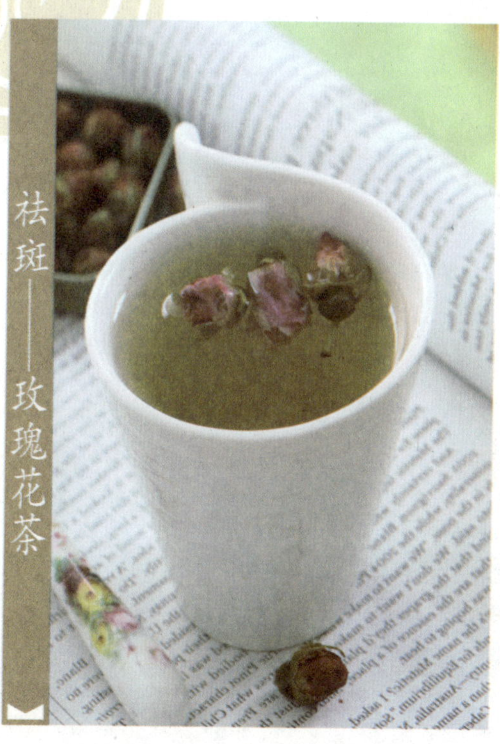

【材料】

干玫瑰花苞15朵。

【制法】

❶锅置火上，注入500毫升矿泉水，大火煮开后，放入干玫瑰花苞，改成小火煮2分钟后熄火。
❷过滤出玫瑰花茶渣，取茶汤倒入杯中，稍稍凉凉即可饮用。

饮用方法

此茶中加入适量蜂蜜不仅可以滋润肌肤，还可以改善口感，使玫瑰花茶更加清香甘甜。

茶疗功效

玫瑰花具有显著的美容功效，能祛除斑点，润肤养颜。

最佳饮用时间： 睡前饮用玫瑰花茶效果最佳，因为晚上是皮肤排毒、吸收营养、调节内分泌最好的时机。

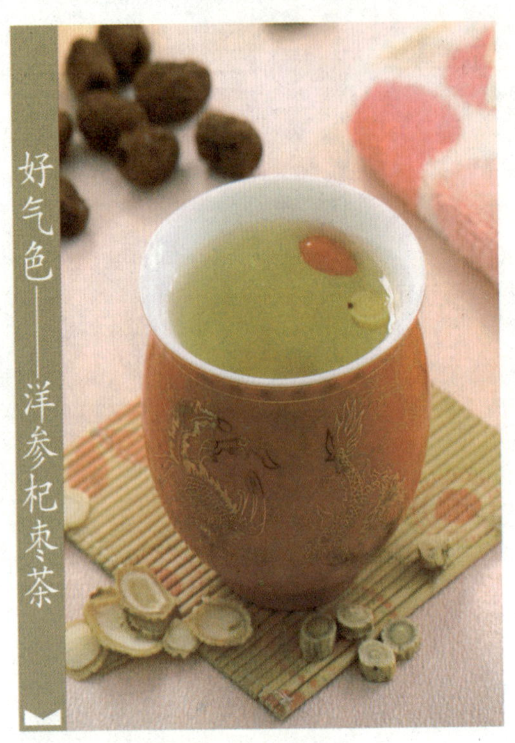

好气色——洋参杞枣茶

【材料】

西洋参8克，枸杞子5克，无核红枣3枚，黄芪2片。

【制法】

①西洋参洗净，切成薄片；红枣洗净，对半切开；枸杞子、黄芪洗净润透。

②将所有茶材放入茶壶中，加入600毫升100℃的开水，浸泡约10分钟，滤去茶渣即可。

饮用方法

每天睡前1小时饮用300毫升，可安神助眠，有助于元气的恢复。

茶疗功效

经常饮用洋参杞枣茶可以降低血液凝固性，抑制血小板凝聚，抗动脉粥样硬化并促进红细胞生长，增加血色素，有宁心安神、益气补血的功效。

禁忌：胃有寒湿者忌饮。

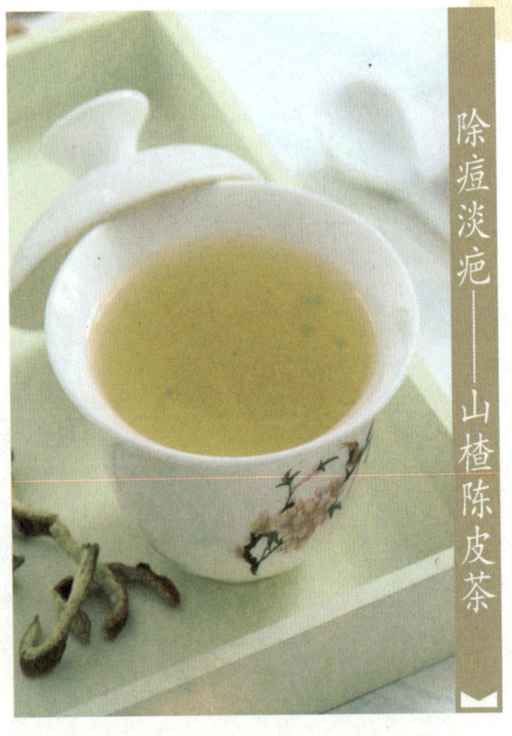

除痘淡疤——山楂陈皮茶

【材料】

鲜山楂5枚，陈皮2片，蜂蜜10克。

【制法】

①鲜山楂洗净，去柄，切片；陈皮洗净，切丝。

②将山楂片、陈皮丝一起放入杯子里，加入沸水冲泡，加盖闷约15分钟，滤去茶渣，加入蜂蜜搅拌均匀即可。

饮用方法

饭后消化完毕时，少量多次地饮用。

茶疗功效

山楂、陈皮都具有生津开胃、利水消肿的功效，两者结合可有效祛除油脂，抑制痘痘的生长，防止黑色素沉淀。

最佳饮用时间：饭后消化完毕，可频频饮用，既能促进消化，又能除痘淡疤。

去油脂——葡萄绿茶

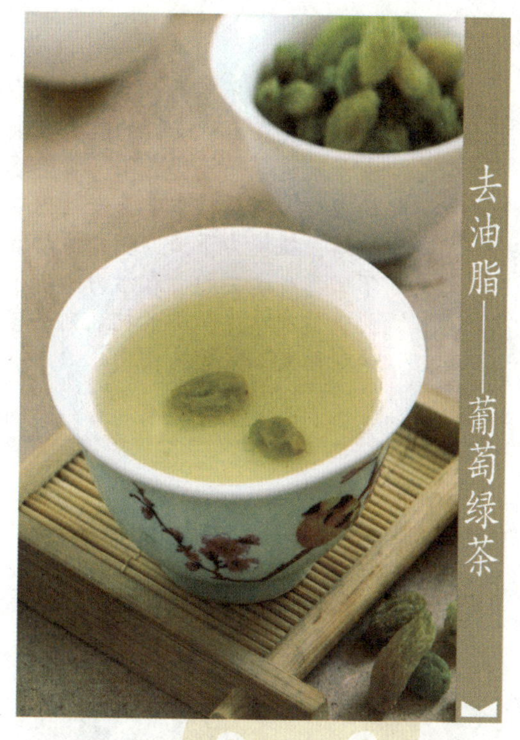

【材料】

葡萄干30克，绿茶3克，蜂蜜10克。

【制法】

1 葡萄干洗净，润透。
2 将葡萄干、绿茶一起放入杯中，加入沸水冲泡约10分钟后，滤去茶渣取茶汤，加入蜂蜜搅拌均匀即可。

饮用方法

临睡前不宜饮用，会影响睡眠，其余时间均可饮用，少量多次饮用即可。

茶疗功效

葡萄干味甘酸、性平，有滋阴补血、美容养颜、增强肌肤弹性的功效。

禁忌：葡萄干虽然可以补充维生素，但是孕妇要少吃，因为葡萄酸可能会影响钙的吸收，而且葡萄干含糖高，会使羊水增多。

润肤养颜——罗汉雪梨茶

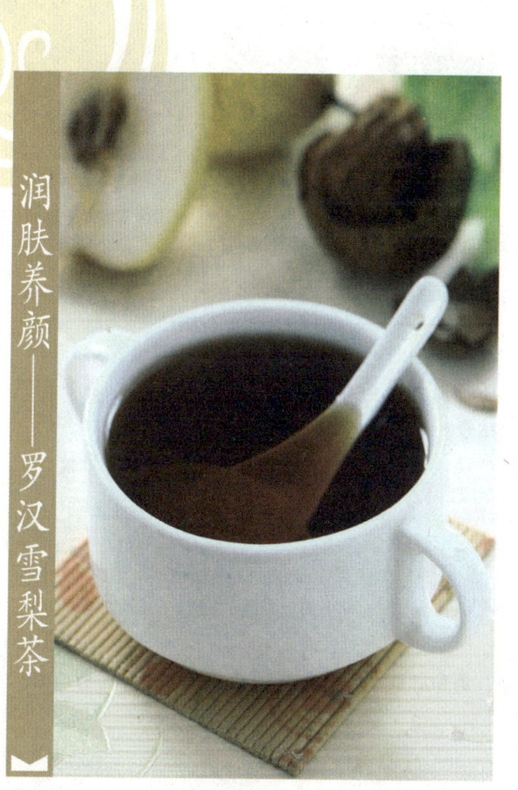

【材料】

罗汉果1/2个，雪梨1个。

【制法】

1 罗汉果洗净，撕成小片；雪梨洗净，切薄片。
2 锅置火上，放入罗汉果、雪梨片，加入清水约600毫升，大火煮沸后，转小火煎煮约5分钟，关火，滤去茶渣取茶汤即可。

饮用方法

每日1剂，每剂分两次饮用。

茶疗功效

雪梨味甘性寒，可生津润燥、清热化痰；罗汉果味甘性凉，归肺、大肠经，有润肺止咳、生津止渴的功效。两者合用，有清热祛火、利水排毒、润肤养颜的功效。

最佳饮用时间：风热感冒后饮用最佳。
禁忌：糖尿病患者忌饮，因为罗汉果含糖量非常高。

防老抗衰

青春时光不再眷顾渐渐老去的容颜，胶原蛋白的不断流失，生活的打磨在不少女性的脸上渐渐刻下了岁月的痕迹，一个个美丽的女子就这样慢慢变成了“黄脸婆”。“拿什么拯救你，我渐渐老去的容颜”成了很多爱美女性内心深处的大问号。身体机能不断走下坡路，抵抗力下降，稍稍运动就气喘吁吁，“拿什么留住你，头也不回离我远去的青春活力”成了很多有衰老迹象的人群的呼唤。因此，健身养生、防老抗衰刻不容缓，而以下的几种茶饮能方便快捷地帮助大家防老抗衰。

延缓血管老化——玫瑰香橙茶

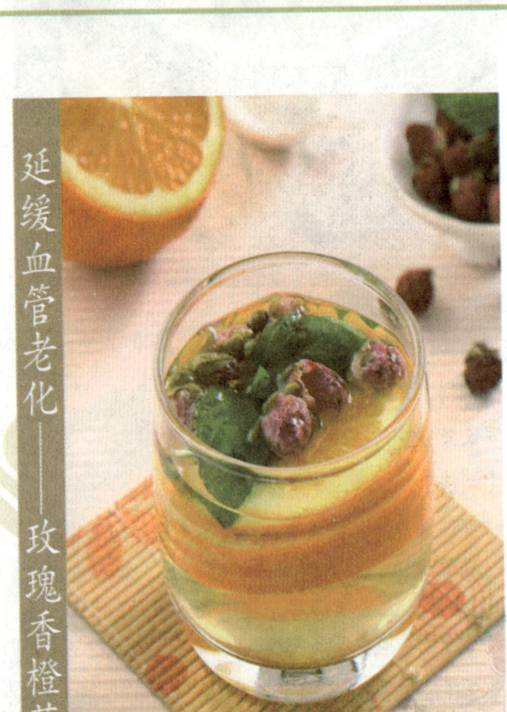

【材料】

柳橙1个，干玫瑰花4克，鲜薄荷叶3片。

【制法】

1. 柳橙洗净，切片；鲜薄荷叶洗净。
2. 将柳橙片、干玫瑰花、鲜薄荷叶一起放入杯子里，加入沸水冲泡约8分钟即可。

饮用方法

只要不是空腹，可随时饮用，不拘时，可代水饮用。饮用时可根据个人喜好调入冰糖或蜂蜜，以减少玫瑰花的涩味。

茶疗功效

通经活络，软化血管，生津止渴。

最佳饮用时间：晚上饮用可以起到暖身的作用，还可以打通全身的气脉，使心情舒畅，提高睡眠质量。

禁忌：口干咽燥、舌红苔少、胃酸过多者慎饮。

医家之言

柳橙里的钾含量很高，能有效维持体内的酸碱值，可增强体力、舒缓精神，是抗老化的养生水果。

玫瑰花是一种珍贵的茶材，具有美容养颜、调和肝脾、理气和胃的功效，常用于治疗心脑血管疾病、高血压、心脏病及妇科疾病。

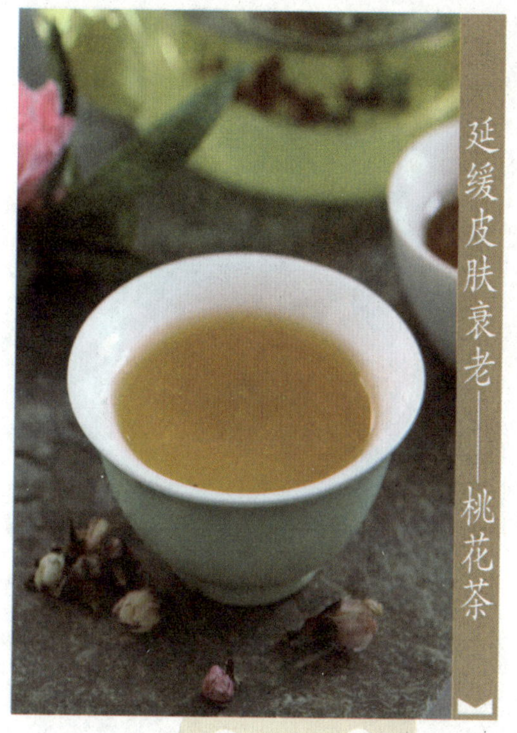

延缓皮肤衰老——桃花茶

【材料】

桃花5克，蜂蜜5克。

【制法】

1. 将桃花放入玻璃茶壶里，倒入400毫升100℃的开水，加盖冲泡约10分钟。
2. 滤去桃花，取桃花茶水倒入杯子里，加入蜂蜜，搅拌均匀即可。

饮用方法

常人饮用以一周两次，每次饮用300毫升为宜。

茶疗功效

桃花味甘，无毒，可消食顺气，对痰饮、积滞、小便不利、经闭等有一定功效。桃花还可通肠排毒，使人面色红润；蜂蜜具有滋阴润燥的功效。两者配伍使用能很好地延缓皮肤衰老。

禁忌：桃花茶性寒，长期饮用会耗人阴血、损耗元气，孕妇和经期女性不宜饮用。

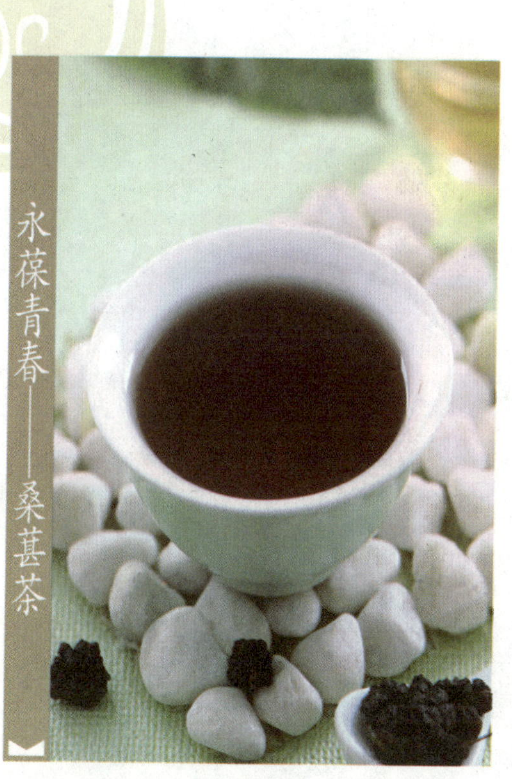

永葆青春——桑葚茶

【材料】

桑葚10克，绿茶3克，蜂蜜5克。

【制法】

桑葚洗净，与绿茶一起放入杯中，加入沸水冲泡，加盖闷约15分钟，滤去茶渣取茶汤，把蜂蜜加入茶水中，搅拌均匀即可。

饮用方法

可用水煎煮饮用，也可冲泡饮用，每日2次，早晚饭后1小时饮用。

茶疗功效

桑葚味甘、酸，性寒，有滋阴补血、生津润燥的功效；蜂蜜味甘，性温，有和脾胃的功效。两者合用可补血养气、乌黑发丝、宁心安神。

最佳饮用时间：下午茶时间饮用效果最佳，既可去除疲劳，又可生津止渴。

禁忌：脾胃虚寒者、便溏者忌饮。

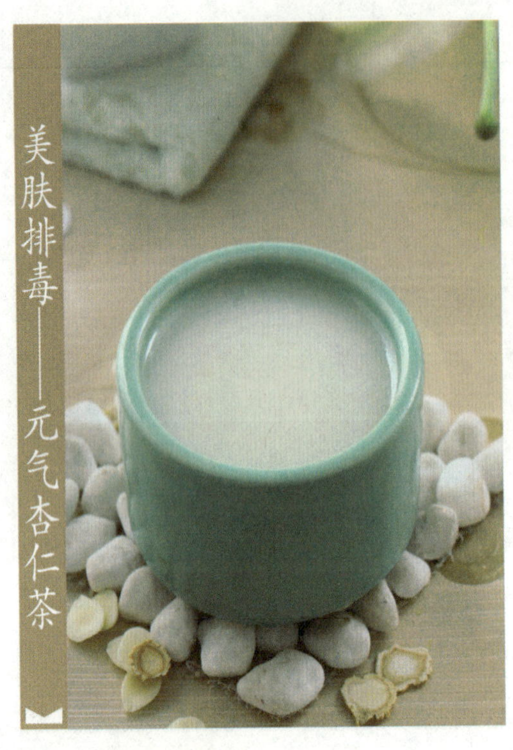

美肤排毒——元气杏仁茶

【材料】

杏仁、芝麻、西洋参、川七各15克，牛奶100毫升，蜂蜜15克。

【制法】

1. 将杏仁、芝麻、西洋参、川七放入捣药器，研成粗末，装入大号茶包袋里，收好袋口。
2. 把茶包袋放入杯中，加入300毫升100℃的沸水，冲泡约15分钟后，取出茶包袋，加入牛奶、蜂蜜搅拌均匀即可。

饮用方法

每日1次，3天饮用1次，10次为一周期，睡前1小时少量多次地饮用。

茶疗功效

润肠通便，排毒养颜，美白祛斑，滋润肌肤。

最佳饮用时间：杏仁有镇咳化痰、理肺、润肺、祛风寒的功效，所以睡前1小时饮用效果比较好。

滋阴养颜——生地绿茶

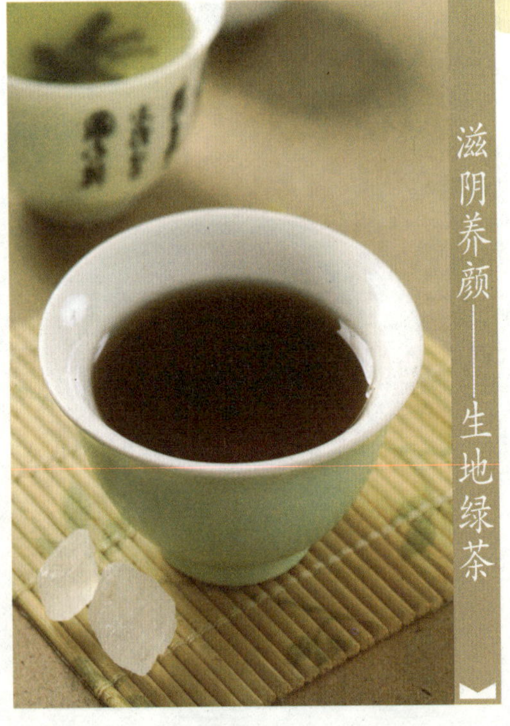

【材料】

生地黄10克，绿茶3克，冰糖5克。

【制法】

1. 生地黄洗净，润透，切成薄片；冰糖打碎。
2. 沙锅置火上，放入生地黄，注入清水约500毫升，大火煎煮约10分钟后，关火，滤出生地黄水。
3. 把绿茶叶放入杯中，用滚烫的生地黄水冲泡约5分钟，滤出茶水，加入冰糖搅拌至冰糖溶化即可。

饮用方法

每日两次，每次约200毫升，均在早餐和晚餐消化完全后饮用。

茶疗功效

滋阴养血，排毒养颜，抑菌保肝。

禁忌：脾胃有湿邪及阳虚者忌饮，也不能用铜制或铁制厨具煎煮。

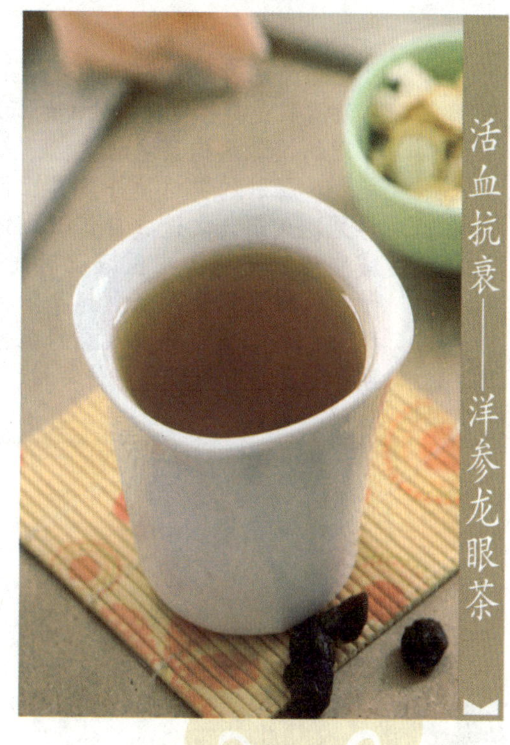

活血抗衰——洋参龙眼茶

【材料】

龙眼肉20枚，西洋参5克，白砂糖8克。

【制法】

1. 龙眼肉洗净，润透；西洋参洗净，切片。
2. 将龙眼肉、西洋参片一起放入杯中，加入沸水冲泡，加盖闷约15分钟后，滤出茶水，加入白砂糖，搅拌至白砂糖溶化即可。

饮用方法

每次约200毫升，一周2次，均在早餐和晚餐消化完全后饮用。

茶疗功效

西洋参中的皂苷可有效增强中枢神经，具有消除疲劳、活血养血的功效；龙眼能温补身体，滋阴养血。两者结合可起到活血行气、延缓衰老的作用。

最佳饮用时间：晚餐后1小时饮用效果最佳，可以补充一天内消耗的元气，还可以安神助眠。

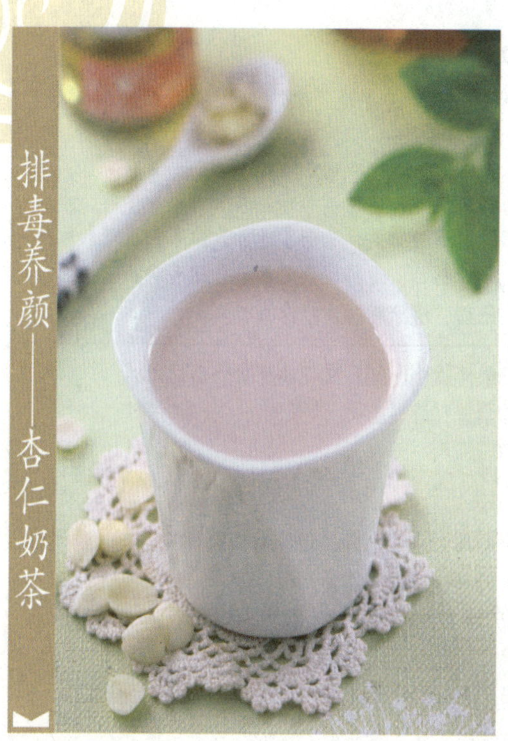

排毒养颜——杏仁奶茶

【材料】

杏仁50克，乌龙茶2克，牛奶200毫升，蜂蜜15克。

【制法】

1. 杏仁放入捣药器，研成细末后，装入杯子里。
2. 锅置火上，注入300毫升清水，大火烧开后，放入乌龙茶，小火煎煮约5分钟，滤去茶渣，取乌龙茶备用。
3. 将滚烫的乌龙茶倒入杏仁粉中，用筷子搅拌均匀，加盖闷约15分钟后，滤去沉淀物取澄清的茶水，倒入牛奶、蜂蜜，搅拌均匀即可。

饮用方法

每日两次，每次约200毫升，在早餐和晚餐消化完全后饮用。

茶疗功效

润肺止咳，清肠排毒，滋润皮肤。

禁忌：痰液黄稠又无法咳出者忌饮。

减肥塑身

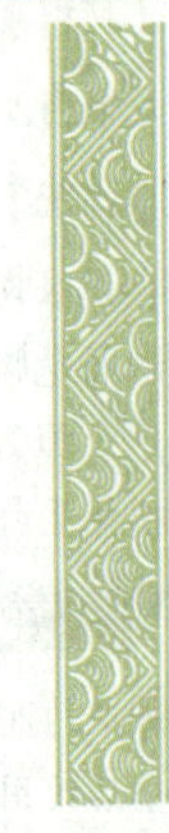

苗条的身材，婀娜的身姿是女性性感的标准。健硕的身体，八块腹肌是男性所追求的美的标准。但是，生活中人们往往因为不合理的饮食结构，运动量少，久坐不动等因素，使身体渐渐“发福”。臃肿的身材使许多男性和女性朋友不得不跟好看的衣服说再见，久而久之造成自信心缺失。很多朋友想要减肥塑身，运动减肥难以坚持，中医减肥时间长、花费高，饮食减肥不好控制量，做得不好反而会引起身体功能紊乱，而通过茶饮能达到塑身效果，成了减肥塑身人群的福音。比如菊花、绿茶、绞股蓝、决明子都是减肥消脂的绝佳茶材。

清肠通便——决明槐花茶

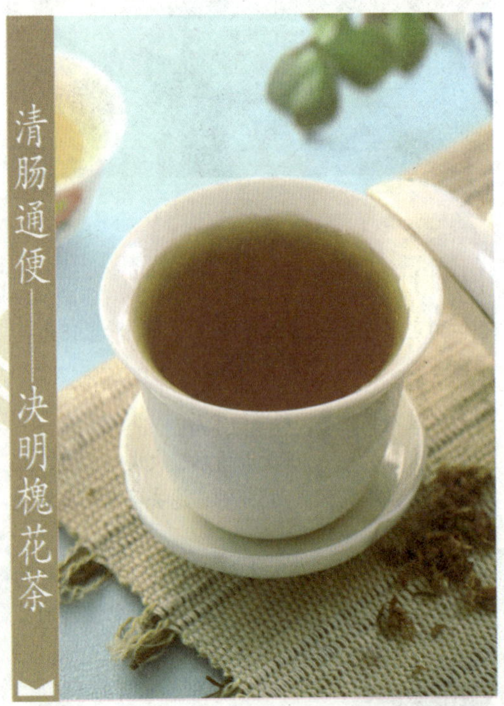

【材料】

槐花、杭白菊各3克，决明子10克。

【制法】

将槐花、杭白菊、决明子一起放入杯中，加入适量沸水冲泡，加盖闷10分钟左右，滤去茶渣取茶汤即可饮用。

饮用方法

每日1剂，分早晚两次饮用。

茶疗功效

槐花味苦，性平，无毒，具有清热、凉血、止血、降血压的功效；决明子味苦，微寒，可疏散风热、平肝明目、清热解毒。两者合用可润肠通便，缓解便秘，消除脂肪，瘦身减肥。

最佳饮用时间：吃完油腻食物后饮用。

禁忌：脾胃虚寒、大便泄泻、糖尿病患者慎饮。

医家之言

决明子有散风清热、清肝明目的功能。除了用来泡茶之外，还能用来做枕头，能起到健脑安神的作用。

槐花味道清香甘甜，富含维生素和多种矿物质，同时还具有清热解毒、凉血润肺、降血压、预防中风的功效。

杭白菊能养肝明目、清泻肝火、降脂降压，是经常对着电脑的上班族缓解疲劳的佳品。

消脂通便——大黄绿茶

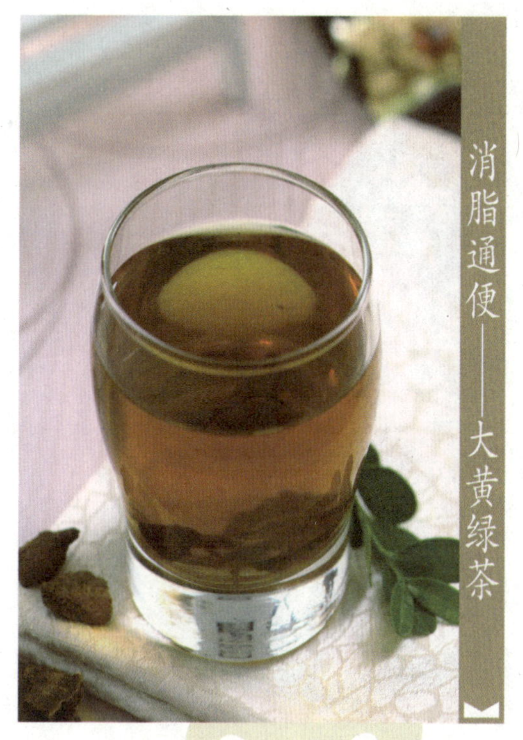

【材料】

大黄2克，绿茶3克。

【制法】

将大黄、绿茶一起放入杯子里，加入沸水冲泡，加盖闷约8分钟即可。

饮用方法

每日两次，每次饮用约200毫升，在午餐和晚餐之后饮用。

茶疗功效

大黄味苦性寒，泻热通肠，凉血解毒，逐瘀通经；绿茶消食化痰、去腻减肥。两者合用具有助消化、缓解便秘、消除赘肉、消脂解腻的功效。

最佳饮用时间：餐后1小时饮用效果最佳。或者实性便秘时饮用，可助尽快排便。

禁忌：体质消瘦，过于纤弱者不宜饮用。

平坦小腹——菊花决明茶

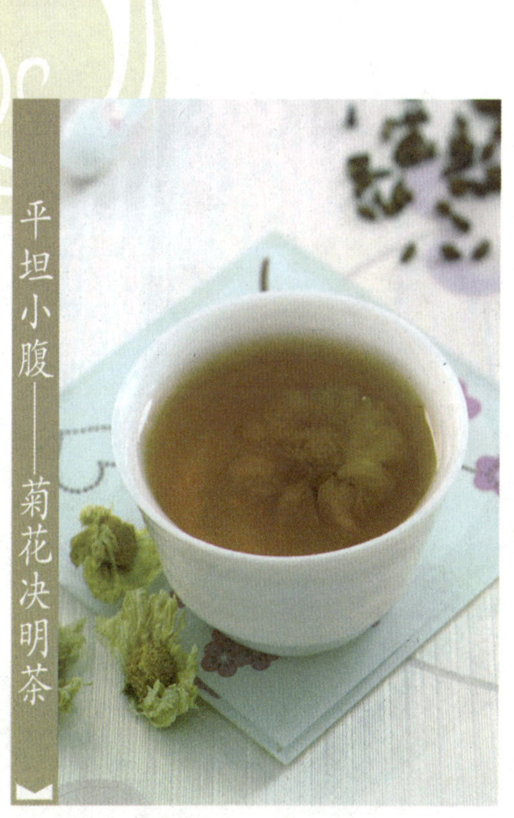

【材料】

杭白菊4克，决明子5克。

【制法】

1. 决明子洗净，放入锅中，加入适量清水，大火煎煮约8分钟，关火。
2. 将杭白菊放入杯中，倒入滚烫的决明子茶水，冲泡约5分钟即可。

饮用方法

每日1次，每次约300毫升，晚餐消化完全后饮用。

茶疗功效

长于疏风明目的菊花与决明子配伍后，对于消除腹部多余的油脂有很好的功效。

最佳饮用时间：晚饭后饮用效果最佳，因为菊花决明茶能够消除一天积累下来的多余油脂，避免脂肪在夜间堆积。

禁忌：脾虚便泻者忌饮。

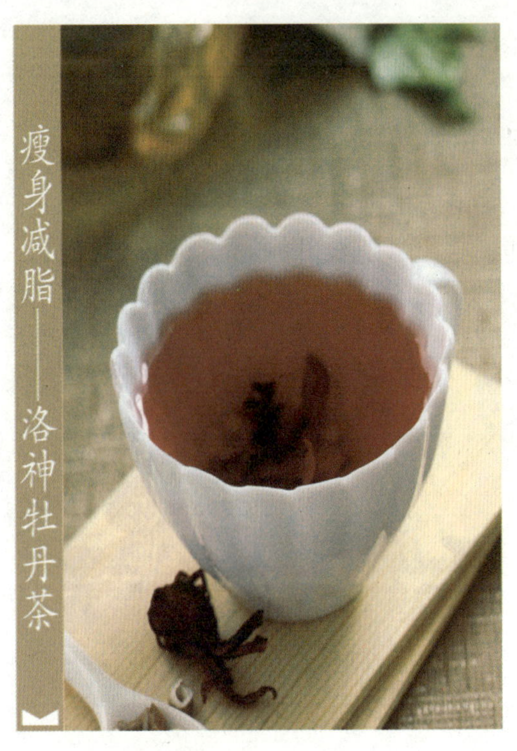

瘦身减脂——洛神牡丹茶

【材料】

洛神花10克，牡丹皮15克，铁观音3克。

【制法】

洛神花、牡丹皮洗净，与铁观音一起放入茶杯里，加入沸水冲泡，加盖闷约15分钟即可。

饮用方法

每日两次，分别在早餐、晚餐消化完全后饮用，隔日饮用。

茶疗功效

洛神花具有降血脂、生津止渴的功效，牡丹皮能化血化瘀、紧致肌肉，与铁观音配伍泡茶饮用，能起到减肥瘦身的效果。

最佳饮用时间：食用过分油腻的食物之后饮用该茶效果最好，可以消脂解腻，避免脂肪堆积。

禁忌：血虚有寒、孕妇及月经过多者慎服。

燃烧脂肪——绞股蓝山楂茶

【材料】

绞股蓝3克，鲜山楂4枚。

【制法】

1. 鲜山楂洗净，切片。
2. 将绞股蓝、山楂片放入杯中，用沸水冲泡，加盖闷约10分钟，滤去茶渣即可饮用。

饮用方法

每日1次，每次约300毫升。

茶疗功效

绞股蓝具有去除脂肪、通利肠道的功效，山楂可以消脂解腻、生津止渴。两者搭配起来具有明显的瘦身减肥功效。

最佳饮用时间：晚餐后1小时饮用效果最佳，因为这时饮用可以消除一天摄入的多余脂肪。

禁忌：体质虚寒者饮用要适量，孕妇不宜饮用。

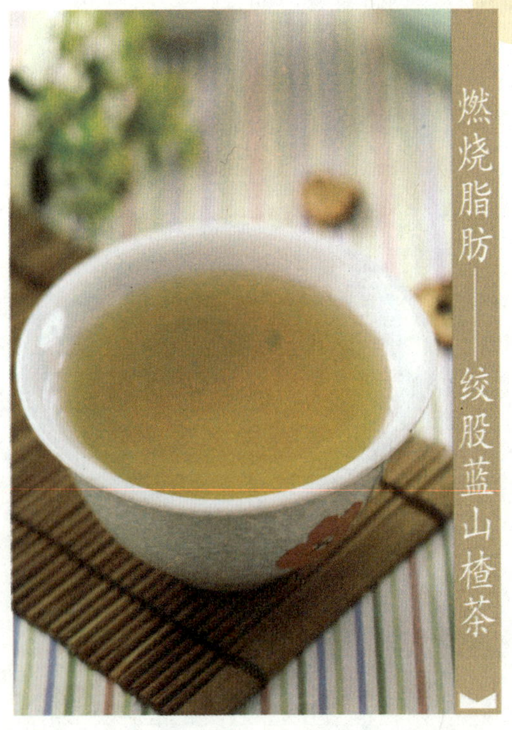

纤腰瘦腿——茉莉花乌龙茶

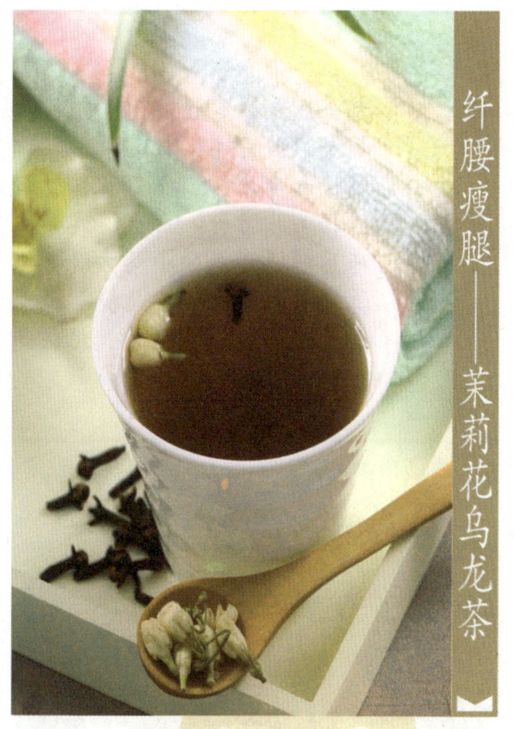

【材料】

茉莉花3克，乌龙茶3克，丁香2克。

【制法】

将茉莉花、乌龙茶、丁香一起放入杯中，加入沸水冲泡约5分钟，滤去茶渣即可饮用。

饮用方法

每日1剂，每剂分两次饮用，每次的饮用量约为250毫升。

茶疗功效

茉莉花茶叶苦、甘，性凉，有理气开郁、辟秽和中的功效，和乌龙茶、丁香合用可理气化积，减少皮下脂肪。

最佳饮用时间：早晚饭后是最佳的饮用时间，早上饮用可以消除昨晚残留的脂肪，晚上饮用可以减少白天积累的多余脂肪。

降脂减肥——纤体降脂茶

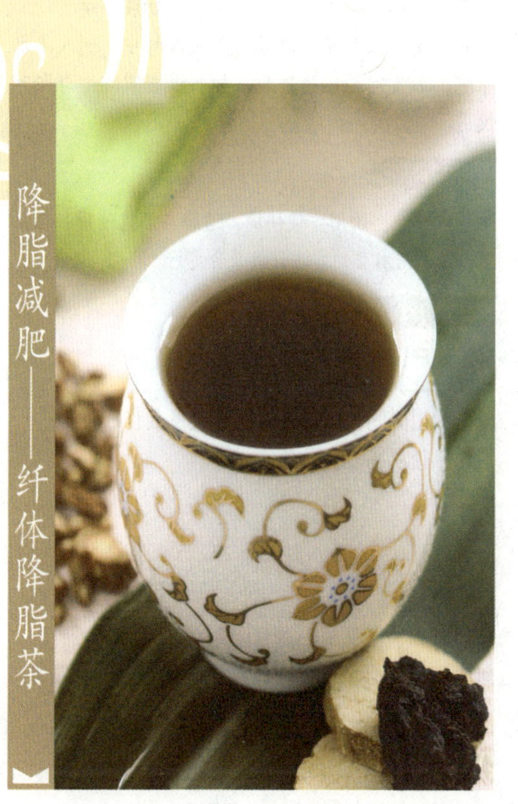

【材料】

何首乌5克，绿茶3克，泽泻、丹参各2克。

【制法】

将何首乌、泽泻、丹参洗净，放入锅中，注入适量清水，大火煎煮约8分钟后，加入绿茶，关火，加盖闷约5分钟，滤去茶渣即可。

饮用方法

每日1剂，少量多次地饮用。

茶疗功效

何首乌味苦、涩，性微温，可养血滋阴、润肠通便；泽泻味甘性寒，有清热利尿功效；丹参味苦，性微寒，能活血化瘀。四者合用有活血利湿、消脂解腻、降脂减肥的功效。

最佳饮用时间：食用过分油腻的食物之后饮用效果最佳，可以消除脂肪，避免脂肪沉淀。

禁忌：肾虚滑精者忌饮。

解酒醒酒

逢年过节、好友聚会、新婚宴席、集体庆功宴、应酬吃饭，酒都会成为餐桌上必不可少的重头戏。古人云：酒者，能益人，亦能损人。喝酒对身体有利还是有害，关键是看喝多喝少。喝少量酒能够暖和身体，通经舒脉，饮酒过度则会伤害身体，尤其是对肝脏的损害非常大。那么，在情志高涨无法控制酒量而喝多了之后，巧用解酒醒酒的小茶方既可以减少酒精对身体的损伤，又不会降低饮酒的情志。在此提醒大家注意的是，如果是喝酒之后想要利用茶饮来解酒醒酒的，记住是喝淡茶，不要喝浓茶，喝浓茶反而对身体不利。

醒酒除腻——鲜果解酒茶

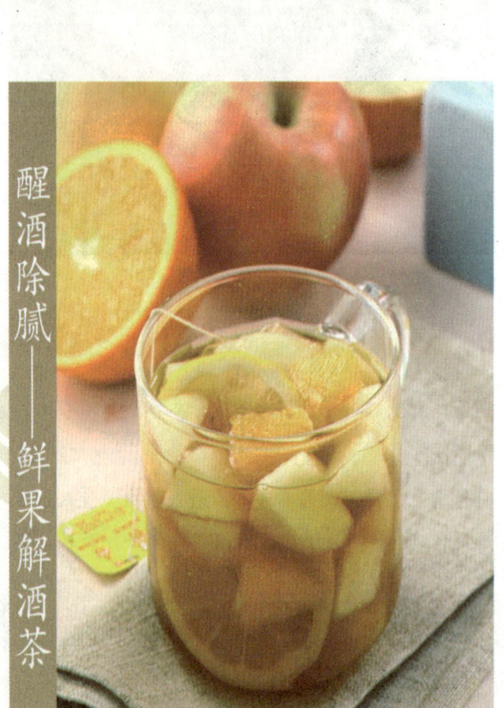

【材料】

苹果、橘子、雪梨各1/2个，鲜柠檬2片，车仔红茶1包，蜂蜜5克。

【制法】

1. 苹果、橘子、雪梨洗净，去皮，切成小块。
2. 将所有水果与车仔红茶一起放入杯中，倒入沸水冲泡，加盖闷约10分钟后，加入蜂蜜搅拌均匀即可饮用。

饮用方法

此茶方冲泡、饮用方便快捷，适合在酒店使用，在家里一般采用水煮的方法，效果会更好。

茶疗功效

解酒护肝，健胃消食，生津止渴。

最佳饮用时间：喝酒之前饮用效果最佳。

禁忌：糖尿病患者忌饮。

医家之言

苹果、橘子、雪梨、柠檬片中都含有蔗糖、葡萄糖、苹果酸、柠檬酸等，其中的有机酸能与酒精发生相互作用，形成脂类物质，既能达到解酒醒酒的功效，又能起到促进消化、健胃消食的作用。

解宿醉——葛根茶

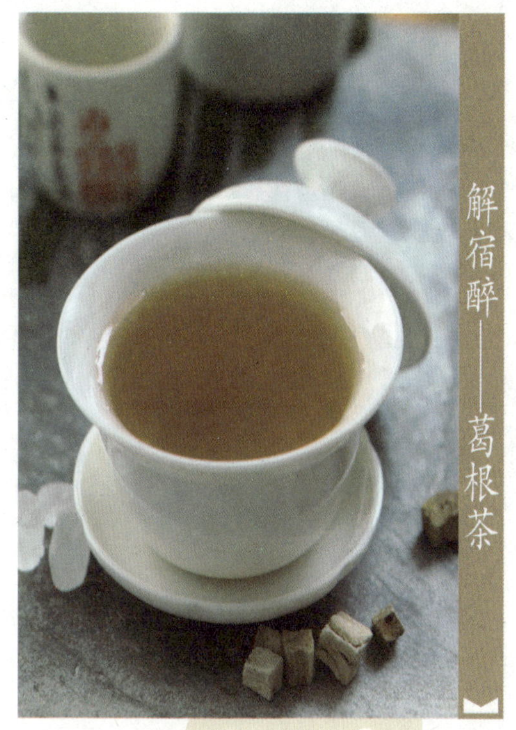

【材料】

葛根（干）5克，冰糖7克。

【制法】

❶葛根洗净，润透，切碎；冰糖打碎。

❷将葛根放入杯中，加入沸水冲泡，加盖闷约10分钟后，滤去葛根，取茶汤，加入冰糖搅拌至冰糖溶化即可。

饮用方法

过度饮酒，睡醒后，冲泡一杯饮用，即可解除宿醉，缓解头疼。

茶疗功效

葛根含有黄糖类物质，与肝脏的皂苷发生作用，能改善酒精引起的人体新陈代谢异常，快速分解酒精，并通过尿液排出体外，从而起到保肝解酒作用。

最佳饮用时间：过度饮酒之后及时饮用效果最佳。

禁忌：气虚胃寒、食欲缺乏、容易腹泻者忌饮。

保肝利胆——绿豆蒲公英茶

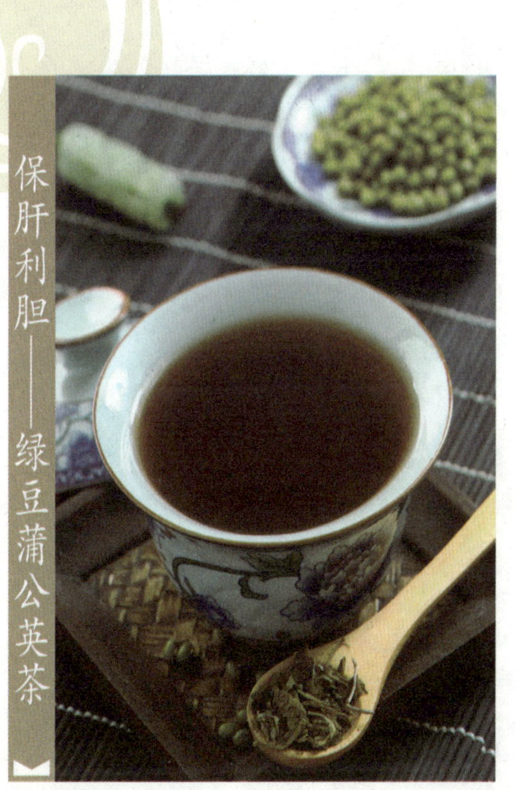

【材料】

绿豆30克，蒲公英5克。

【制法】

❶绿豆淘洗干净；蒲公英拣去杂质。

❷锅置火上，放入绿豆、蒲公英，注入适量清水，大火烧开后，转成小火，煎煮约20分钟，关火，去渣取茶汤即可。

饮用方法

过度饮酒之后饮用，饮用量约为400毫升。

茶疗功效

绿豆具有很强的解毒功效，能解除多种毒素，尤其是解肝毒的能力较好；蒲公英可以清肝热。两者结合饮用保肝利胆的功效十分明显。

最佳饮用时间：吃完油腻食物后饮用最佳。

禁忌：脾胃虚寒、寒性体质者忌饮。

醒酒利尿——橘皮茶

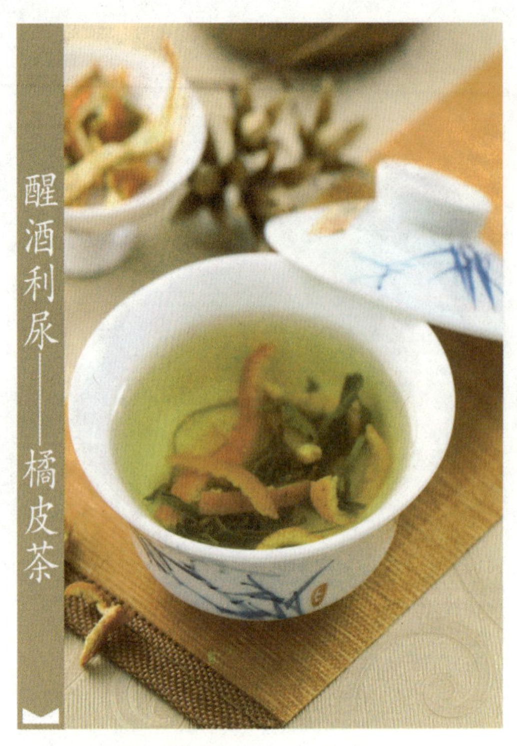

【材料】

橘皮干品2克，绿茶3克。

【制法】

❶橘皮洗净，润透，切成丝。

❷将橘皮、绿茶一起放入杯子中，加入沸水冲泡，加盖闷约10分钟即可。

饮用方法

饮酒之前或者过度饮酒之后饮用。

茶疗功效

橘皮味辛、微苦，性温，可理气调中、燥湿化痰，与绿茶合用有利尿排毒、疏肝解郁、止咳化痰、理气和胃的功效。

最佳饮用时间：喝酒前半小时饮用。

禁忌：气虚及阴虚燥咳者不宜饮用，吐血症、痘疹贯脓患者忌饮。

减轻头痛——葡萄蜂蜜茶

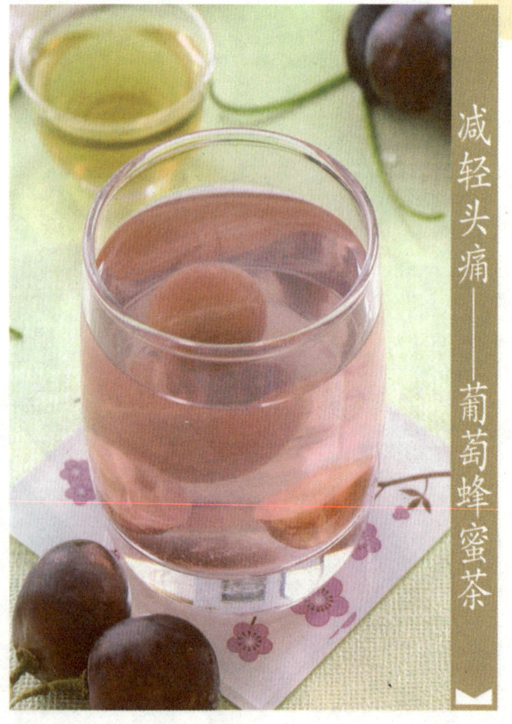

【材料】

葡萄30枚，蜂蜜10克。

【制法】

葡萄洗净，去子，放入锅中，加水煎煮约15分钟后，滤出葡萄水，加入蜂蜜搅拌均匀，稍稍凉凉即可饮用。

饮用方法

喝醉之后饮用，饮用量约为300毫升。

茶疗功效

葡萄味甘酸、性平，有通利小便、强健筋骨的功效，此外葡萄果实中的葡萄糖、有机酸、氨基酸、维生素等与绿茶结合，可补益和兴奋大脑神经，对于减轻醉酒后引起的头痛有很好的功效。

最佳饮用时间：醉酒之后饮用效果最佳，尤其是在喝红酒喝醉之后，效果更加明显。

禁忌：阴虚内热、津液不足者忌饮。

解酒安神——萝卜红糖茶

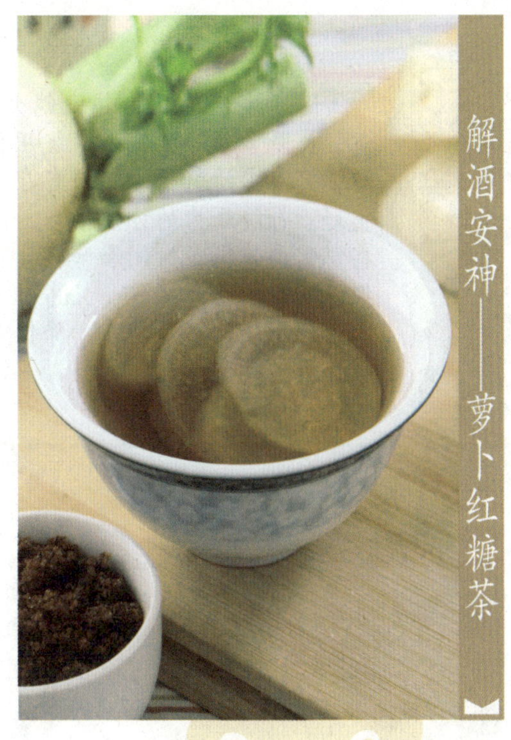

【材料】

白萝卜200克，红糖15克，白醋5克。

【制法】

1. 白萝卜洗净，切成薄片。
2. 锅置火上，注入清水约400毫升，大火煎煮约15分钟后，关火，滤出萝卜茶，加入红糖、白醋搅拌均匀即可。

饮用方法

醉酒后饮用，饮用量约为300毫升。

茶疗功效

白萝卜解毒生津，利尿通便；白醋散瘀，止血，解毒，杀虫。两者合用能够减轻酒精中毒程度，具有解肝毒、清心安神的功效。

最佳饮用时间：喝醉酒之后，及时饮用效果最佳，可以很快醒酒。

禁忌：阴盛偏寒体质者、脾胃虚寒者不宜多饮。

解酒醒酒——洛神花茶

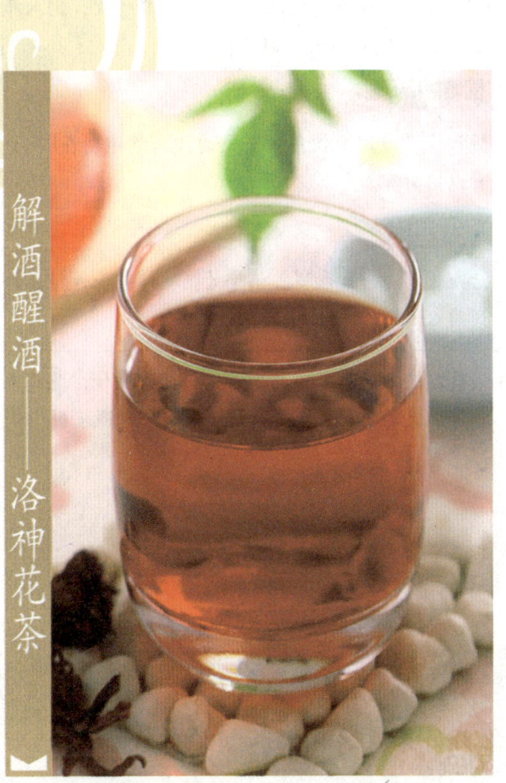

【材料】

洛神花干品4朵，冰糖5克。

【制法】

1. 将洛神花洗净，润透，撕成小条；冰糖打碎。
2. 把洛神花放入杯中，倒入沸水冲泡，加盖闷约8分钟后，滤去茶渣，在茶水中加入冰糖，搅拌至冰糖溶化即可。

饮用方法

喝醉之后，冲泡饮用，饮用量约350毫升。

茶疗功效

洛神花含有人体所必需的冬氨酸、谷氨酸、甘氨酸、丙氨酸、赖氨酸等17种氨基酸及抗氧化功能显著的花青素、多元酚等，这些成分具有平肝降火、解酒醒酒、生津止渴、醒脑安神等作用。

禁忌：玫瑰花中含有大量的有机酸，所以胃酸过多者忌饮。

舒缓压力

随着生活的压力越来越大，不少人出现脸色发黄、发质枯黄、失眠多梦等症状。舒缓压力是我们这一代人亟须解决的大问题，只有心情舒畅、轻松自在才有激情去奋斗，才能让生活更加美好。舒缓压力的方法很多，比如水疗、按摩、旅行等，但是这些都需要花很多时间和金钱。而通过茶方来舒缓压力，则是一种经济实惠，易于操作，且省时方便又见效的方法。除此之外，茶本身还有强化心脏功能、降低血脂血糖、增强免疫力及控制体重等作用。

消除紧张——桂花玫瑰茶

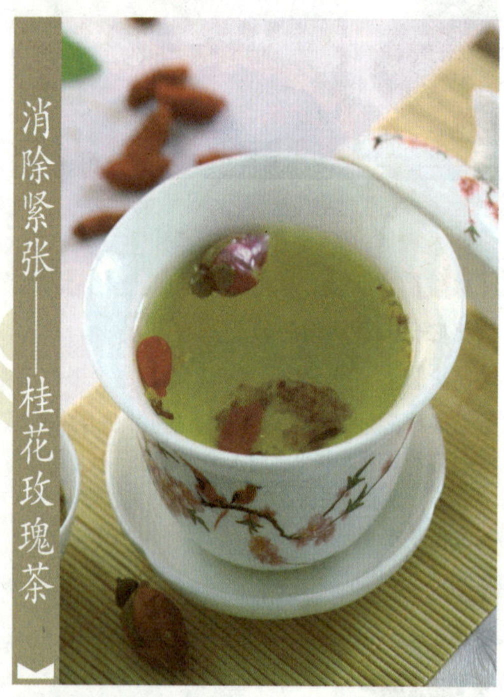

【材料】

桂花干品3克，玫瑰花干品8朵，枸杞子10枚。

【制法】

❶干桂花拣去杂质；枸杞子洗净，润透。

❷将桂花、玫瑰、枸杞子一起装入杯子里，倒入沸水冲泡，加盖闷约8分钟即可。

饮用方法

饭后少量多次地饮用，一天的饮用量控制在800毫升以内为宜。

茶疗功效

活血散瘀，理气和胃，消除紧张，缓解女性经期的烦躁心情。

最佳饮用时间：睡前两小时饮用效果最佳，既可以扫除白天的疲劳和紧张情绪，又可以助眠安睡、美容养颜。

医家之言

桂花味辛，性温，入肺、大肠经，有温中散寒、暖胃止痛、化痰散淤的作用，对食欲缺乏、痛经烦闷有一定疗效。

玫瑰花性温，具有理气解郁、活血散瘀、调经止痛的明显功效，对于温养心肝血脉，解除体内郁气有神奇的效果。

枸杞子除了可以提高机体免疫力之外，还可以补气强精、滋补肝肾、止烦渴。

疏通心气——合欢降压茶

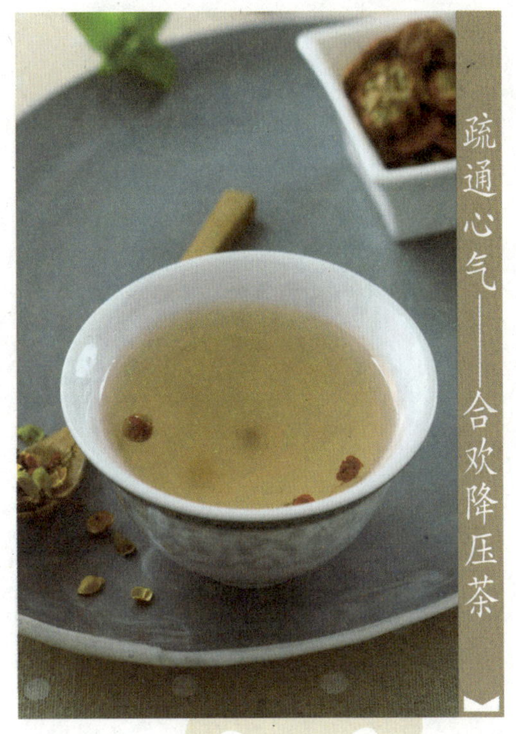

【材料】

合欢花3克，鲜山楂4枚。

【制法】

1. 鲜山楂洗净，切片。
2. 将合欢花、山楂片一起放入杯中，倒入沸水冲泡，加盖闷约10分钟，滤去茶渣即可。

饮用方法

每日两次，每次约300毫升。

茶疗功效

合欢花可以养心安神、理气解郁；山楂则能除烦止渴、消脂解腻。两者结合泡茶饮用，能很好地缓解神经衰弱、胸闷等症。

最佳饮用时间： 睡前两小时饮用效果最佳，可以扫除一天的烦恼，驱除一天劳累所积累的疲惫，有助于提高睡眠质量。

禁忌： 孕妇忌饮。

舒心降压——迷迭香紫苏茶

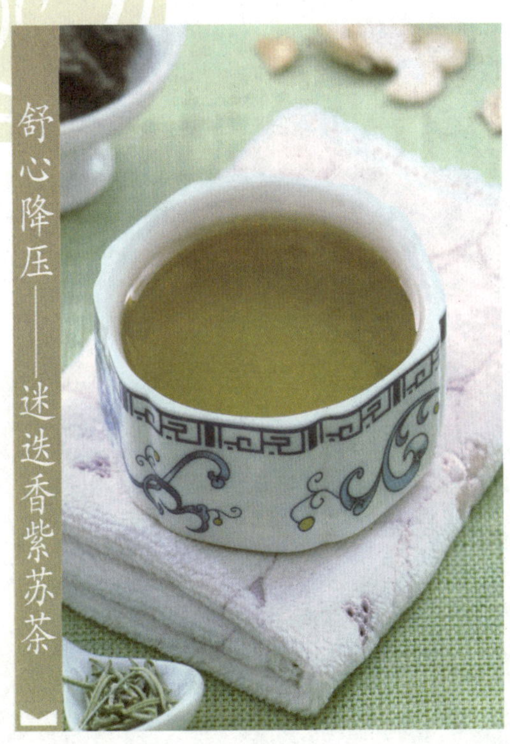

【材料】

迷迭香3克，紫苏叶3片，西洋参2克，蜂蜜5克。

【制法】

1. 紫苏叶洗净；西洋参洗净，切成薄片。
2. 将迷迭香、紫苏叶、西洋参一起放入杯子里，倒入沸水冲泡，加盖闷约10分钟，滤去茶渣，把蜂蜜加入茶汤中搅拌均匀即可。

饮用方法

每次约300毫升，每隔两天饮用1次，以15次为一周期。

茶疗功效

迷迭香可以改善睡眠，紫苏健脾理气，西洋参安神补血，三者一起泡茶饮用可有效缓解压力、安睡助眠。

最佳饮用时间： 午餐后1小时饮用效果最佳，可缓解疲劳，使下午能精神十足地投入到工作中。

舒缓神经——紫罗兰薰衣草茶

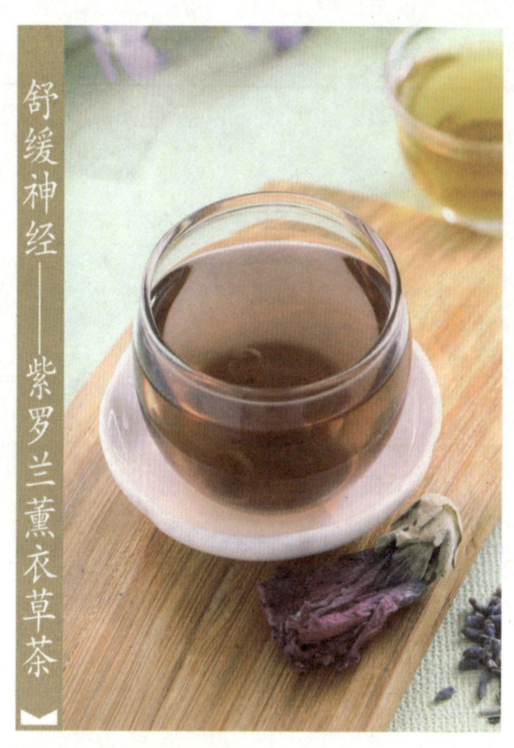

【材料】

紫罗兰4克，薰衣草3克，蜂蜜5克。

【制法】

将紫罗兰、薰衣草一起放入杯中，倒入沸水冲泡，冲泡约5分钟后，滤去茶渣，取茶汤，加入蜂蜜搅拌均匀即可。

饮用方法

每日两次，早晚餐消化完全后饮用，每次饮用量以300毫升为宜。

茶疗功效

紫罗兰香气淡雅，可理气化瘀，消除眼睛疲劳；薰衣草性质温和，具有舒缓、镇静、催眠的作用。两者结合可很好地舒缓紧绷的神经，减轻心理压力。

最佳饮用时间：精神紧张或熬夜加班感到疲劳时，喝一杯该茶，可以轻松消除疲劳。

禁忌：过敏体质者、孕妇忌饮。

宁心安神——丹参茶

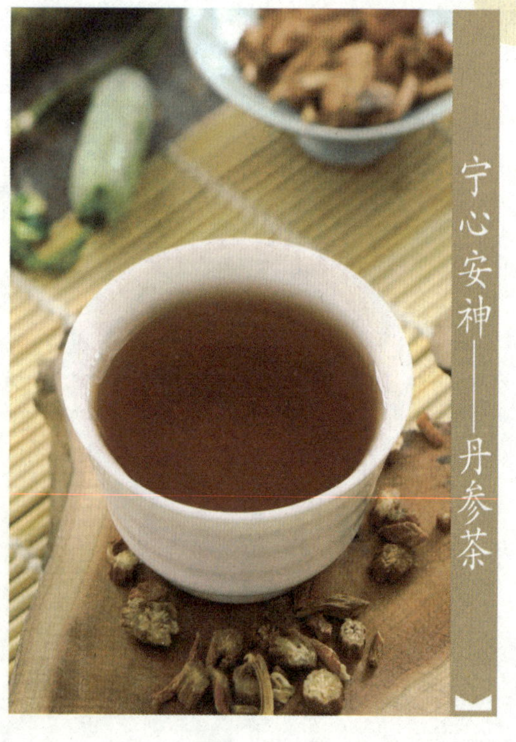

【材料】

丹参5克，檀香2克。

【制法】

1. 丹参洗净，切成薄片；檀香拍碎。
2. 把丹参片、檀香一起放入锅内，注入适量清水，大火煮开后，转小火煎煮约8分钟，滤去茶渣，取茶汤稍微凉凉即可饮用。

饮用方法

每日1次，饮用量约为300毫升。

茶疗功效

丹参可以缓解胸腹刺痛、心烦不眠等症；檀香可以行气解郁，宁心安神。丹参与檀香配伍，使舒压解郁、安睡助眠作用更加明显。

最佳饮用时间：在睡前1小时饮用效果最佳，因为檀香的味道可以使人心神宁静，有利于睡眠。

禁忌：阴虚火盛者忌饮。

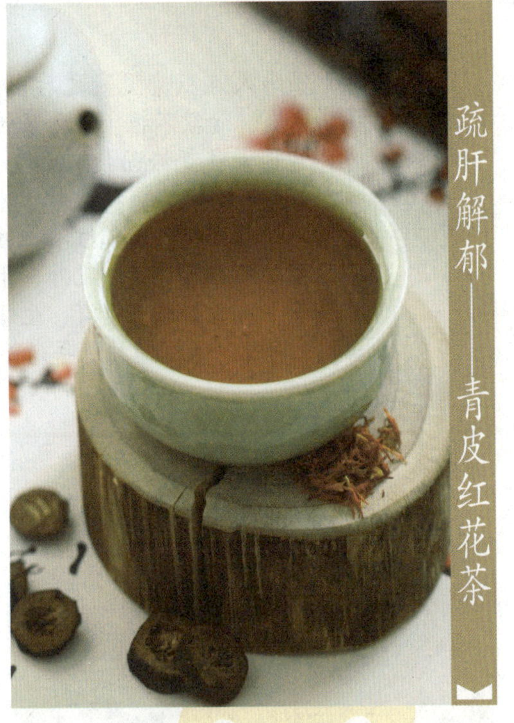

疏肝解郁——青皮红花茶

【材料】

青皮8克，红花3克。

【制法】

❶青皮洗净，切丝；红花去杂质，洗净。

❷将青皮、红花一起放入杯中，倒入沸水冲泡，加盖闷约8分钟，滤去茶渣，取茶汤，稍稍凉凉即可饮用。

饮用方法

每日1次，每次约300毫升。

茶疗功效

青皮可疏肝破气、消积化滞；红花活血化瘀。两者合用有疏肝解郁、行气活血、缓解压力的功效。

最佳饮用时间：熬夜感到疲劳时或者精神压力较大时饮用。

禁忌：气虚以及阴虚燥咳者不宜饮用，出血症患者忌饮。

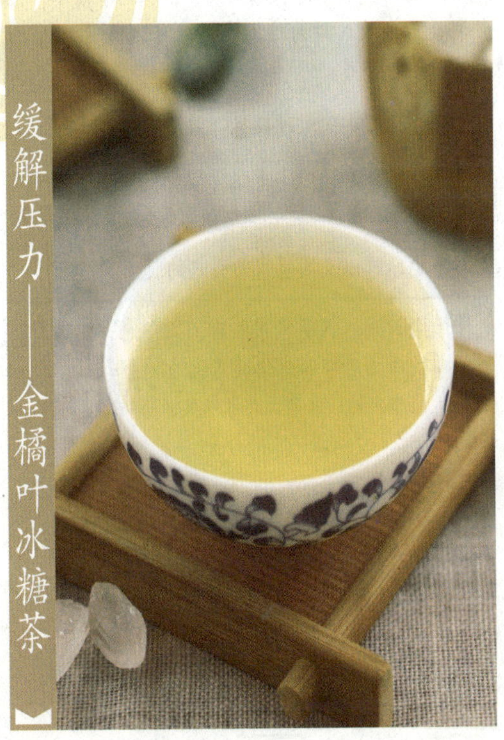

缓解压力——金橘叶冰糖茶

【材料】

金橘叶（干）15克，冰糖10克。

【制法】

❶金橘叶洗净；冰糖打碎。

❷把金橘叶放入杯中，倒入沸水冲泡，加盖闷约8分钟后，加入冰糖碎，搅拌至冰糖溶化即可。

饮用方法

每日3次，每次的饮用量约为200毫升。

茶疗功效

金橘叶味辛苦，性微寒，入肝、脾、肺经，具有舒肝郁、行肝气、舒缓神经的功效。此外，该茶含有丰富的维生素C，长期饮用还有美白的效果。

最佳饮用时间：心情不佳时饮用，因为该茶清香可口，颜色诱人，有疏肝解郁的功效。

禁忌：脾胃虚寒者不宜饮用。

驱寒暖胃

很多人在感染风寒之后出现体寒的现象，表现为四肢无力、手脚冰冷、食欲不振。与体寒性质相似的是胃寒，胃寒的症状表现为：常因天气变冷而使胃部受寒，或者因吃了生冷食物而引发腹痛，并伴有胃部寒凉感。对于体寒和胃寒的人，经常饮用温热的茶饮可以缓解症状，比如红茶，红茶具有很好的暖胃功能，冬季喝红茶还可以预防感冒等。此外，干姜、桂圆等也是驱寒的绝佳茶材。陈放多年的老茶也有暖胃、生津止渴的作用，但要注意选择保存得当、无异味、未变质的陈年老茶。

养血驱寒——甜菊桂圆茶

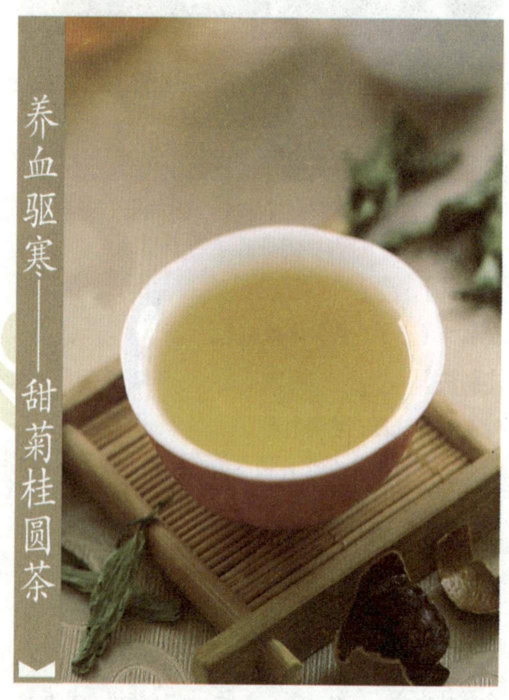

【材料】

桂圆肉6枚，甜菊叶3片，生姜2片。

【制法】

1. 桂圆肉洗净，润透；甜菊叶洗净；生姜洗净，去皮。
2. 将桂圆肉、生姜片放入锅里，注入适量清水，大火煮开后，放入甜菊叶，关火，闷5分钟后，滤去茶渣取茶汤即可。

饮用方法

每日两次，每次的饮用量约为300毫升。

茶疗功效

缓解手脚冰凉以及因胃寒而引起的腹痛。

最佳饮用时间：在受风寒之后，立即泡一杯甜菊桂圆茶，饮用之后即可感到暖意流遍全身。

禁忌：阴虚内热、容易上火者以及糖尿病患者忌饮。

医家之言

甜菊叶具有养阴生津、促进消化的功效，常用于改善胃阴不足、促进胰腺和脾胃功能。

桂圆味甘，性温，归心、脾经，主治食欲缺乏、体虚，长期食用桂圆能增强体魄、延年益寿、安神健脑、开胃健脾。

生姜味辛，性温，能开胃止呕、化痰止咳、发汗解表，具有很好的驱寒暖胃功效。

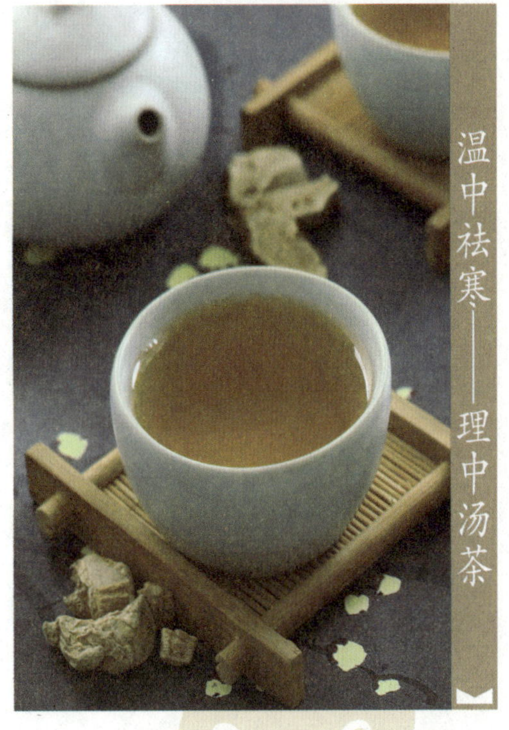

温中祛寒——理中汤茶

【材料】

干姜、甘草、白术各3克，党参5克。

【制法】

1. 将干姜、甘草、白术、党参洗净。
2. 锅置火上，注入清水约400毫升，大火煮沸后，放入干姜、甘草、白术、党参，转小火煎煮约5分钟后，滤去茶渣，取茶汤即可。

饮用方法

每日1次，每次的饮用量约为300毫升，晚餐后两小时饮用。

茶疗功效

补中益气，理气温中，驱寒暖身，保护肠胃。

最佳饮用时间：感染风寒后饮用效果最佳。

禁忌：该茶为热性茶饮，温补效果明显，故阴虚内热、血热妄行者禁止饮用。

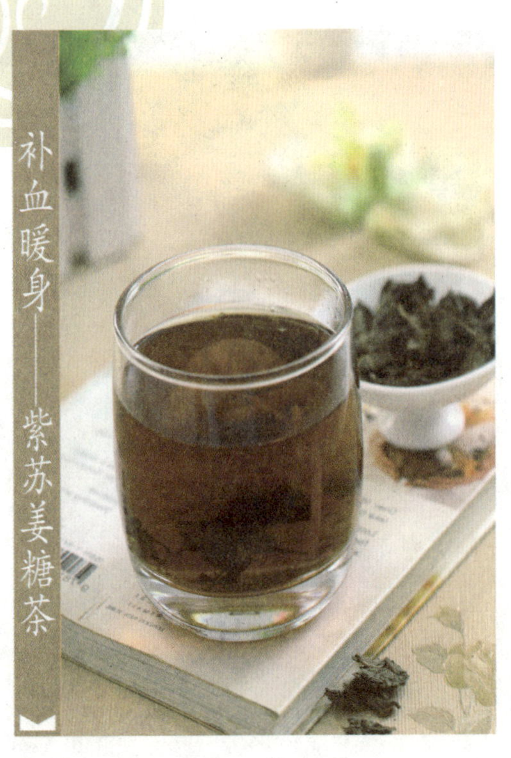

补血暖身——紫苏姜糖茶

【材料】

紫苏叶5克，生姜3片，红糖15克。

【制法】

1. 紫苏叶洗净；生姜洗净，去皮，切丝。
2. 将紫苏叶、生姜丝一起放入杯子中，倒入沸水冲泡，加盖闷8分钟后，加入红糖，搅拌均匀即可。

饮用方法

每日两次，每次的饮用量约为300毫升，分别在早晚餐后1小时饮用。

茶疗功效

补血养血，驱寒暖身。

最佳饮用时间：晚上饮用效果最佳，因为晚上温度低，易感风寒，饮用紫苏姜糖茶之后可以预防感染风寒，还能起到暖身的作用，有利于睡眠。

禁忌：糖尿病患者忌饮。

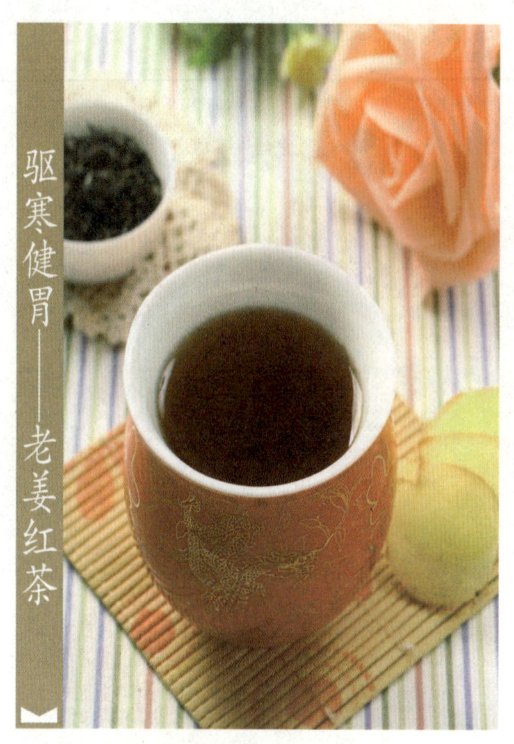

驱寒健胃——老姜红茶

【材料】

老姜4片，红茶3克，蜂蜜10克。

【制法】

1 老姜洗净，切丝。

2 把老姜丝、红茶一起放入杯中，倒入沸水冲泡，加盖闷约10分钟后，滤去茶渣取茶汤，把蜂蜜放入茶汤中，搅拌均匀即可。

饮用方法

每日1次，饮用量约为350毫升，在晚饭消化完全后饮用。

茶疗功效

红茶经发酵制成，性质温润，加上老姜具有很强的驱寒功效，两者结合使驱寒健胃的功效发挥到极致。

禁忌：内火旺盛、容易上火的人不宜饮用。

暖胃润肤——万年甘暖胃润肤茶

【材料】

万年甘2克，茉莉花3克，西洋参2克。

【制法】

将万年甘、茉莉花、西洋参用温水滤洗干净后，放入杯子里，倒入沸水冲泡，加盖闷约15分钟，滤去茶渣即可饮用。

饮用方法

每日1次，饮用量约为300毫升，在晚餐消化完全后饮用。

茶疗功效

万年甘味甘，性凉，可清热利尿、润肺生津；西洋参性凉，味甘，可益肺阴，清虚火，生津止渴。两者合用有养胃活血、使肌肤恢复弹性的功能。

最佳饮用时间：晚上饮用效果最佳，因为晚上是皮肤修复的最好时机，喝上一杯万年甘暖胃润肤茶不仅能滋润肌肤，还能暖胃驱寒。

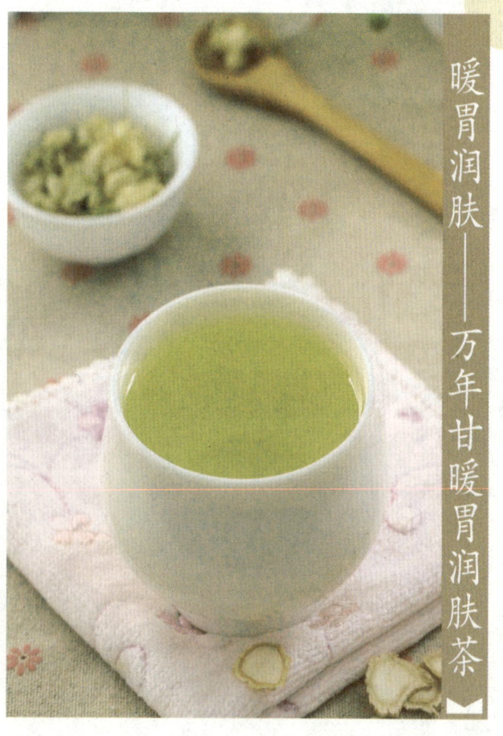

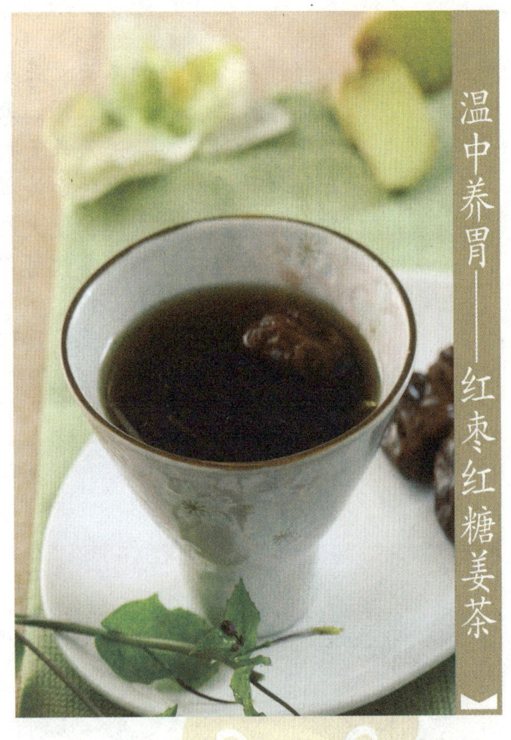

温中养胃——红枣红糖姜茶

【材料】

生姜5片，红枣3枚，红糖15克。

【制法】

1. 生姜洗净，切丝；红枣洗净，去核。
2. 将生姜、红枣一起放入锅内，加入适量清水，大火煎煮约10分钟后，加入红糖搅拌均匀，倒出茶汤即可。

饮用方法

饭后可频频饮用，不拘时还可以代水饮用。

茶疗功效

生姜味辛、性温，有发散风寒的功效；红枣味甘、性温，能补气养血，健脾胃。两者合用可祛除胃寒、暖胃暖宫。

最佳饮用时间：感染风寒或者女性受凉痛经的时候饮用效果最好。

禁忌：阴虚内热、血热妄行者禁止饮用。

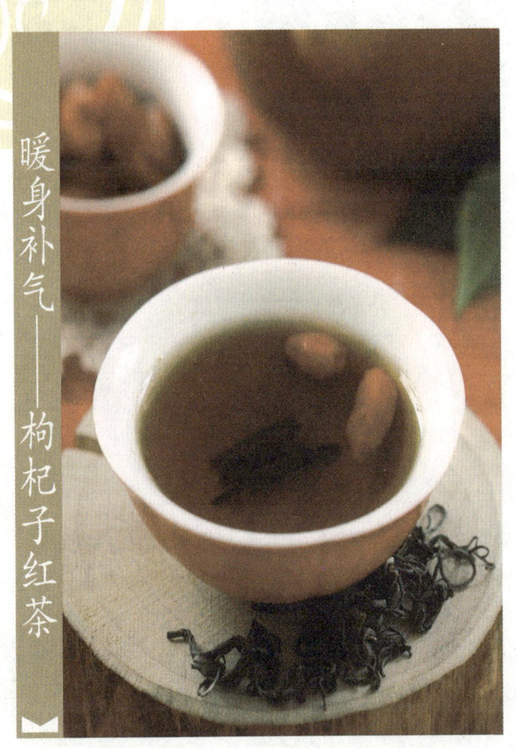

暖身补气——枸杞子红茶

【材料】

枸杞子8克，红茶3克。

【制法】

1. 枸杞子去杂质，洗净，润透；红茶用热开水滤洗干净备用。
2. 把枸杞子、红茶一起放入茶壶里，倒入600毫升热开水，浸泡约15分钟即可。

饮用方法

可冲泡饮用，也可以煎水饮用，可以随时饮用。

茶疗功效

枸杞子味甘，性平，能养肝，滋肾，润肺；红茶可生津暖胃。两者结合具有暖身补气的功效。

最佳饮用时间：冬天比较寒冷的时候饮用最佳，因为该茶的温补功能显著。

禁忌：内火旺盛、肝火上亢者慎饮。

缓解春困

经过一个寒冷的冬天，春天气候日渐转暖，人会感到疲乏、困倦、昏昏欲睡，这就是春困。春困是因为季节交换给人们带来的生理变化的一种反应。进入春天后，气温升高，人的毛孔、汗腺、血管开始打开、舒张，皮肤血液循环的速度也加快，造成身体供给大脑的血液就会相对减少，使大脑受到抑制，从而困倦思睡，总觉得睡不够。而提神醒脑的茶饮可以有效地缓解春困带来的疲倦感，有效地振奋精神，提高工作、学习的效率。快来了解一下能够缓解春困的人参红枣蜂蜜茶、茉莉玫瑰菩提茶、薰衣草柠檬茶和玫瑰薄荷茶吧。

补气提神——人参红枣蜂蜜茶

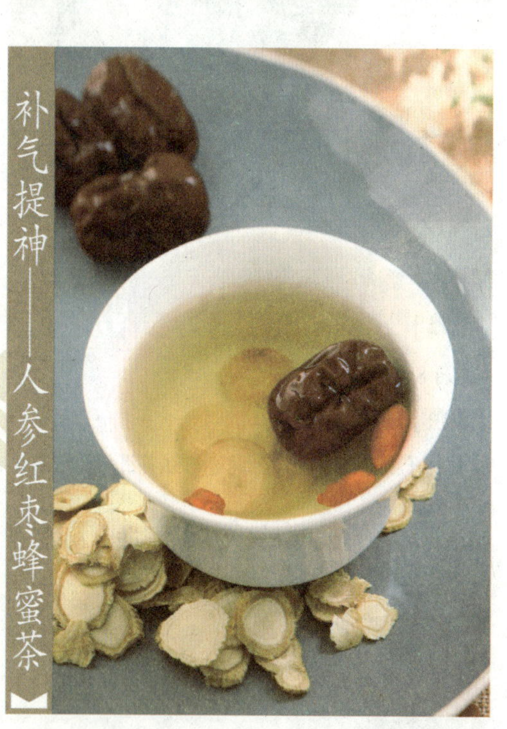

【材料】

人参3克，红枣4枚，枸杞子10枚，蜂蜜10克。

【制法】

1 人参洗净，切成薄片；红枣洗净，去核；枸杞子洗净，润透。

2 将人参、红枣、枸杞子一起放入锅中，注入适量清水，大火煎煮约10分钟，滤出茶汤，加入蜂蜜搅拌均匀即可。

饮用方法

可随时饮用，不拘时，还可以代水饮用，一天的饮用量以800毫升为宜。

茶疗功效

补脾益气，补充精力，提神醒脑。

禁忌：实证、热证而正气不虚者忌服。

医家之言

人参味甘，性温，含有多种人体所需的氨基酸，人参适宜气血不足、慢性腹泻、喘促气短、身体瘦弱、劳伤虚损、脾胃气虚、贫血、神经衰弱者食用，尤其适用于治疗男子阳痿、女子崩漏等症。

红枣味甘，性温，归脾、胃经，有补中益气、养血安神、缓和药性的功能。

枸杞子适用于肝肾亏虚、头晕目眩、视力减退、腰膝酸软等症。

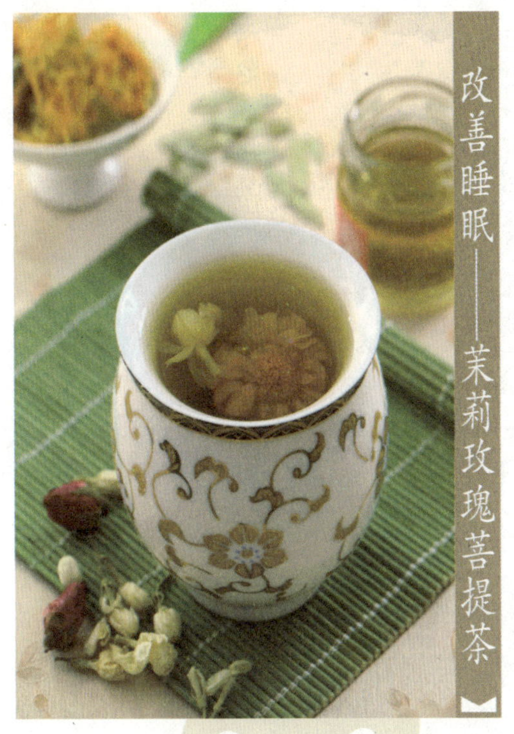

改善睡眠——茉莉玫瑰菩提茶

【材料】

茉莉花、玫瑰花各3克，金盏花、菩提叶各2克，蜂蜜10克。

【制法】

将茉莉花、玫瑰花、金盏花、菩提叶一起放入杯中，倒入沸水冲泡，加盖闷约5分钟后，滤去茶渣取茶汤，加入蜂蜜搅拌均匀即可。

饮用方法

饭后可以频频饮用，不拘时，可以代水饮用，一天的饮用量控制在1000毫升以内为好。

茶疗功效

安神镇静，消除疲劳，提高睡眠质量，保持白天精神振奋。

最佳饮用时间：精神压力大或者心情郁闷时饮用最佳，可改善情绪、提高精力。

禁忌：孕妇不宜饮用。

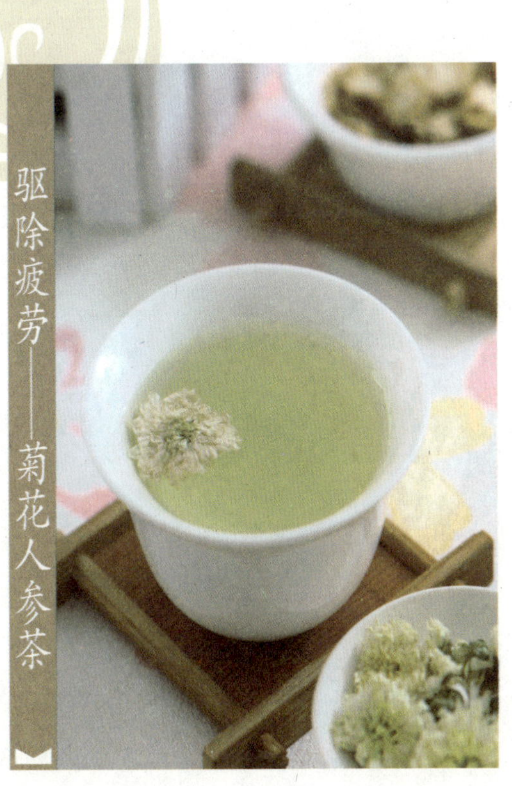

驱除疲劳——菊花人参茶

【材料】

菊花干品5朵，人参3克。

【制法】

1. 人参洗净，切碎，放入锅中，加入适量清水，煎煮约10分钟后，滤去人参，取人参汤。
2. 把菊花放入杯中，倒入煎好的滚烫的人参茶汤，冲泡约5分钟后即可。

饮用方法

每日两次，每次的饮用量约为300毫升。

茶疗功效

菊花疏肝明目，利水消肿，驱除疲劳；人参补血养血，宁心安神。两者结合可以有效地解除劳累，驱除疲倦感。

最佳饮用时间：睡前两小时饮用效果最佳，可宁心安神、驱除疲劳，有助于睡眠。

振奋精神——薰衣草柠檬茶

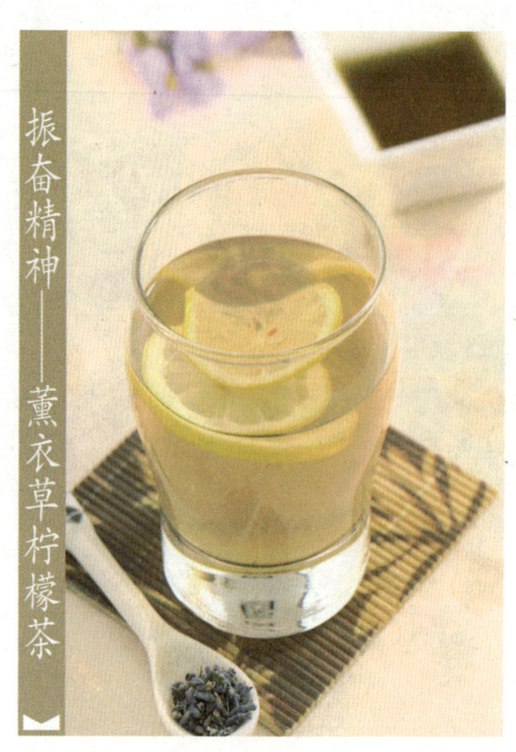

【材料】

薰衣草3克，鲜柠檬1/2个，蜂蜜5克。

【制法】

1. 鲜柠檬洗净，切片。
2. 将薰衣草、柠檬片放入杯中，倒入沸水冲泡，加盖闷约5分钟后，滤去茶渣，取茶汤，加入蜂蜜搅拌均匀即可。

饮用方法

每日两次，每次的饮用量为300毫升。

茶疗功效

薰衣草具有缓解神经、怡情养性、安神促睡眠的功效；柠檬含有丰富的维生素C。该茶可缓解紧张情绪，清醒头脑，使思维敏捷。

最佳饮用时间： 饭后饮用效果最佳，既可以促进消化，又可以提神醒脑。

禁忌： 低血压患者及孕妇忌饮。

提神醒脑——薄荷菊花茶

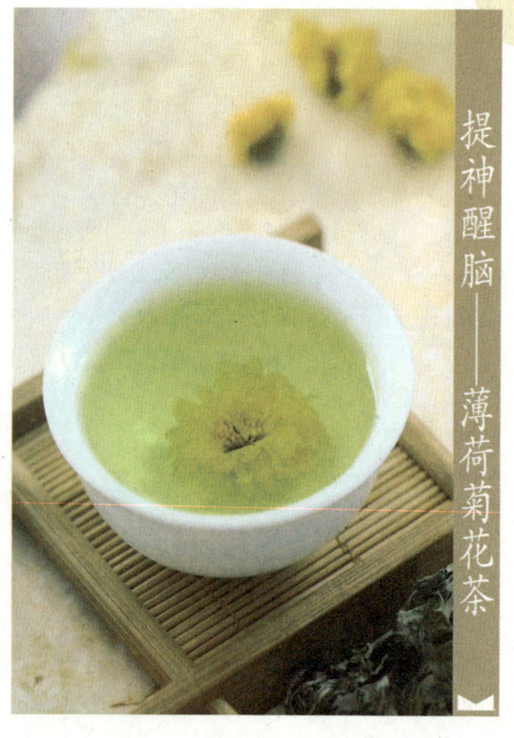

【材料】

薄荷叶4片，菊花干品5朵，冰糖10克。

【制法】

1. 薄荷叶洗净；冰糖打碎。
2. 将薄荷叶、菊花、冰糖一起放入杯中，倒入沸水冲泡，加盖闷约8分钟即可。

饮用方法

冲泡后即可饮用，冰糖用蜂蜜代替，会更加滋润。

茶疗功效

清肝明目，驱除疲劳，振奋精神，提高人体的免疫力。

最佳饮用时间： 中午饮用效果最佳，因为中午饮用既可以驱除上午的疲劳，又可以振奋精神，利于下午的学习工作。

禁忌： 因该茶具有芳香辛散的功效，所以肺虚咳嗽、阴虚发热多汗者慎用。

明目提神——玫瑰薄荷茶

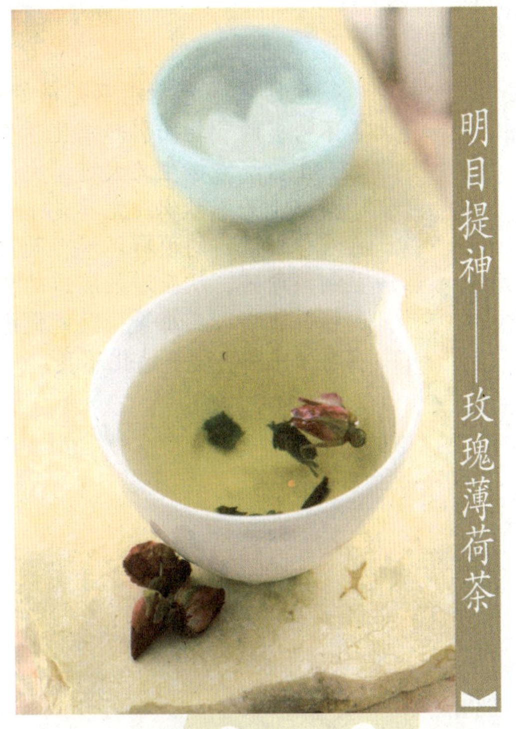

【材料】

玫瑰花干品3克，薄荷叶4片，冰糖10克。

【制法】

1. 薄荷叶洗净；冰糖打碎。
2. 将玫瑰花、薄荷叶、冰糖碎一起放入杯中，倒入沸水冲泡，加盖闷约5分钟后，搅拌至冰糖溶化即可。

饮用方法

每日3次，每次的饮用量约为300毫升，饭后消化完全时饮用。

茶疗功效

玫瑰能宁心安神，美容养颜；薄荷性凉，香气清新宜人，能兴奋大脑，促进血液循环。两者搭配有明显的明目清心、提神醒脑的功效。

最佳饮用时间：午饭后饮用效果最佳，可缓解上午的劳累，从而使下午有十足的精神。

缓解疲劳——丁香绿茶

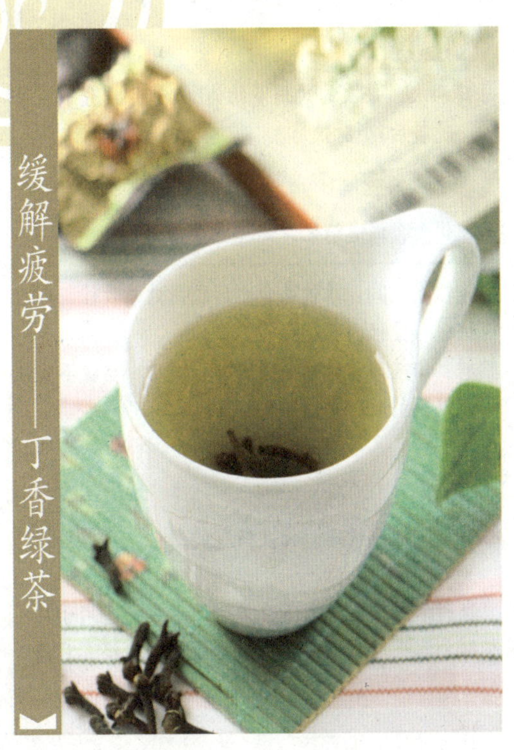

【材料】

丁香花、绿茶各3克，蜂蜜10克。

【制法】

将丁香花、绿茶一起放入杯中，用开水滤去首茶后，倒入沸水冲泡，加盖闷约5分钟后，滤去茶渣取茶汤，加入蜂蜜搅拌均匀即可。

饮用方法

除了睡前不宜饮用之外，其他时间都可以少量多次地饮用。

茶疗功效

丁香花有温中降逆、温肾助阳之功效；绿茶提神醒脑，清心安神，驱除疲劳。

最佳饮用时间：中午饮用效果最佳，可以驱除上午的疲劳，振奋精神，有利于下午的学习、工作。

禁忌：胃热引起的打嗝或兼有口渴、口苦、口干症状者不宜饮用，热性病及阴虚内热者忌饮。

泻下消食

生活中肠胃功能不是很好的人，常常会因为暴饮暴食或食用了不恰当的食物而引起消化不良，从而出现腹胀、腹痛的现象。这时，上医院看医生又太过“大张旗鼓”，所以准备一些泻下消食的小茶方是必不可少。尤其是吃油荤较重的人宜多饮茶，饮茶可以改善人体肠道内的菌群环境，既可抑制有害细菌的生长，又能促使有益细菌增殖，从而增强肠道的免疫能力。常见的泻下消食的茶材有山楂、黄梅、乌梅等，既能促进消化，又能生津止渴。味道酸甜，在享受中即可缓解消化不良。

促进消化——山楂益母红茶

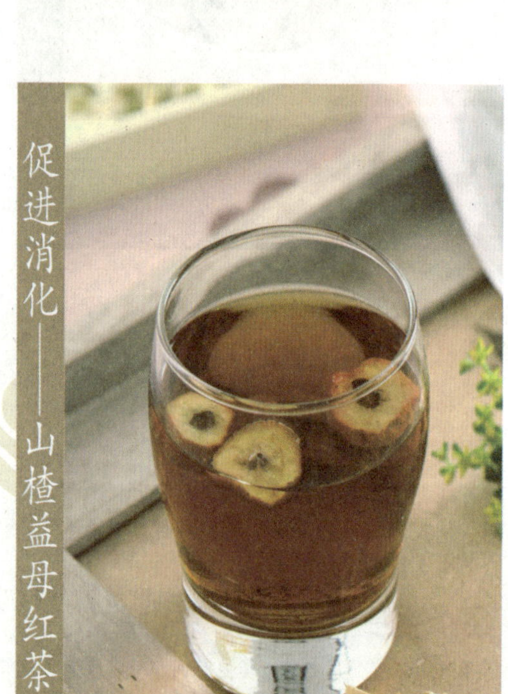

【材料】

鲜山楂5枚，益母草1克，车仔红茶茶包1袋。

【制法】

1. 鲜山楂洗净，切片。
2. 将山楂片、益母草、车仔红茶一起放入杯中，倒入沸水约500毫升，冲泡约10分钟即可。

饮用方法

每日两次，每次的饮用量约为300毫升，分别在早餐、晚餐后1小时饮用。

茶疗功效

消积化食，促进消化，健脾益胃。

最佳饮用时间： 暴饮暴食之后饮用效果最佳，可以很快缓解腹胀，理气和胃。

禁忌： 山楂与益母草会促进肠胃蠕动，空腹不宜饮用，以免刺激肠胃。

医家之言

山楂味酸、甘，性微温。有开胃消食、化滞消积、活血散瘀、化痰行气的功效。不仅可以解油腻、助消化，还可降胆固醇。

益母草有活血、祛瘀、调经、消水的功效，能利水消肿，排出下肢多余的水分，适用于应酬多、运动少，小腹有脂肪堆积或小腿水肿的人群。临床上广泛用于治妇女闭经、痛经、月经不调等妇科疾病。

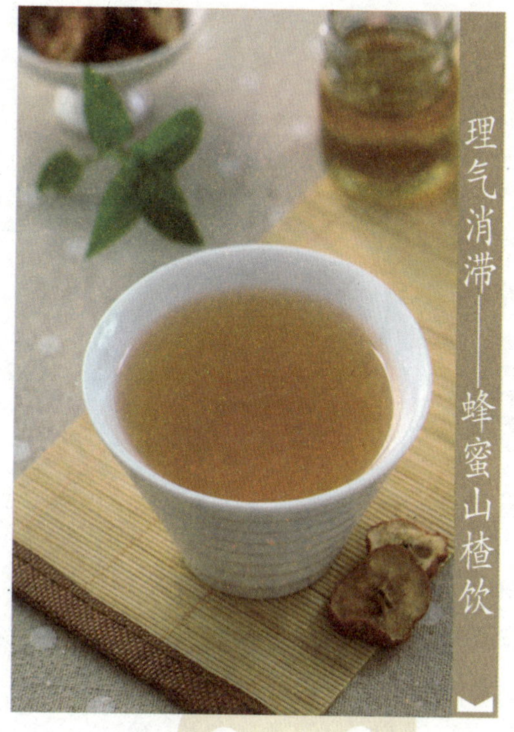

理气消滞——蜂蜜山楂饮

【材料】

鲜山楂15枚，蜂蜜10克。

【制法】

1. 将山楂去果柄，洗净，切成薄片。
2. 锅置火上，注入适量清水，放入鲜山楂片，大火煮沸后，转小火煎煮约10分钟，关火，滤去山楂片，把山楂水倒入杯里，兑入蜂蜜，搅拌均匀即可。

饮用方法

饭后消化完全后可少量多次地饮用，一天的饮用量约为500毫升，胃弛缓症患者坚持每天服用400毫升，可以改善肠胃功能。

茶疗功效

消积化食，开胃生津，润肺止渴。

禁忌：胃酸分泌过多者不宜饮用。

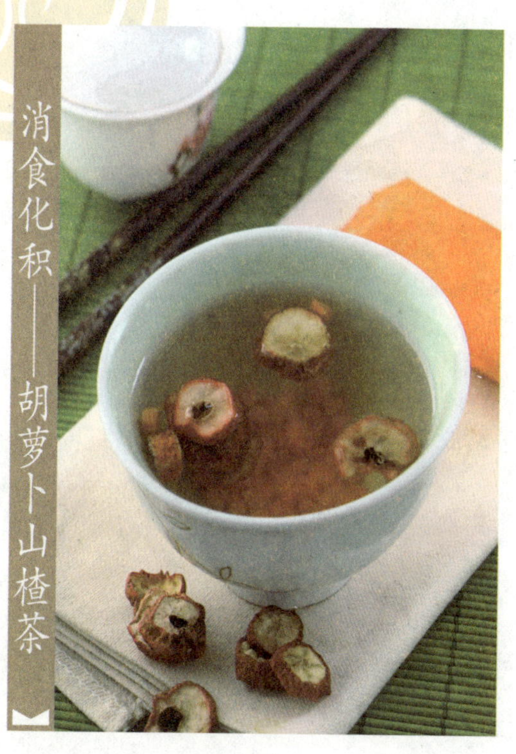

消食化积——胡萝卜山楂茶

【材料】

胡萝卜1/2根，干山楂片10克。

【制法】

1. 胡萝卜去皮，洗净，切成小粒；干山楂片洗净，润透。
2. 将胡萝卜粒、山楂片一起放入杯中，倒入沸水冲泡，加盖闷约15分钟即可。

饮用方法

饭后感觉胃部积食、腹胀时，冲泡一杯饮用，饮用量约为300毫升。

茶疗功效

干山楂片味酸，能促进消化，理气化痰，防治小儿积食。

最佳饮用时间：在吃肉过多而引起消化不良时饮用效果最佳，可以消脂解腻，促进消化。

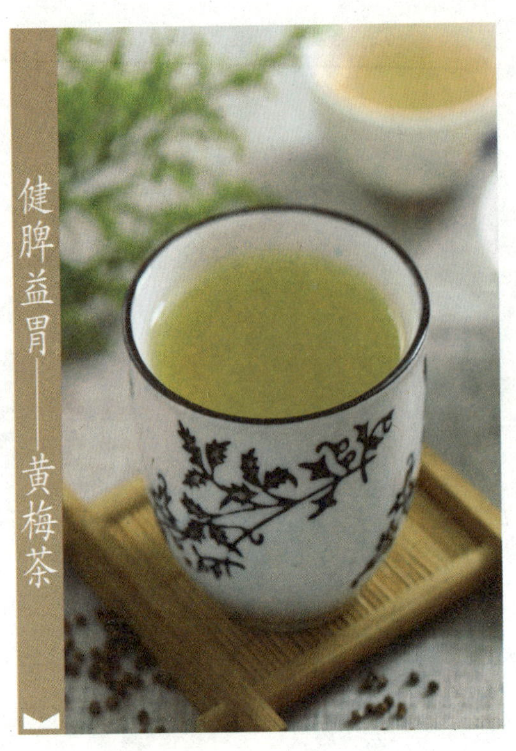

健脾益胃——黄梅茶

【材料】

黄梅5颗，生姜2片，紫苏子6克，蜂蜜10克。

【制法】

1. 生姜洗净，剁成末；黄梅洗净，放入微波炉中蒸熟，去核，加入生姜末搅拌均匀。
2. 将制好的黄梅肉、紫苏子一起放入杯中，倒入沸水冲泡，加盖闷约10分钟后，滤去茶渣取茶汤，加入蜂蜜搅拌均匀即可。

饮用方法

每日两次，每次的饮用量约为250毫升，分别在午餐、晚餐消化完全时饮用。

茶疗功效

黄梅健胃、敛肺、温脾；紫苏子味辛，性温，可降气消痰、止咳平喘、润肠。该茶适用于治疗脾胃虚寒、食欲缺乏、积食不消等症。

禁忌：胃酸分泌过多者不宜饮用。

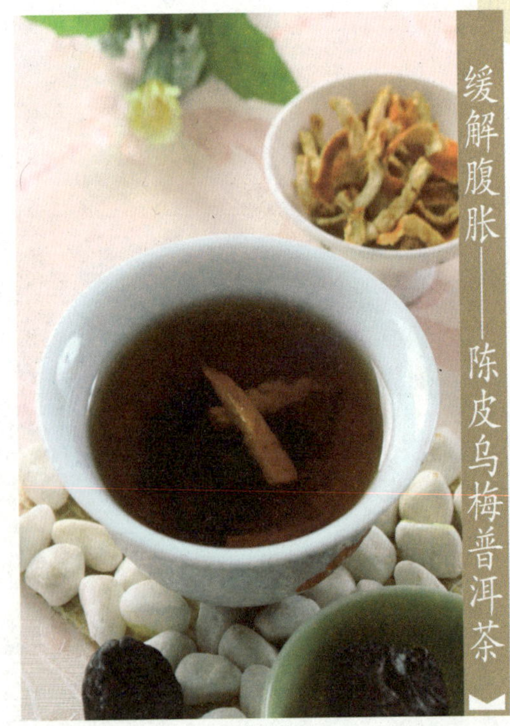

缓解腹胀——陈皮乌梅普洱茶

【材料】

陈皮3片，乌梅2颗，普洱茶3克。

【制法】

1. 陈皮洗净，切丝；乌梅洗净，去核。
2. 将陈皮丝、乌梅肉、普洱茶一起放入杯中，倒入沸水冲泡，加盖闷约5分钟即可。

饮用方法

每日两次，午餐、晚餐消化完全后饮用，一天的饮用量约为600毫升。

茶疗功效

陈皮可以促进肠胃道消化，有助行气止腹痛，缓解腹胀。陈皮与乌梅偏酸，可促进唾液分泌，有助解渴、改善口鼻干燥。再加入普洱茶可以中和陈皮、乌梅的酸性，起到养胃的功效。

禁忌：本茶不宜空腹饮用，平常有胃酸分泌过多者，一天的饮用量以300毫升为限，以免喝多腹痛。

【材料】

大麦粒10克，甘草3克，冰糖5克。

【制法】

①大麦粒洗净，甘草切碎，冰糖打碎；取一个茶包袋，将大麦粒、甘草碎装入茶包袋里，收好袋口，用清水稍微浸泡。

②锅置火上，注入适量清水，放入茶包袋，大火煮沸后，转小火煎煮20分钟，去掉茶包袋，倒出茶水，加入冰糖搅拌至溶化即可。

饮用方法

每日2次，每次的饮用量约为350毫升，分别在早餐、晚餐后饮用。

茶疗功效

加快肠胃蠕动，促进消化，消除脂肪。

最佳饮用时间：在食用过度油腻的食物之后，喝上一杯即可消除油腻感。

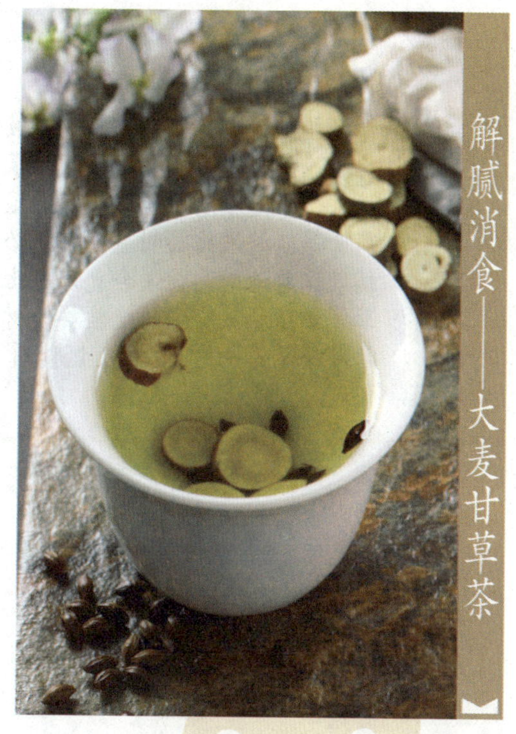

解腻消食——大麦甘草茶

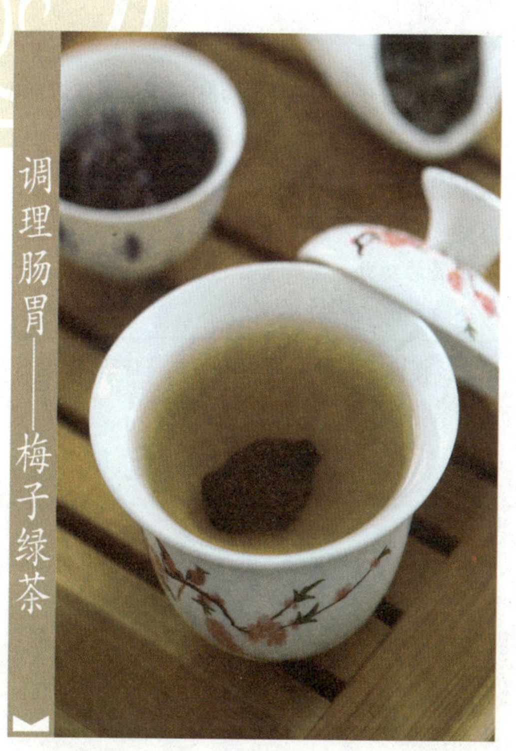

调理肠胃——梅子绿茶

【材料】

梅子3颗，绿茶3克，蜂蜜10克。

【制法】

①将绿茶放入杯中，倒入500毫升沸水，冲泡约5分钟后，滤去茶渣，取茶汤。

②把梅子放入绿茶汤中，加入蜂蜜搅拌均匀即可。

饮用方法

除了睡前不宜饮用之外，可在饭后频频饮用，一天的饮用量控制在800毫升以内即可。

茶疗功效

梅子性温、味甘，具有敛肺止咳、涩肠止泻、除烦静心、生津止渴、杀虫安蛔、止痛止血的作用，与绿茶、蜂蜜合用可健脾益胃、调养肠胃、滋润肠道。

禁忌：空腹不宜饮用，睡前也不宜饮用，会影响睡眠。

祛风除湿

风湿病是一种以侵犯关节、骨骼、肌肉、血管及相关软组织或结缔组织为主的疾病，其中多数为自身免疫性疾病。风湿发病大多比较隐蔽而缓慢，病程较长，很难治愈。在天气骤变的时候很容易发作，疼痛难忍。传统治疗风湿的方法一般是针灸、精油按摩、贴药膏等，效果比较明显，但是必须长期坚持。而通过茶疗的方式来辅助这些治疗，效果会更好。比如我们常见的薏苡仁、独活、龙胆草等都是祛风除湿的绝佳茶饮材料。下面就让我们一起来了解一些祛风除湿的一些茶饮吧，既能缓解病痛，又可享受茶香。

祛风止痛——樱桃蜜茶

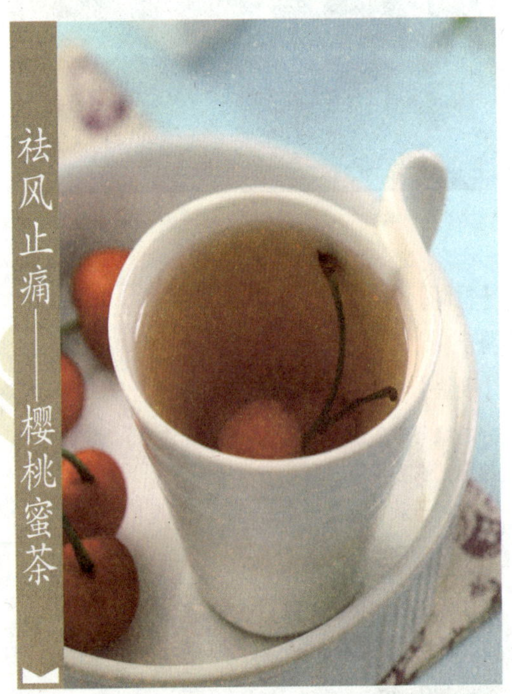

【材料】

樱桃8颗，蜂蜜10克。

【制法】

将樱桃洗净，放入锅中，注入适量清水，大火煎煮约10分钟后，关火，用杯子将樱桃茶盛出，加入蜂蜜搅拌均匀即可。

饮用方法

每日1次，每次的饮用量约为350毫升，晚饭后1小时饮用。

茶疗功效

樱桃味甘，性平，有益脾养胃、涩精止泻、生津止渴的功效。与蜂蜜合用，可祛风散寒、缓解疼痛。

禁忌：樱桃不能多吃，多吃会发热，暗风者、糖尿病患者、热性病及虚热咳嗽者忌饮。

医家之言

樱桃味甘、酸，性微温，具有益脾养胃、涩精止泻、发汗透疹、祛风除湿、消肿止痛的功效。

蜂蜜可滋阴润燥，美容养颜，经常饮用蜂蜜水对于治疗心脏病、高血压、肺病、眼病、肝脏病、便秘、贫血等疾病，都有良好的辅助作用。

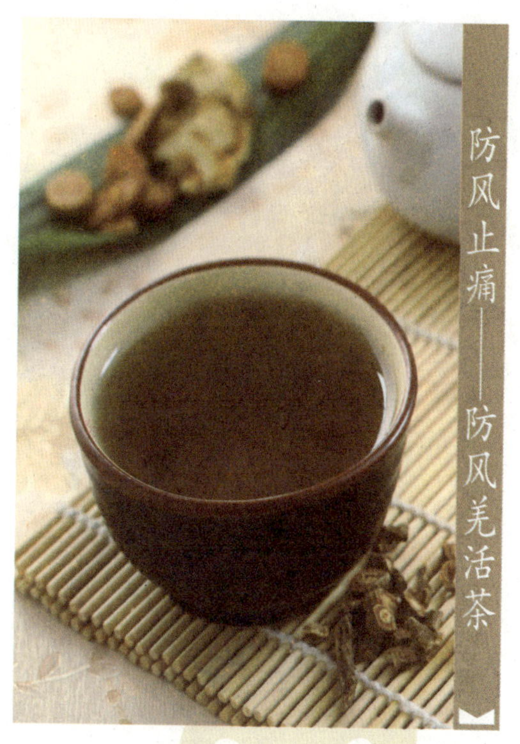

防风止痛——防风羌活茶

【材料】

防风5克，羌活4克，酒黄芪3克，炙甘草4克，蜂蜜10克。

【制法】

❶将防风、羌活、酒黄芪、炙甘草放入捣药器中研成粗末。

❷把捣碎的粗末放入茶杯中，倒入沸水冲泡，加盖闷约10分钟后，滤去茶渣取茶汤，加入蜂蜜搅拌均匀即可。

饮用方法

每日1剂，1剂分两次饮用，每次饮用量约为300毫升。

茶疗功效

清热镇痛，祛风燥湿。

最佳饮用时间：天气突然变凉时饮用，可预防因天气骤变而引起的关节疼痛。

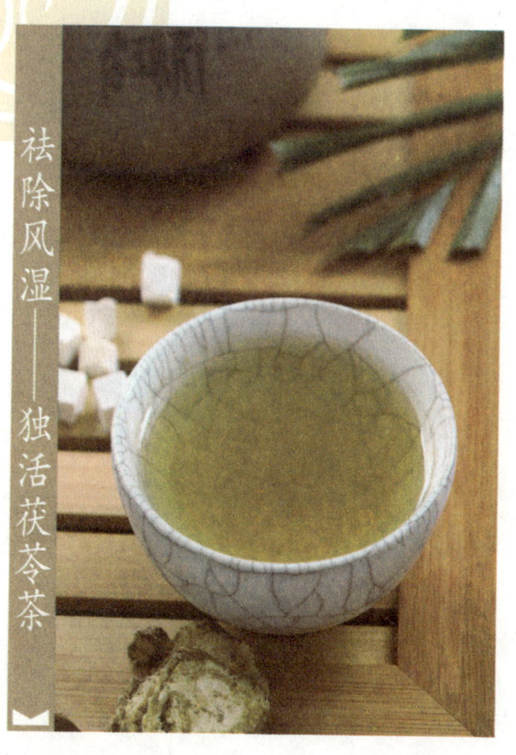

祛除风湿——独活茯苓茶

【材料】

独活10克，茯苓20克，冰糖15克。

【制法】

❶将独活、茯苓洗净，润透；冰糖打碎。

❷锅置火上，注入适量清水，下入独活、茯苓，大火煮沸，转小火煎煮25分钟，关火，滗出茶汤，再往锅内注入300毫升清水，转中火煎煮25分钟，关火，滤去药渣，将两次煎得的茶汤混合倒入大碗里，加入冰糖，搅拌至溶化即可。

饮用方法

每日1次，饮用量约为350毫升，在晚饭消化完全后饮用。

茶疗功效

行气补血，祛风镇痛。

禁忌：在食用桃子、李子之后不宜饮用此茶。

祛风燥湿——胡麻茶

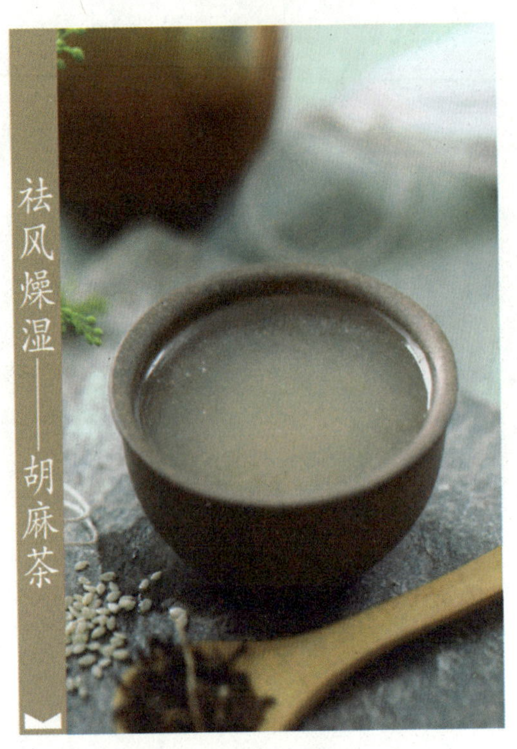

【材料】

芝麻、白术各50克，威灵仙25克，蜂蜜15克。

【制法】

①将芝麻、白术、威灵仙放入捣药器研成细末，装入大号的茶包袋里，收好袋口。

②把茶包放入杯中，倒入沸水，冲泡约15分钟后，取出茶包袋，在茶汤里加入蜂蜜搅拌均匀即可。

饮用方法

每日1剂，饭后可代水饮用，以少量多次的饮用，每天的饮用量以500毫升为好。

茶疗功效

白术健脾益气，燥湿利水；威灵仙祛风除湿，通络止痛。本茶主要用于缓解四肢麻木、风湿腿疼、四肢无力和脾肾亏虚等症。

禁忌：脾虚便溏者忌饮。

清热燥湿——龙胆草茶

【材料】

龙胆草10克，生甘草2克，冰糖10克。

【制法】

将龙胆草、生甘草洗净，剁碎，放入茶杯中，倒入沸水冲泡，加盖闷约15分钟后，滤去茶渣取茶汤，在茶汤中加入冰糖碎，搅拌至冰糖溶化即可。

饮用方法

每日1次，饮用量约为200毫升。

茶疗功效

龙胆草味苦，性寒，有清热燥湿、泻肝定惊的功效；生甘草能清热解毒，调和药性。两者合用可清热燥湿，利水消肿，泻火定惊。

最佳饮用时间：每日餐后饮用。

禁忌：本方药物多为苦寒之性，内服易伤脾胃，故脾胃虚寒和阴虚阳亢者禁用。

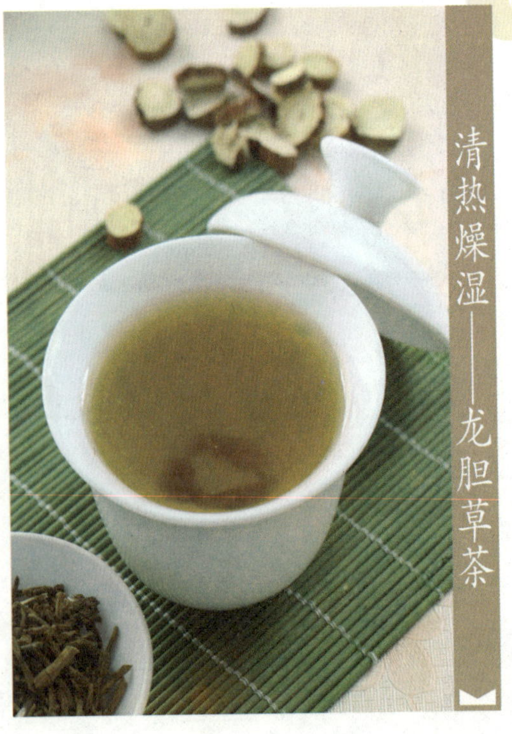

祛风除湿——薏苡仁防风茶

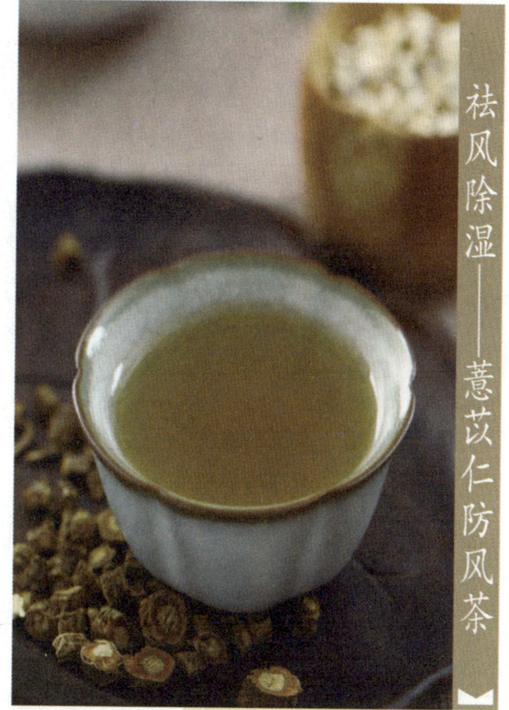

【材料】

薏苡仁50克，防风15克。

【制法】

❶薏苡仁淘洗干净；防风洗净，切成小片。

❷将薏苡仁、防风片放入锅中，注入清水约700毫升，大火煎煮约20分钟后，关火，滤出茶汤即可。

饮用方法

每日3次，每次约200毫升。

茶疗功效

薏苡仁性味甘淡微寒，有利水消肿、健脾祛湿等功效；防风祛风解表、胜湿止痛。两者合用有祛风除湿、温中解表、胜湿止痛的功效。

最佳饮用时间：每日餐后饮用。

禁忌：阴血亏虚、热病动风者不宜饮用，血虚痉挛者忌饮。

解暑化湿——苦参甘草茶

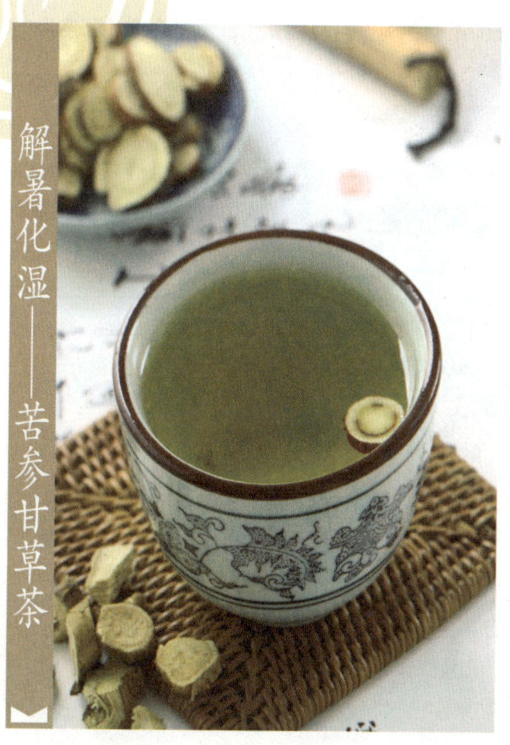

【材料】

苦参10克，生甘草3克，蜂蜜15克。

【制法】

❶苦参洗净，切成薄片；生甘草洗净，切碎。

❷将苦参片、生甘草一起放入杯中，倒入沸水冲泡，加盖闷约10分钟后，滤去茶渣，取茶汤，加入蜂蜜搅拌均匀即可。

饮用方法

可以用简单的冲泡的方法泡饮，也可以煎水饮用，每日1次，饮用量为200毫升。

茶疗功效

苦参清热解毒、抗菌消炎；生甘草清热解毒、调和药性。该茶有解暑化湿、活血止痛、促进血液循环的功效。

禁忌：脾胃虚寒者忌饮。

调理气血

气血来源于脏腑，运行于经络，气和血都是生命的载体。气为血之帅，血为气之母，两者相互协调，共同滋润身体，使身体正常、协调地运作。

气血不足的患者主要以女性居多。因为女性以血为本，女性的经、孕、产、乳都与血息息相关，很容易耗血伤气，导致气血失调。所以，调理气血是女性一辈子都要做的事情。调理气血最有效最直接的办法之一就是通过茶疗内调。补气血的茶饮材料主要有人参、红枣、桂圆、枸杞子、阿胶等，经常用这些材料泡茶饮用，可以起到补气调血的功效。

补虚益气——人参大枣茶

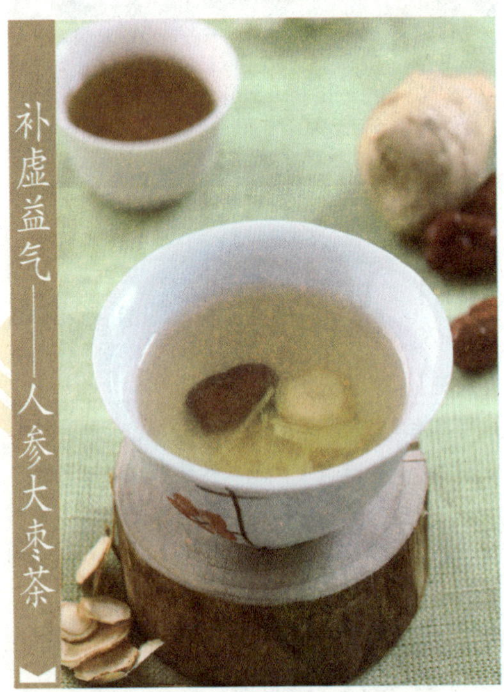

【材料】

人参3克，红枣6枚，生姜2片，蜂蜜10克。

【制法】

1. 人参洗净，切成薄片；红枣洗净，去核；生姜洗净，切丝。
2. 将人参、红枣、姜丝一起放入杯中，倒入沸水约600毫升，加盖闷约15分钟，滤去茶渣，取茶汤，加入蜂蜜搅拌均匀。

饮用方法

每日1剂，饭后可频频饮用，不拘时，可代水饮用。

茶疗功效

补气活血，益气生津，调气养血。

最佳饮用时间：睡前2小时饮用效果最佳，既益气养血，又能起到静养的功效。

禁忌：脾胃湿热、舌苔黄腻者不宜饮用。

医家之言

人参味甘、微苦，性平，微温，归脾、肺、心经。具有大补元气、补脾益肺、生津止渴、安神益智等功效。

红枣自古以来是调经补气、美容养颜、美白祛斑、镇静安神的佳品。

生姜味辛，性温，有理气活血、开胃止呕、化痰止咳、发汗解表的功效。

【材料】

川芎60克，香附子（炒）120克，蜂蜜15克。

【制法】

❶将川芎、香附子放入捣药器中，研成粗末，装入大号茶包袋里，收好袋口。

❷把茶包袋放入杯中，倒入沸水冲泡，加盖闷约15分钟后，取出茶包袋，加入蜂蜜搅拌均匀即可。

饮用方法

每日1～2剂，饭后饮用。

茶疗功效

理气解郁，调经止痛，镇痛止痛。

最佳饮用时间：月经期前一周饮用可有效缓解痛经，改善经前期紧张综合征等。

禁忌：川芎忌与黄芪、山茱萸一起入茶，可能会引起中毒。

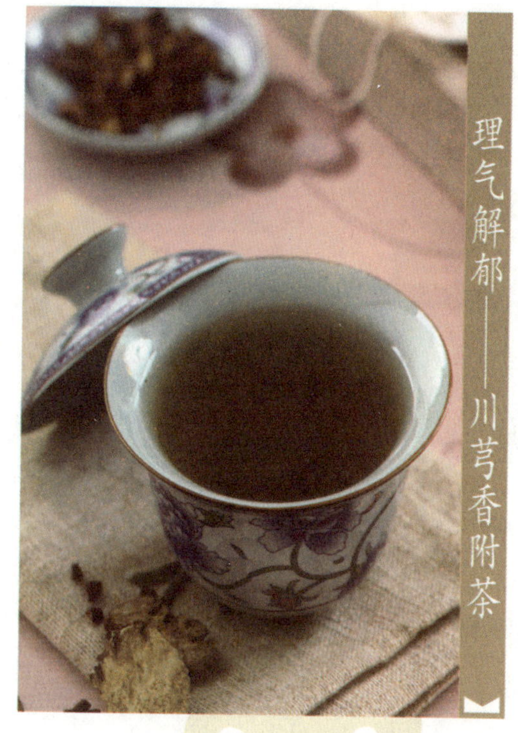

理气解郁——川芎香附茶

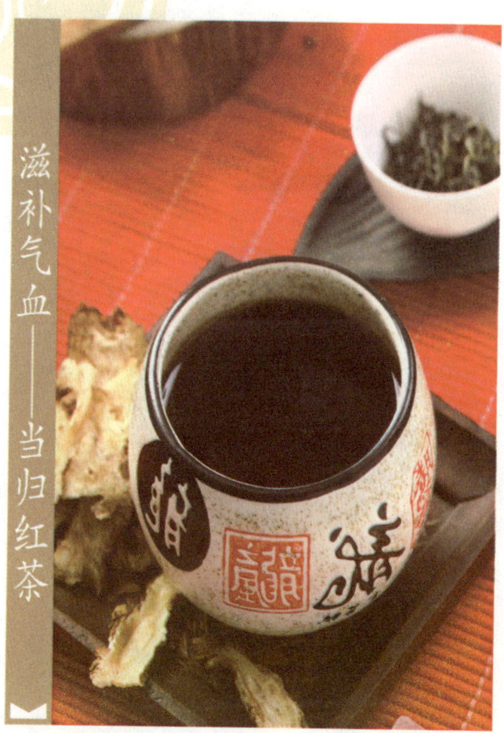

滋补气血——当归红茶

【材料】

当归10克，红茶3克，冰糖10克。

【制法】

当归去杂质，洗净，放入锅中，加入适量清水，大火烧开后，加入红茶，转成小火煎煮约10分钟，滤去茶渣取茶汤备用，把冰糖加入茶汤中搅拌至冰糖溶化即可。

饮用方法

每日1剂，饭后少量多次地饮用，一天的饮用量控制在800毫升以内为好。

茶疗功效

补血养血，温暖肠胃，适用于月经不调、经闭、痛经或体虚畏寒等症。

最佳饮用时间：月经期前一周饮用，可缓解痛经等不适。

禁忌：湿阻中满及大便溏泄者忌饮。

补气固表——首乌甘草茶

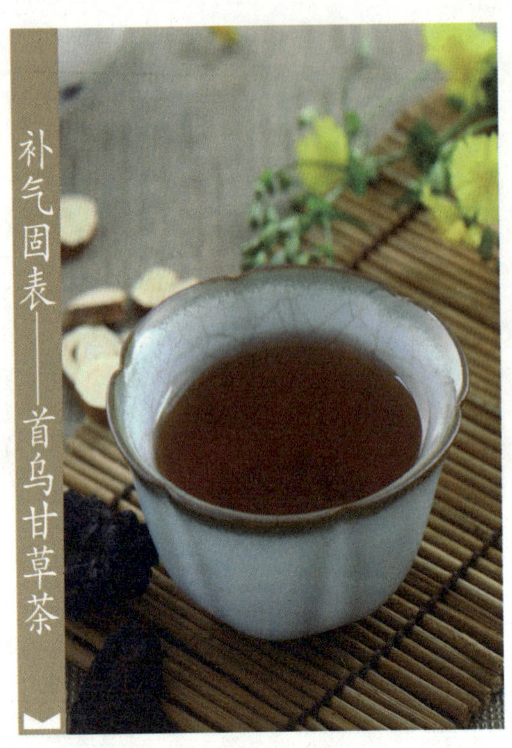

【材料】

何首乌10克，甘草6克，红糖适量。

【制法】

把何首乌、甘草分别去杂质，洗净，放入锅中，加入适量清水，大火煮沸后，加入红糖，转成小火煎煮约15分钟，滤去茶渣，取茶汤即可。

饮用方法

每日两次，每次的饮用量约为200毫升，早晚餐消化完毕后饮用。

茶疗功效

补益精血，活血养血，润肺止咳。

最佳饮用时间：睡前饮用最佳，因为骨髓是在睡眠期间造血活跃。

禁忌：大便溏泄及有湿痰者慎饮；孕妇、哺乳期妈妈忌饮。

滋阴养血——桂圆红糖茶

【材料】

桂圆肉7枚，红茶3克，红糖10克。

【制法】

桂圆肉洗净，放入锅中，加入适量清水，大火煮沸后，加入红茶、红糖，煎煮约5分钟后，滤去茶渣取茶汤即可。

饮用方法

可代水频频饮用。

茶疗功效

桂圆肉性温味甘，益心脾，补气血；红茶补气暖胃。该茶具有补益气血、温暖肠胃的功效。适用于惊悸怔忡、失眠健忘、贫血、虚寒腹痛、体虚怕冷等症。

最佳饮用时间：冬季睡前饮用，可改善贫血者手脚冰凉症状。

禁忌：糖尿病患者忌饮。

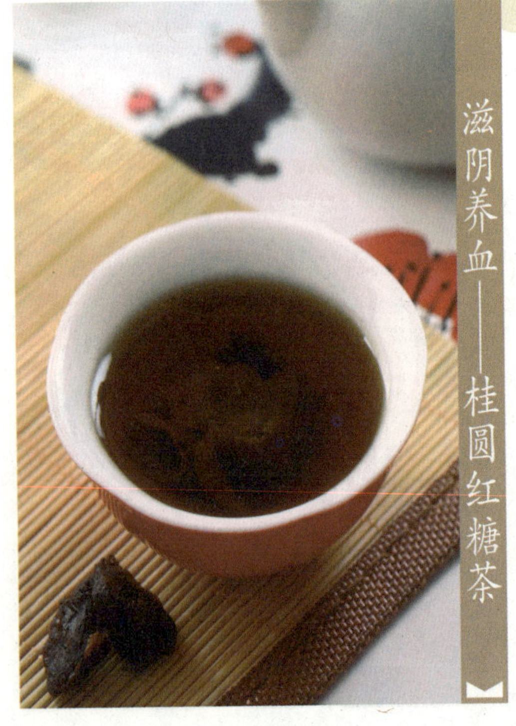

滋阴补血——阿胶茶

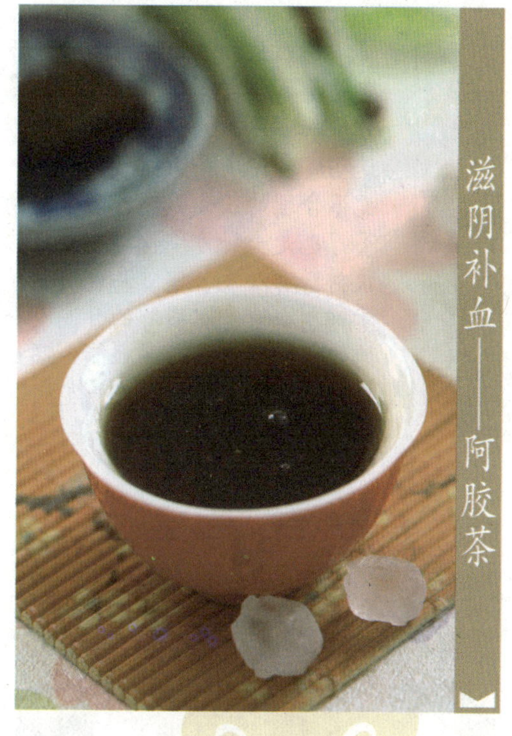

【材料】

阿胶5克，黄酒50毫升，冰糖10克。

【制法】

1. 将阿胶装入碗里，加入黄酒、冰糖，兑入少量清水浸泡一夜。
2. 把浸泡好的阿胶酒水一起倒入锅中，文火慢慢煎煮，边煮边搅拌，避免阿胶煮煳，煮至阿胶溶化即可。

饮用方法

每日1~2次，每次用量为1调羹，用温开水兑开饮用。

茶疗功效

补血活血，滋阴润燥，美容养颜。

最佳饮用时间：饭前饮用效果最佳。

禁忌：脾胃虚弱、呕吐泄泻、腹胀便溏、咳嗽痰多者慎饮。

补气养血——葡萄杞枣茶

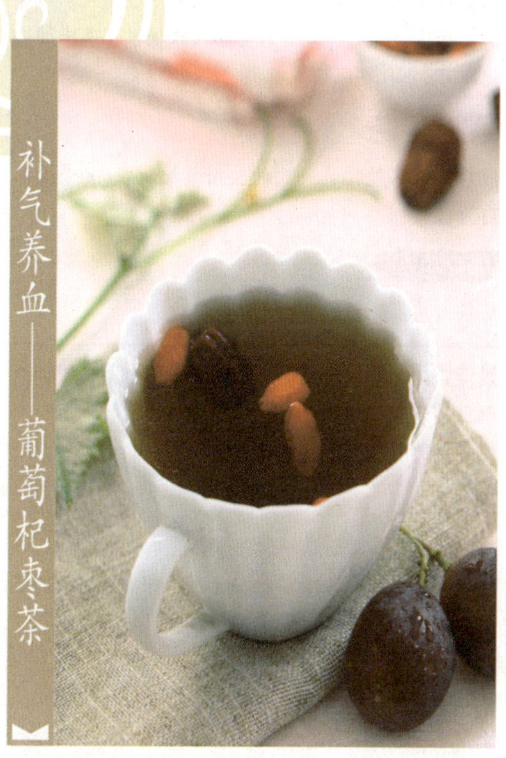

【材料】

红葡萄10克，枸杞子5克，红枣6枚，红茶3克。

【制法】

1. 红葡萄洗净；红枣洗净，去核；枸杞子洗净，润透。
2. 把红葡萄、红枣、枸杞子放入锅中，加入适量清水，大火煮沸后，加入红茶，转成小火煎煮约5分钟，滤去茶渣取茶汤即可。

饮用方法

每日3次，每次的饮用量约为300毫升，在三餐后饮用。

茶疗功效

益气补血，滋阴养血，适用于气短乏力、咳嗽气喘、头晕眼花等症。

禁忌：糖尿病患者不宜饮用。

降脂降压

高血压和高血脂很多情况下是由不健康的生活方式导致，如饮食结构不合理（肉蛋油盐酒过多，热量摄入过多，蔬菜、水果和水分摄入不足），缺乏运动，长期处于精神紧张状态，精神压力大。这些都会造成高血脂、高血压。预防控制高血压和高血脂，应从改变不合理的饮食习惯开始，均衡营养，加强锻炼。除饮食调节外，茶疗也是一种方便快捷、效果明显的方法。经常用于降脂降压的茶饮材料有人参、何首乌、决明子、绿豆等，这些材料单味入茶，对于抑制血清、胆固醇的升高有一定效果。此外，这些材料通过科学的配伍，既能治疗高血脂、高血压，又可以有效预防心血管的脂肪堆积，稳定血脂，防治并发症。

凉肝降压——枸杞子金菊茶

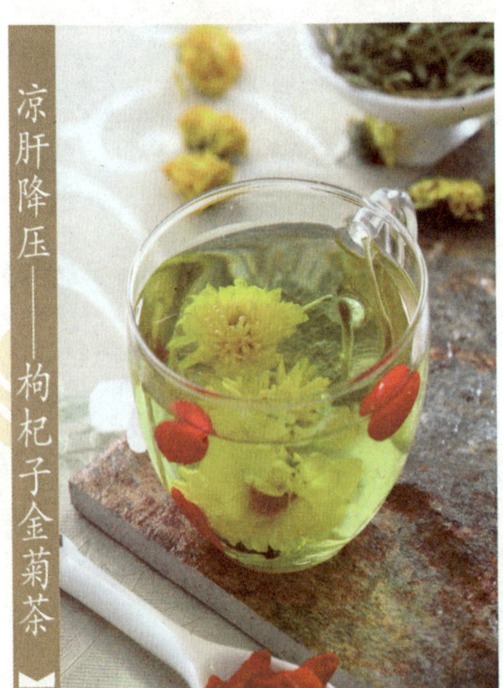

【材料】

枸杞子10克，金银花、菊花各5克，冰糖10克。

【制法】

1. 枸杞子洗净，润透；金银花、菊花拣去杂质；冰糖打碎。
2. 把枸杞子、金银花、菊花放入杯中，倒入沸水冲泡，加盖闷约5～8分钟后，加入冰糖搅拌至冰糖溶化即可。

饮用方法

饭后可代水饮用，一天的饮用量控制在800毫升以内为好。

茶疗功效

降低血压、胆固醇，防止动脉硬化。

最佳饮用时间： 清晨起床可以喝一杯该茶，因为高血压患者在起床后会有血压的波动。

禁忌： 脾胃虚寒者不宜饮用。

医家之言

枸杞子有滋肾水、益精气、润肺止咳、清肝热、明目之功效。主治咳嗽、目赤、肝虚下泪、经络虚痛等症。枸杞子还能预防动脉硬化，与金银花、菊花一起泡茶饮用，具有明显的润燥明目、降低血压的功效。

清热降脂——绿豆海带红糖茶

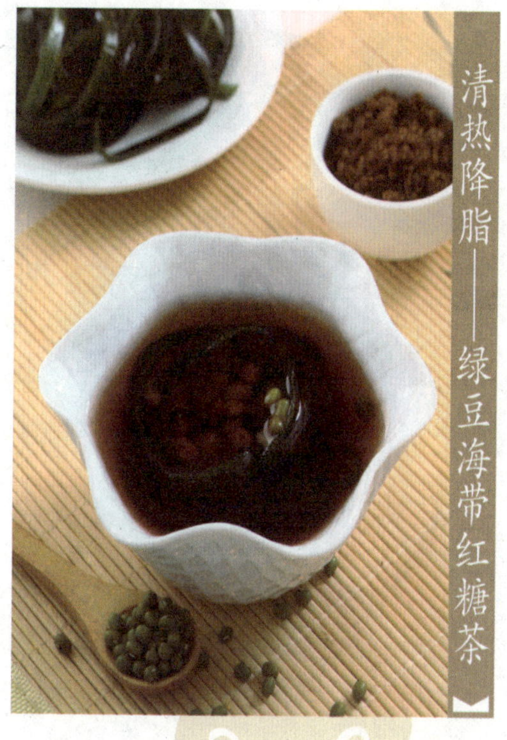

【材料】

干海带10克，绿豆100克，红糖15克。

【制法】

1 海带用温水发透，浸泡6个小时后，洗净，切丝；绿豆淘洗干净。

2 把绿豆放入锅里，注入适量清水，大火煮沸后，转小火煨煮至绿豆开花。

3 放入海带丝，加入适量清水，转大火煮至海带全熟，关火。

4 待自然冷却后，用碗盛出，加入红糖，搅拌均匀即可。

饮用方法

可代水饮用。

茶疗功效

清热解毒，降脂降压。

禁忌：脾胃虚寒者、寒性体质者不宜饮用。

疏风清热——杭白菊降压茶

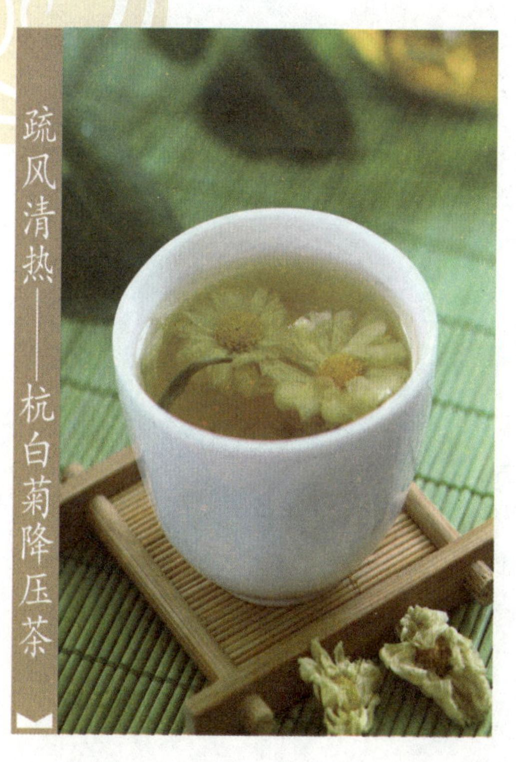

【材料】

杭白菊10克，龙井茶叶3克，松萝3克。

制作：

1 松萝切碎备用。

2 把杭白菊、龙井茶叶、松萝碎一起放入陶瓷茶杯中，加入500毫升100℃的沸水，冲泡15分钟。

3 稍凉后即可饮用。

饮用方法

一日3次，每次约300毫升，饭后消化完全时少量多次地饮用。

茶疗功效

杭白菊味苦，性微寒，可疏散风热、平肝明目、清热解毒。它与龙井茶、松萝配伍可以起到降低血压、清肝解毒的作用。

最佳饮用时间：饭后两小时饮用。

禁忌：寒性体质者不宜饮用。

清肝降压——夏枯草茶

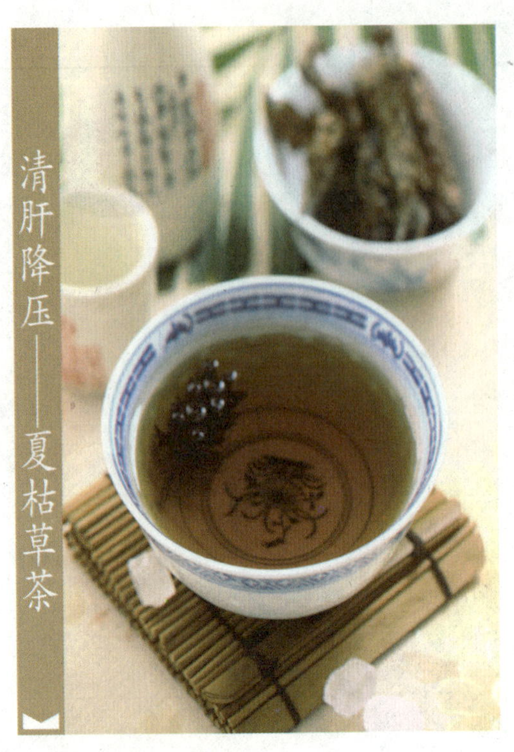

【材料】

夏枯草15克，冰糖5克。

【制法】

将夏枯草放入杯中，倒入沸水约400毫升冲泡，加盖闷约10分钟后，滤去茶渣取茶汤，加入冰糖搅拌均匀即可。

饮用方法

每日1次，每次的饮用量约为350毫升，午餐消化完全后饮用即可。

茶疗功效

夏枯草味苦，性寒，入肝、胆经，具有清泄肝火、散结消肿、清热解毒、祛痰止咳、凉血止血的功效。此外，夏枯草还有抑制癌细胞生长的作用。

最佳饮用时间：午餐后两小时饮用最佳。

禁忌：脾胃虚寒者慎用。

养血清脂——三七茶

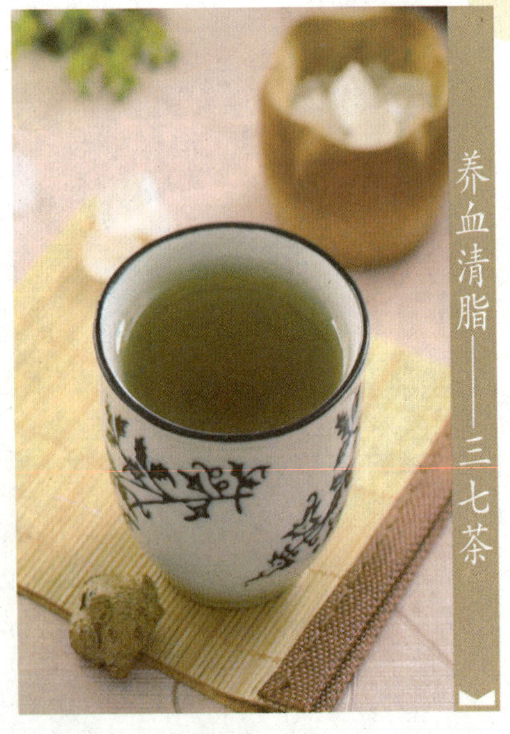

【材料】

三七5克，冰糖10克。

【制法】

三七洗净，放入锅中，注入适量清水，大火煮开后，转小火煎煮约8分钟，关火，滤去茶渣，取茶汤，加入冰糖搅拌至冰糖溶化即可。

饮用方法

每日两次，每次的饮用量约为300毫升，分别在午餐、晚餐后饮用。

茶疗功效

三七味甘、微苦，性温，归肝、胃、心、肺、大肠经。具有活血散瘀、活化血管、抗血栓、清血脂的功效。

禁忌：气血亏虚所致的痛经、月经失调女性及孕妇忌饮。

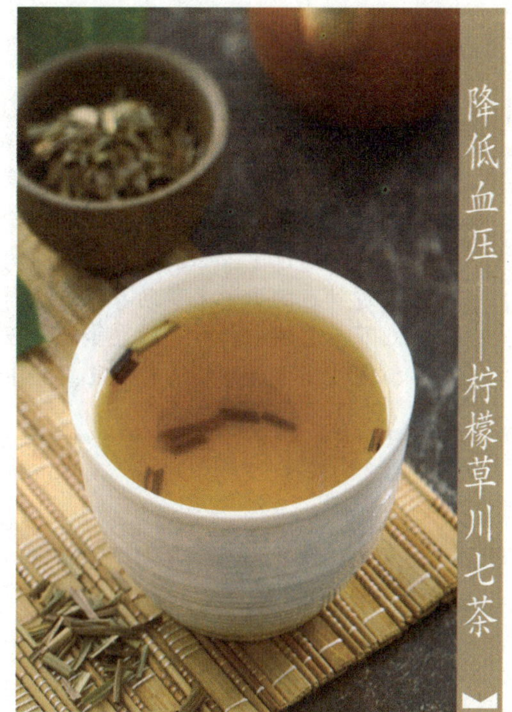

降低血压——柠檬草川七茶

【材料】

柠檬草干品5克，川七3克。

【制法】

1 柠檬草洗净，剪成段；川七洗净。

2 把柠檬草、川七一起放入杯中，倒入沸水冲泡，加盖闷约10分钟即可。

饮用方法

每日1次，饮用量约为400毫升，加入少许冰糖口感更佳。

茶疗功效

柠檬草的味道清淡爽口、香气怡人，含在口中能生津止渴，具有降脂降压的功效。川七味甘、微苦，性微温。川七不仅有化瘀止血的作用，还能缩短凝血时间，降低毛细血管的通血性，故可治疗人体内外各种出血症。

禁忌：孕妇忌饮。

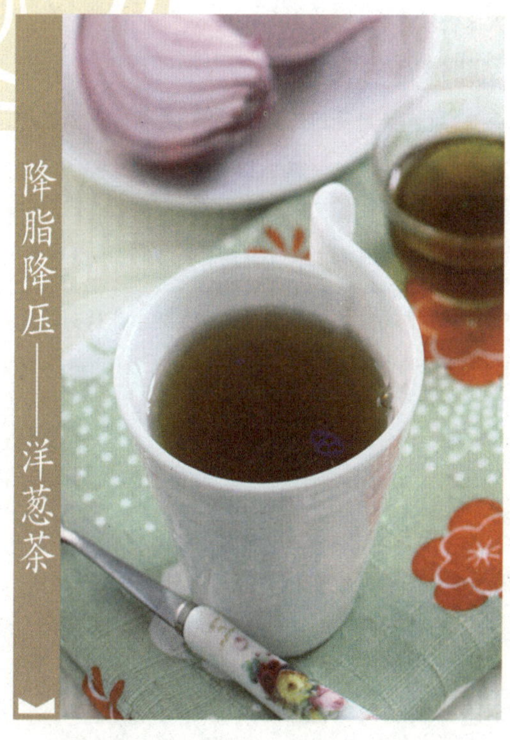

降脂降压——洋葱茶

【材料】

紫皮洋葱1/2个，蜂蜜10克。

【制法】

紫皮洋葱洗净，切成丝，放入砂锅中，加入适量清水，大火煮沸后，转小火煎煮约5分钟后，关火，把洋葱茶倒入杯中，加入蜂蜜搅拌均匀即可。

饮用方法

每日1剂，每剂分早晚两次饮用，每次的饮用量约为400毫升。

茶疗功效

紫皮洋葱味甘、微辛，性温，具有润肠、理气和胃、健脾消食、发散风寒的功效。蜂蜜味甘，性平，能调补脾胃、缓急止痛。

最佳饮用时间：饭后1小时饮用。

禁忌：患有皮肤瘙痒病及眼睛充血者忌饮。

清热解毒

日常生活中，我们都是通过食物来补充身体所需的能量，以恢复体力和精神。但是由于我们饮食不当或者吃了不合格的食品，都有可能造成身体上火和毒素残留。上火的原因大部分是由于吃了辛辣、热量高的食物，使身体吃不消。毒素的残留则是由于我们吃了有农药残留的农产品、含化学成分的加工食物等。这些火气和毒素都超过了身体的自我清除能力，会对身体造成伤害。所以，要通过外在的力量来帮助身体清热解毒。而这个力量非茶饮莫属，金银花、黄连、荷叶、绿豆等都是以清热解毒著称的茶饮材料，经常冲泡饮用可以有效清火祛痘、排毒养颜。

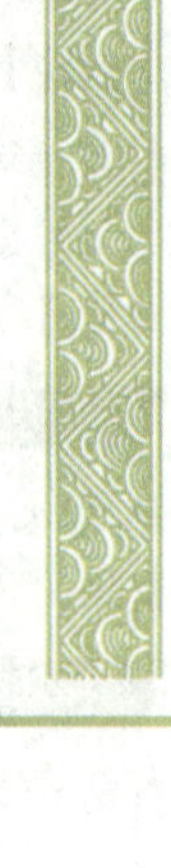

清热解毒——金芪花茶

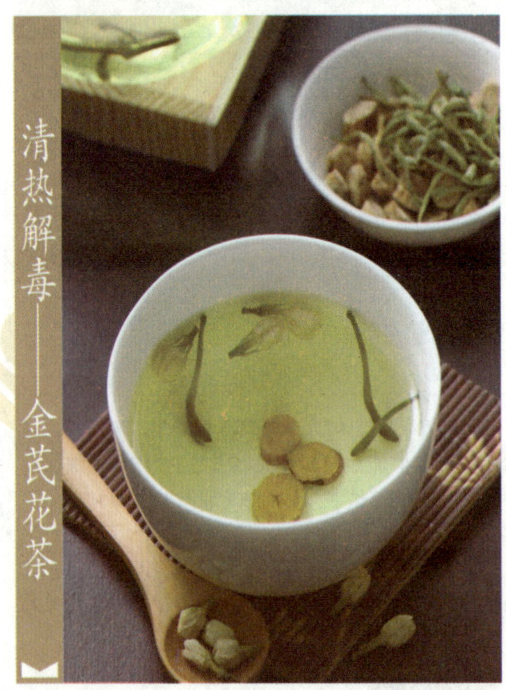

【材料】

黄芪5克，金银花3克，茉莉花3克，冰糖10克。

【制法】

①将黄芪洗净；金银花、茉莉花拣去杂质。

②把黄芪、金银花、茉莉花一起放入杯中，倒入沸水冲泡，加盖闷约8分钟后，滤去茶渣取茶汤，加入冰糖搅拌至冰糖溶化即可。

饮用方法

每日1次，饮用量约为400毫升，午餐消化完全后饮用。

茶疗功效

清心泻火，排毒解郁，清利肠胃。

最佳饮用时间： 夏日炎热的正午饮用，能达到最佳的消暑祛火功效。

医家之言

黄芪味甘，性微温，归肺、脾、肝、肾经。黄芪有益气固表、敛汗固脱、托疮生肌、利水消肿等功效。主要用于治疗气虚乏力、内热消渴、中气下陷、久泻脱肛、表虚自汗等症。

金银花味甘、微苦、清香，性寒，归肺、胃、心、大肠经。金银花有清热解毒、疏利咽喉、消暑除烦的作用。

【材料】

金银花、杭白菊各5克。

【制法】

把金银花、杭白菊一起放入杯中，倒入沸水约500毫升，冲泡5分钟即可。

饮用方法

饭后可代水多次饮用，一天的饮用量控制在1000毫升以内为好。

茶疗功效

清热解毒，利水消肿，经常饮用此茶可以促进肌肤的新陈代谢，具有延缓衰老的效果。

最佳饮用时间：面对电脑时间过长或者吃了上火的食物之后，饮上一杯，可以起到很好的清心明目、降火消炎的功效。

禁忌：食欲缺乏、泄泻便溏者忌饮。

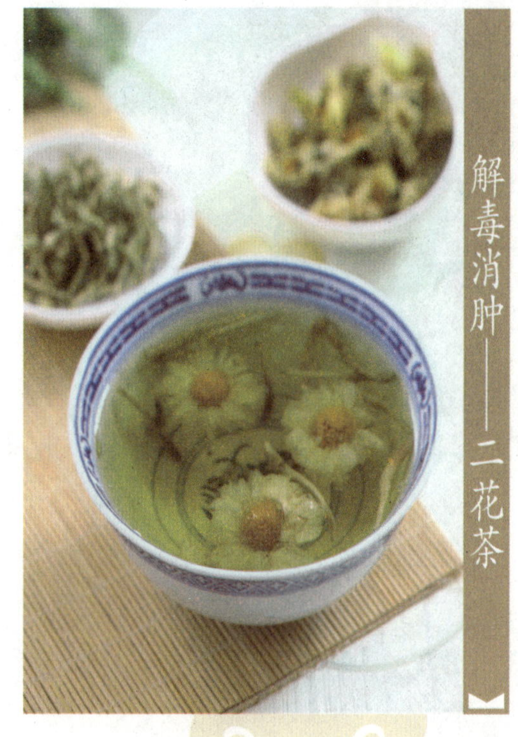

解毒消肿——二花茶

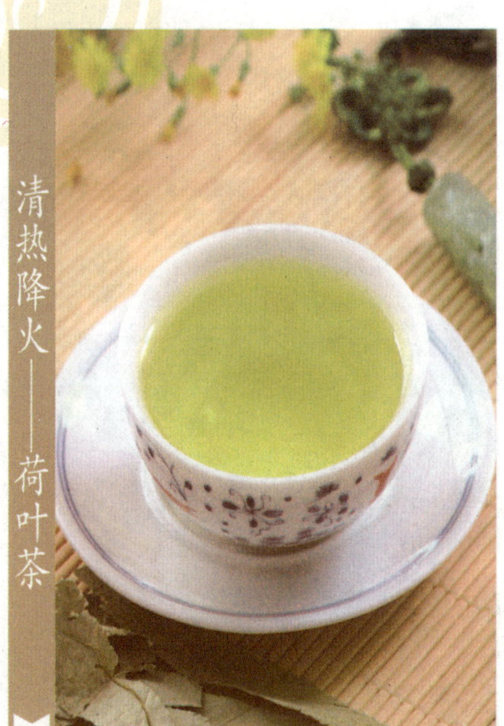

清热降火——荷叶茶

【材料】

荷叶8克，冰糖10克。

【制法】

1 荷叶洗净，润透，切碎；冰糖打碎。

2 将切碎的荷叶装入玻璃茶壶里，加入500毫升沸腾的热开水，浸泡10分钟后，用干净的纱布滤去荷叶碎，加入冰糖碎，搅拌至冰糖溶化，取茶汤即可。

饮用方法

每日3次，每次的饮用量约为300毫升，均在饭后饮用。

茶疗功效

荷叶味苦、辛、微涩，性凉，有清热解暑、清暑利湿、健脾降脂的功效。

禁忌：脾胃虚寒者不宜饮用。

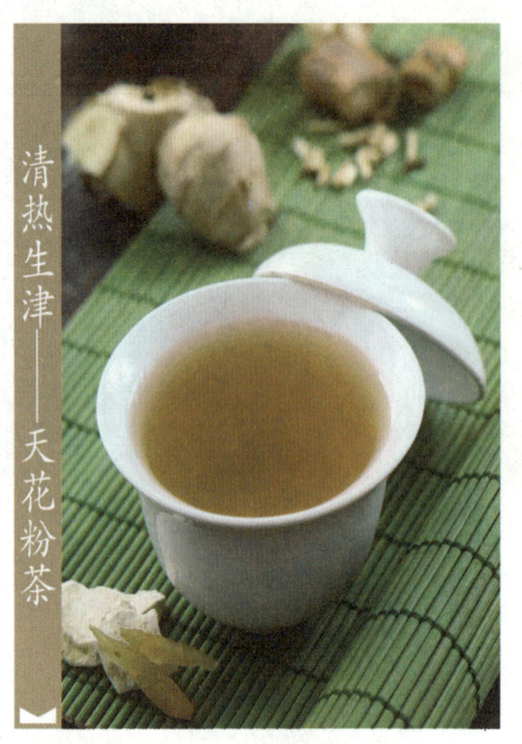

清热生津——天花粉茶

【材料】

天花粉、天门冬、白茅根、芦根、生姜片各4克，蜂蜜10克。

【制法】

1. 将天花粉、天门冬、白茅根、芦根、生姜片洗净，放入锅中。
2. 倒入500毫升清水，大火煎煮约15分钟后，滤去茶渣取茶汤，加入蜂蜜搅拌均匀即可。

饮用方法

每日1次，每次的饮用量约为400毫升。

茶疗功效

清热解毒，除烦祛燥，生津止渴。

最佳饮用时间：每日餐后两小时饮用。
禁忌：本茶性寒，经期女性、脾胃虚寒者、大便溏泄者忌饮。

排毒养胃——大黄茶

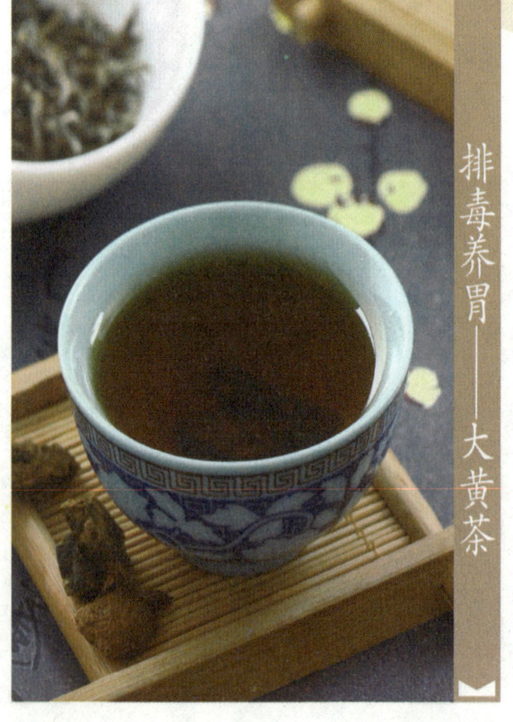

【材料】

大黄2克，红茶4克，白砂糖10克。

【制法】

将大黄、红茶一起放入杯中，倒入开水冲泡，加盖闷约10分钟后，滤去茶渣取茶汤，加入白砂糖搅拌均匀即可。

饮用方法

每日3次，每次的饮用量约为300毫升，均在饭后饮用。

茶疗功效

大黄味苦，性寒，有清热泻火、排毒养胃的功效，适用于内火旺盛、便秘等症。

最佳饮用时间：大黄苦寒，故每日餐后饮用，能保护肠胃。
禁忌：孕妇忌饮。

【材料】

黄连1克，绿茶3克，白砂糖10克。

【制法】

把黄连、绿茶一起放入杯中，倒入300毫升沸水冲泡，加盖闷约10分钟后，滤去茶渣取茶汤，加入白砂糖搅拌均匀即可。

饮用方法

每日1剂，可重复冲泡两次，每次冲泡约300毫升，为1次的饮用量，不能连续多日饮用，一般时隔3天用1剂。

茶疗功效

泻火排毒，宽心解郁，除烦解渴。

最佳饮用时间：黄连过于苦寒，故应在餐后饮用最佳。

禁忌：黄连茶大苦大寒，过饮久饮易伤脾胃，应间歇饮用；脾胃虚寒者忌饮。

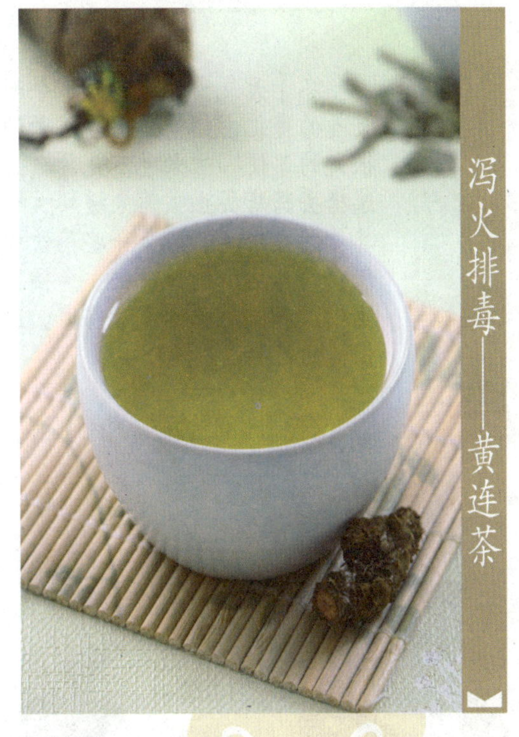

泻火排毒——黄连茶

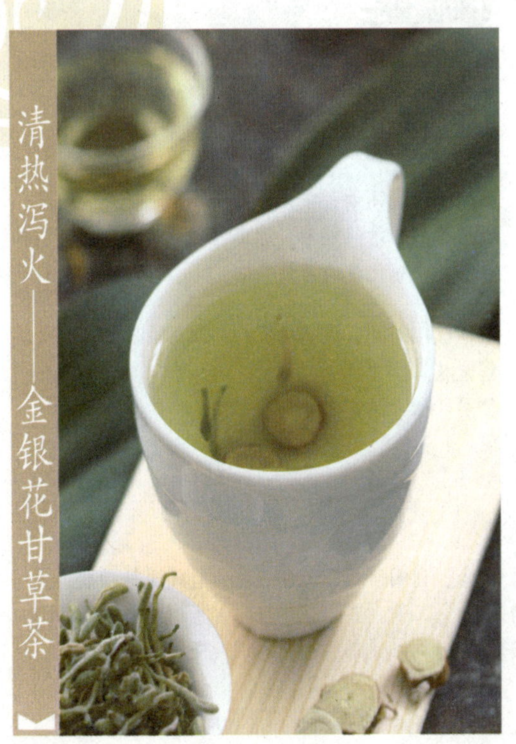

清热泻火——金银花甘草茶

【材料】

金银花5克，甘草茶3克，绿茶2克，蜂蜜10克。

【制法】

将金银花、甘草茶、绿茶一起放入杯中，倒入600毫升沸水冲泡，加盖闷约10分钟后，滤去茶渣取茶汤，加入蜂蜜搅拌均匀即可。

饮用方法

每日1剂，分两次饮用，每次的饮用量以300毫升为好。

茶疗功效

金银花性寒，味甘，有清热凉血、理气益胃、利湿消肿的功效。

最佳饮用时间：咽喉肿痛或口腔溃疡时饮用效果最佳，可以很快消炎止痛，泻火排毒。

禁忌：金银花性味寒凉，脾胃虚弱者不宜常用。

止咳化痰

冬季天气干燥、寒冷，早晚温差变化大，很多人由于适应不了天气的变化，频繁地出现咳嗽的现象，给生活、学习和工作带来了很大的不便。咳嗽也不是什么大病，用不着去医院治疗，很多人会选择去药店买止咳药来缓解咳嗽，但是是药三分毒，终究不是两全其美的办法。其实，一些茶饮中就含有止咳的成分，可以起到止咳化痰的作用。例如枇杷、金橘、雪梨等人人皆知的止咳佳品，性质比较温和，对身体没有伤害，通过科学地配伍泡茶饮用，便能起到保健的功能。

久咳不止——桔梗茶

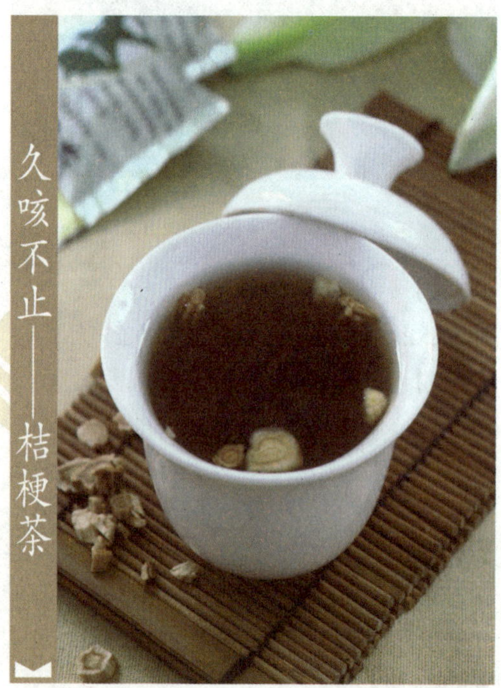

【材料】

桔梗干3克，板蓝根颗粒1包。

【制法】

将桔梗干放入杯中，加入板蓝根颗粒，倒入沸水约400毫升，冲泡约5分钟，搅拌均匀即可。

饮用方法

此茶方为1剂的量，每日两剂，每剂茶汤约为400毫升，早晚餐后饮用。

茶疗功效

桔梗性平，味苦、辛，可开宣肺气、祛痰、排脓；板蓝根颗粒清热解毒、凉血利咽。两者合用有润肺止咳、平喘化痰的功效。

最佳饮用时间：风热感冒初期饮用最佳，可有效缓解症状。

禁忌：体虚而无实火热毒者忌饮。

医家之言

桔梗味苦、辛，性平，归肺经。有宣肺、祛痰、利咽、养气、润五脏、补气血等功效。主要用于咳嗽痰多、咽喉肿痛、肺痈吐脓等症的治疗。

板蓝根味苦，性寒，归肝、胃经。具有清热解毒、凉血利咽、预防感冒的功效。

【材料】

杏仁8枚，雪梨1个，冰糖10克。

【制法】

1 杏仁放入捣药器中，研成粗末，装入大号茶包袋里，收好袋口。

2 雪梨洗净，去心，切成块，放入锅中，加入适量清水，大火煮沸后，放入茶包袋，转成小火煎煮约5分钟，取出茶包袋，滤出茶汤，加入冰糖搅拌至冰糖溶化即可。

饮用方法

饭后频频饮用，不拘时，可代水饮用。

茶疗功效

止咳平喘，润肺清热，生津止渴，润肠通便。

最佳饮用时间：感冒初期，喉咙有轻微发痒时饮用，可起到护嗓、预防咳嗽的功效。

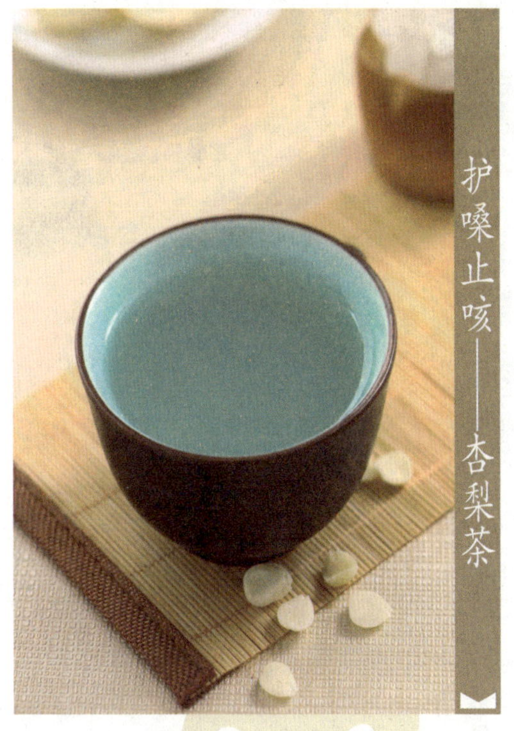

护嗓止咳——杏梨茶

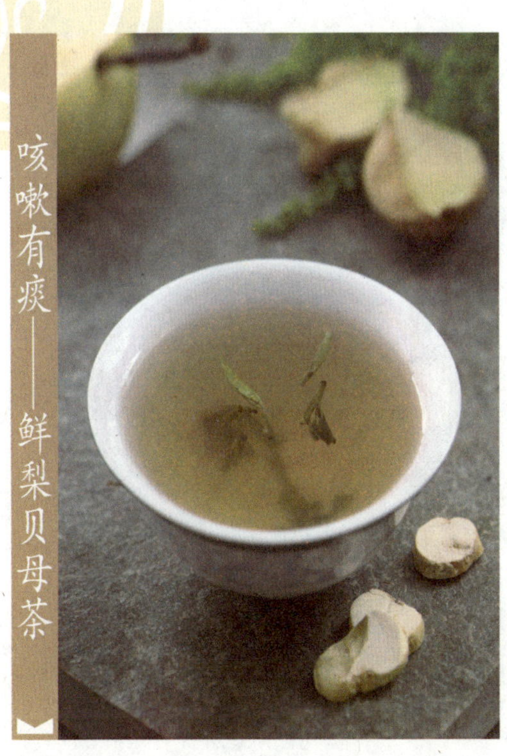

咳嗽有痰——鲜梨贝母茶

【材料】

雪梨1个，贝母6克，绿茶3克，生姜2片。

【制法】

1 雪梨洗净，切块，与贝母、姜片一起放入锅中，注入适量清水，大火煎煮约10分钟后，去渣取茶汤。

2 把绿茶放入杯中，倒入沸腾的雪梨贝母茶汤，冲泡约5分钟即可。

饮用方法

每日饮用两次，每次的饮用量约为300毫升，咳嗽有所缓解之后应立即停止饮用，此茶方不宜长时间饮用。

茶疗功效

清热润肺，化痰止咳，适用于肺热咳嗽、干咳少痰、阴虚劳嗽、咳痰带血等症。

最佳饮用时间：喉咙发痒时饮用效果最佳，不仅可以润喉护嗓，还可以防止咳嗽。

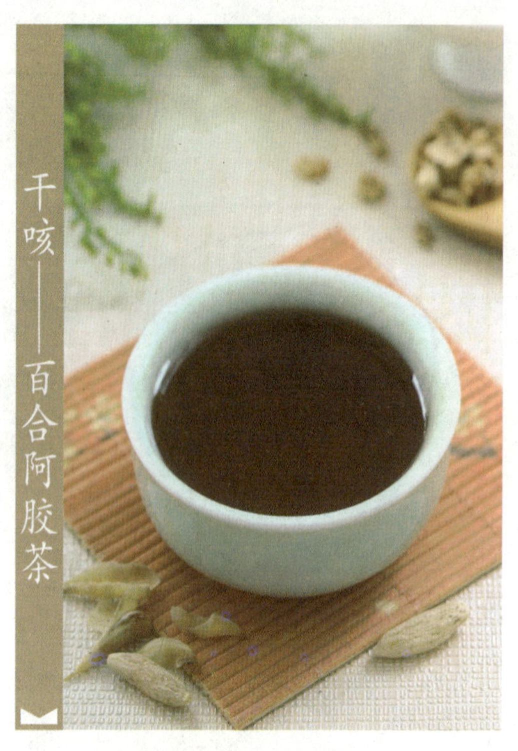

干咳——百合阿胶茶

【材料】

百合10克，阿胶5克，桔梗、麦门冬、桑叶各3克。

【制法】

将百合、桔梗、麦门冬、桑叶用温水滤洗干净，放入杯中，倒入沸水冲泡，加盖闷约8分钟后，滤去茶渣，取茶汤，饮用时加入阿胶，搅拌至阿胶溶化即可。

饮用方法

每日1次，每次的饮用量约350毫升。

茶疗功效

百合味甘，性微寒，具有润肺、清火、安神的功效。本品能养阴润肺，清心安神，缓解干咳无痰。

最佳饮用时间：此茶方饭前饮用效果最佳，有利于营养物质的吸收，充分发挥茶疗功能。

禁忌：饮用百合阿胶茶之后，禁止吃油腻的食物。脾胃虚寒呕吐泄泻者忌用。

夜咳不止——芝麻冰糖茶

【材料】

生芝麻15克，冰糖10克。

【制法】

生芝麻拣去杂质，放入捣药器中，研成细末，装入茶包袋里，与冰糖一起放入杯中，倒入400毫升沸水冲泡约10分钟，取出茶包，搅拌至冰糖溶化即可。

饮用方法

每日两次，每次的饮用量约为400毫升，分别在早晚餐后饮用。

茶疗功效

生芝麻味甘、性平，具有润肺生津的功效，适用于治疗夜咳不止、咳嗽无痰等症。

最佳饮用时间：餐后食物消化完后饮用最佳。

禁忌：糖尿病患者忌饮。

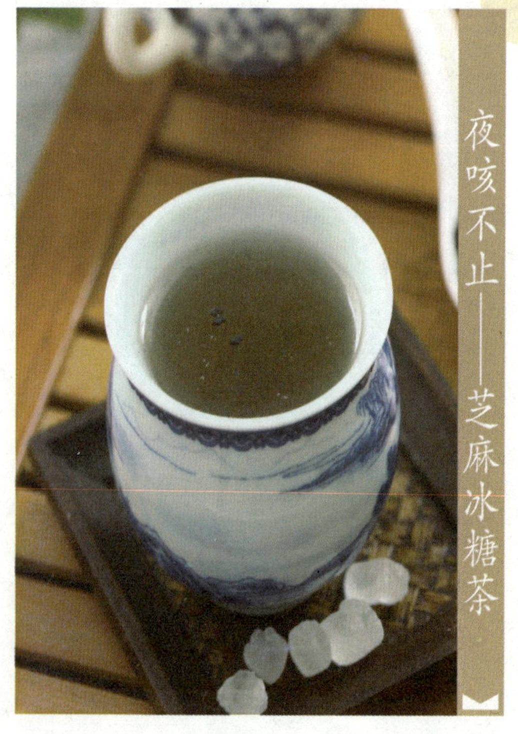

止咳化痰——大蒜冰糖茶

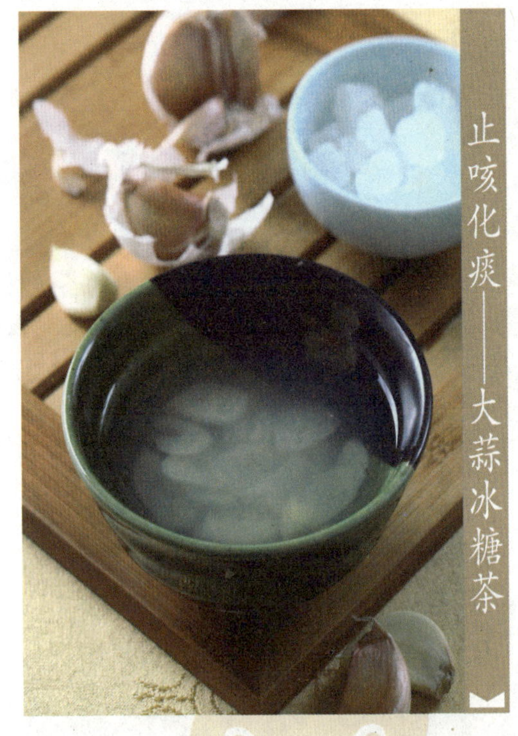

【材料】

大蒜2个，冰糖15克。

【制法】

大蒜去皮，洗净，切成片，放入锅中，加入适量清水，大火煮开后，加入冰糖，搅拌至冰糖溶化即可。

饮用方法

饭后消化完全时可饮用，不拘时。亦可代水饮用，一天的饮用量控制在800毫升以内为好。

茶疗功效

大蒜味辛、甘，性温，有润肺解毒、杀菌消炎、止咳化痰的功效。适用于咳嗽多痰、嗓子沙哑等症，尤其是小儿百日咳。

最佳饮用时间：患痢疾，饮用该茶疗效较佳。

禁忌：肝炎患者忌饮。

润肺止咳——香梨白茶饮

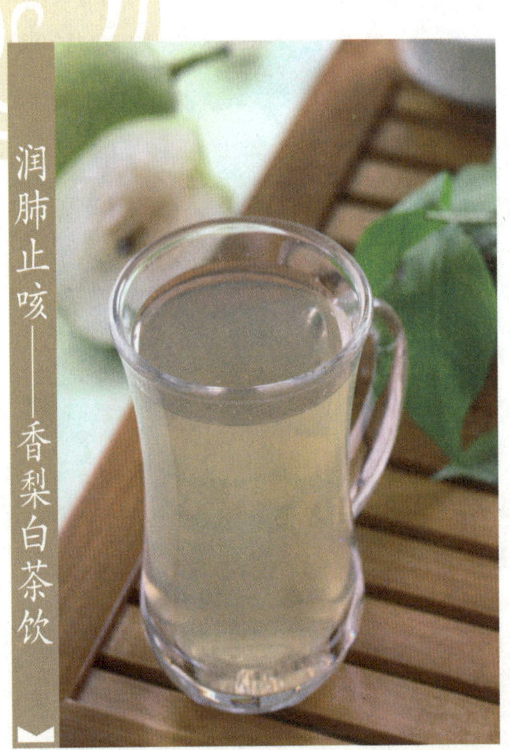

【材料】

香梨2个，白茶3克，蜂蜜10克。

【制法】

❶香梨洗净，去柄，切成块，放入锅中，加入清水约800毫升，煎煮10分钟后，过滤出香梨水备用。

❷将白茶放入杯中，倒入香梨水冲泡，加盖闷约5分钟后，滤去茶渣取茶水，加入蜂蜜搅拌均匀即可。

饮用方法

每日两次，每次的饮用量约为350毫升，分别在早晚餐后饮用，本茶不宜过烫饮用，以温服或冷却后饮用为宜。

茶疗功效

清热润肺，生津止渴。

禁忌：多饮会伤脾胃，故脾胃虚寒、畏冷食者应少吃。

解表祛暑

炎炎夏日，很多人容易中暑，是因为体表皮肤受到高温或者阳光直接照射之后，使体温调节功能失常，造成体表排汗困难，加上体内的热量无法发散出去，而使体温急剧升高，导致中暑。中暑常常表现为：全身发烫、头晕目眩、恶心呕吐、皮肤干燥泛红，严重时出现晕厥。所以夏日解暑非常重要。而通过茶饮即可轻松地起到解表祛暑的作用，解表的茶饮材料一般有柴胡、葛根、牛蒡子、薄荷、菊花；祛暑的茶饮材料一般有罗汉果、桑叶、荷叶等。在暴晒的时候，泡上一杯饮用，可以预防中暑。

清热消暑——罗汉果绿茶

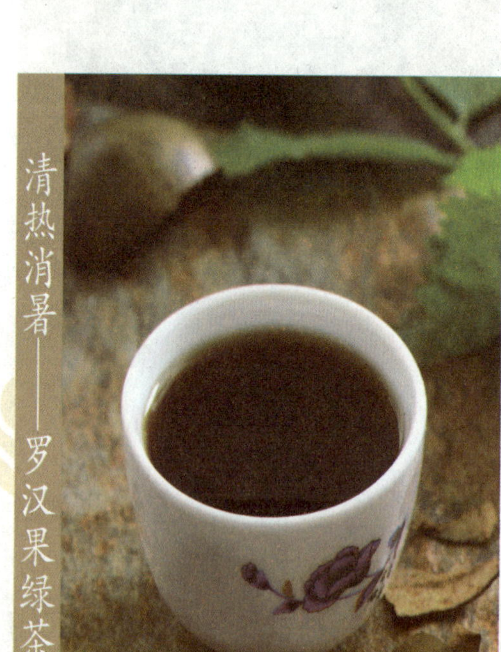

【材料】

罗汉果1个，鲜山楂3枚，绿茶3克。

【制法】

1. 罗汉果洗净，压碎，拆成小片；鲜山楂洗净，对半切开。
2. 把罗汉果、山楂一起放入锅中，注入清水约1500毫升，大火烧开后，加入绿茶，一起煎煮约5分钟后，滤去茶渣，取茶汤即可。

饮用方法

饭后消化完毕时，可代水频频饮用。

茶疗功效

此茶具有清热消暑、止咳利咽的功效。适用于小儿百日咳、咳嗽咽干、咽喉不利等症。

禁忌：脾胃虚寒者以及糖尿病患者忌饮。

医家之言

罗汉果味甘，性凉，归肺、大肠经。具有清热润肺、止咳利咽、滑肠通便等功效。适用于肺火燥咳、咽痛失音、肠燥便秘等症。

鲜山楂味甘、酸，性微温，具有健胃消食、活血化瘀等功效，此外山楂对于降低胆固醇，治疗心脑血管疾病有很好的作用。

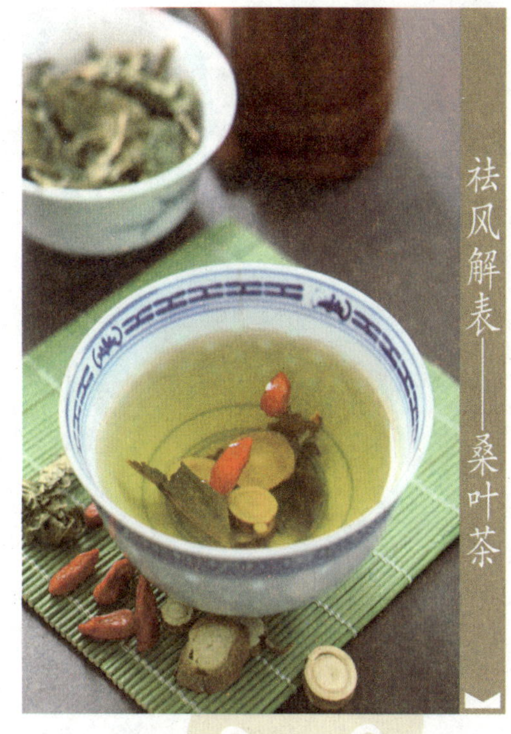

祛风解表——桑叶茶

【材料】

桑叶5克，枸杞子6克，生甘草3克，蜂蜜10克。

【制法】

桑叶、枸杞子、生甘草分别洗净，一起放入锅中，注入清水约1000毫升，大火煮沸后，转小火煎煮约5分钟，滤去茶渣，取茶汤，加入蜂蜜搅拌均匀即可饮用。

饮用方法

每日1剂，饭后少量多次地饮用。

茶疗功效

桑叶味苦、甘、性寒；枸杞子味甘，性平。该茶有疏散风热、清肺润燥、平肝明目、降低血糖的功效。

最佳饮用时间：风热感冒初期饮用最佳，可有效缓解感冒症状。

禁忌：因风寒感冒引起的咳嗽症状者忌饮，否则会加重病情。

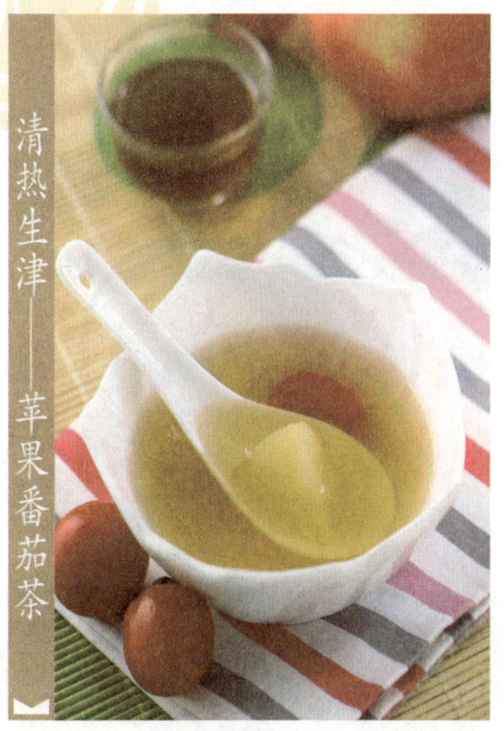

清热生津——苹果番茄茶

【材料】

苹果1个，小番茄10枚，蜂蜜10克。

【制法】

1. 苹果洗净，切块；小番茄洗净，去柄，对半切开。
2. 将苹果、小番茄一起放入锅中，倒入清水约1000毫升，大火煮至沸腾后，转小火煎煮约5分钟后，关火，滤去茶渣取茶汤，饮用前加入蜂蜜搅拌均匀即可。

饮用方法

可在饭后消化完全时，代水频频饮用。

茶疗功效

生津止渴，清热消暑，促进消化。

最佳饮用时间：炎热的夏季饮用，不仅清凉解暑，食欲也会增加。

禁忌：胃酸分泌过多者忌饮。

祛除热风——薄荷人参姜茶

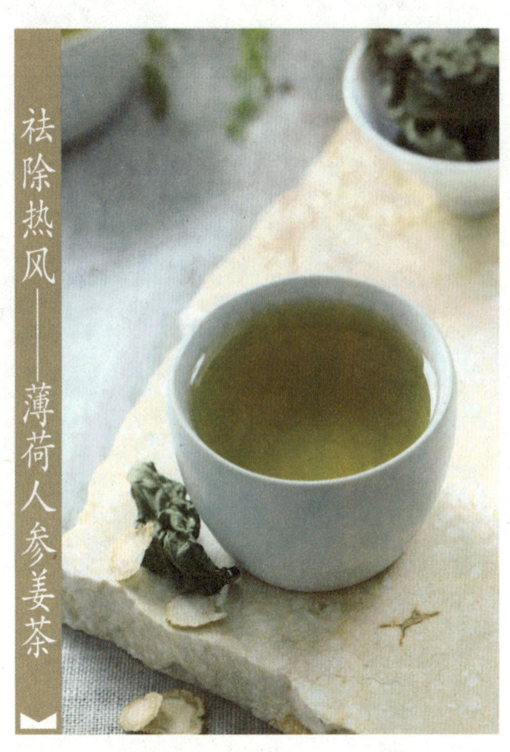

【材料】

薄荷叶8片，人参5克，生姜2片，黄麻2克，冰糖15克。

【制法】

1 薄荷叶洗净；生姜洗净，剁成姜末；人参、黄麻洗净。

2 把人参、黄麻放入锅中，加入1000毫升清水，煎煮约15分钟，关火，滤出茶汤。

3 将生姜末、薄荷叶一起放入杯中，倒入滚烫的人参黄麻茶汤，冲泡约8分钟，滤去茶渣取茶汤，加入冰糖搅拌至冰糖溶化即可饮用。

饮用方法

每日3次，每次的饮用量约为300毫升。

茶疗功效

祛风消暑。

禁忌：风寒感冒及无汗者不宜饮用。

清热解暑——清热茶

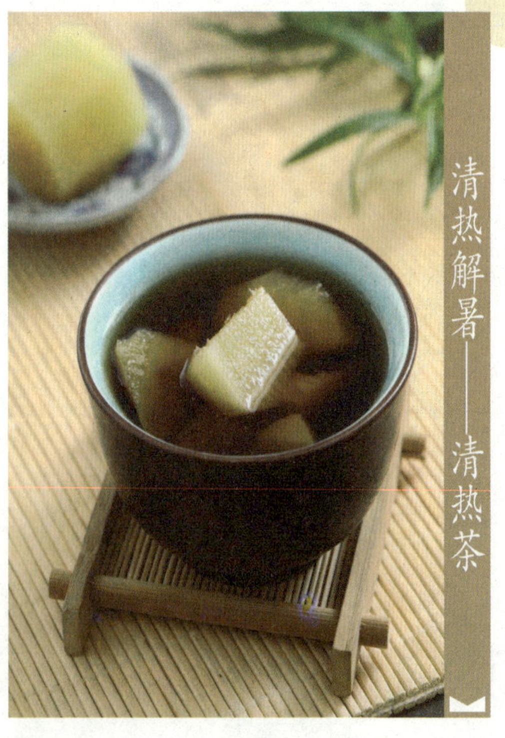

【材料】

甘蔗1段（约500克），红茶3克。

【制法】

甘蔗削去外皮，切成小块，放入锅中，注入清水约1000毫升，大火煮沸后，加入红茶一起煎煮约5分钟，滤去茶渣取茶汤即可。

饮用方法

可随时饮用。

茶疗功效

甘蔗味甘、涩，性平，具有清热解毒、生津止渴、和胃止呕、滋阴润燥的功效。红茶能清热生津、利尿解毒、消炎杀菌。

最佳饮用时间：炎热夏季饮用最佳，既可解热消暑，又可解渴、刺激食欲。

禁忌：糖尿病患者忌饮。

消暑止渴——柠檬茉莉蜜茶

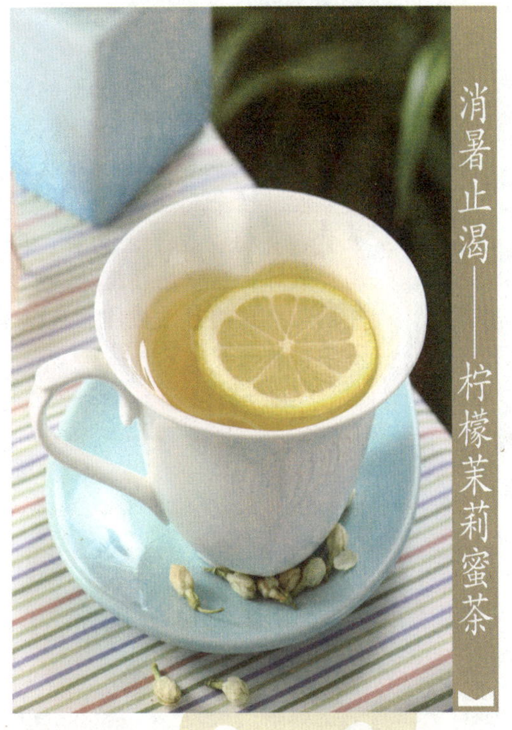

【材料】

柠檬1个，茉莉花3克，蜂蜜10克。

【制法】

1. 柠檬洗净切成薄片，与茉莉花一起放入茶壶中，倒入沸水冲泡约8分钟。
2. 饮用时用茶漏过滤出茶汤，加入蜂蜜搅拌均匀即可。

饮用方法

饭后可代水饮用。

茶疗功效

柠檬味酸，能润燥生津、消暑散热、促进消化。

最佳饮用时间：夏季饮用最佳，清香可口，既可消暑，还可以促进食欲。

禁忌：牙痛者忌饮，糖尿病人亦忌饮。另外，胃溃疡、十二指肠溃疡或胃酸过多患者忌饮。

解热退火——荷叶金钱莲茶

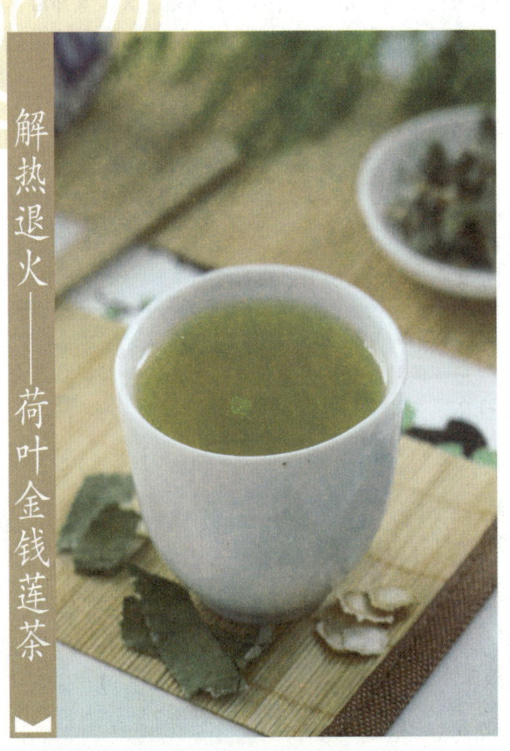

【材料】

荷叶、金钱莲各10克，东洋参3克。

【制法】

1. 荷叶洗净，切成丝；金钱莲洗净，撕成小片；东洋参洗净。
2. 把荷叶、金钱莲、东洋参一起放入茶壶里，倒入沸水冲泡，加盖闷约15分钟即可。

饮用方法

可代水饮用，一天的饮用量不宜超过1000毫升。

茶疗功效

消暑利湿，下火排毒，活血补血。

最佳饮用时间：夏日外出或暴晒前饮用效果最佳，可以预防中暑。

禁忌：有严重出血或者血小板较低者忌用。

收敛固涩

“收敛固涩”是中医的一种治则，主要针对多汗、多尿、流涎、滑精、遗精、崩漏、便溏等在病性上有不能摄纳的病症，主要是由虚性疾病引起的。以收敛固涩为主要功效的茶饮材料一般味酸、涩，性平或性温，归肾、脾、肺、胃、大肠经。如五味子、山茱萸、乌梅、莲子、芡实、肉豆蔻等，都具有固表止汗、涩肠止泻、敛肺止咳、固精缩尿、收涩止带等功效。适用于脏腑虚损，正气不足所致的自汗盗汗、久咳不已、久泻久痢、遗精遗尿，或小便不禁、崩漏带下等病症。

益肾固精——银耳莲子茶

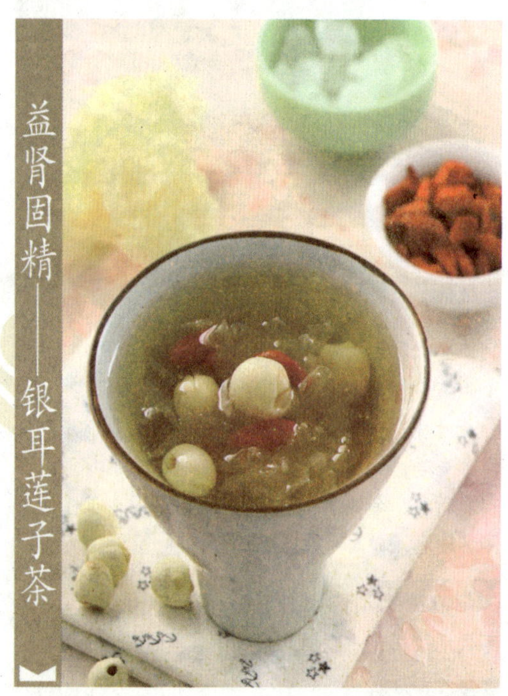

【材料】

莲子30克，银耳5克，枸杞子5克，冰糖15克。

【制法】

1. 莲子洗净，浸泡约3个小时；银耳用温水泡发，洗净，撕成小朵；枸杞子洗净，润透。
2. 将莲子放入锅中，注入适量清水，大火煮沸后，放入银耳、枸杞子、冰糖，转成小火煎煮约40分钟，煮至莲子酥烂即可。

饮用方法

连茶汤带茶渣一起当甜品食用。

茶疗功效

补气养虚，补肾益精，美容养颜。

最佳饮用时间：午饭后两小时饮用。

禁忌：风寒咳嗽及外感风寒、出血症、糖尿病患者慎饮。

医家之言

莲子味甘、涩，性平，入心、脾、肾经，具有补脾止泻、养心安神、益肾固精的功效。此外，莲子还有抗氧化和抑制鼻咽癌的作用。

银耳富含蛋白质、脂肪、碳水化合物、粗纤维、钙、磷、铁、维生素B_1、维生素B_2、烟酸及16种氨基酸等，具有美容养颜、滋润皮肤、补益精气的功效。

【材料】

五味子5克，枸杞子10克，生姜2片，蜂蜜10克。

【制法】

①五味子放入捣药器中，研成粗末，装入茶包袋里；枸杞子洗净；生姜洗净，切丝。

②把茶包袋、枸杞子、生姜一起放入茶杯中，倒入800毫升沸水冲泡，加盖闷约15分钟，滤去茶渣，取茶汤，加入蜂蜜搅拌均匀即可。

饮用方法

每日1剂，可随时饮用。

茶疗功效

养阴生津，敛汗止汗，安睡助眠。

最佳饮用时间：睡前饮用最佳，有助于夜间安然入眠。

禁忌：因湿热而引起的泻痢患者忌饮。

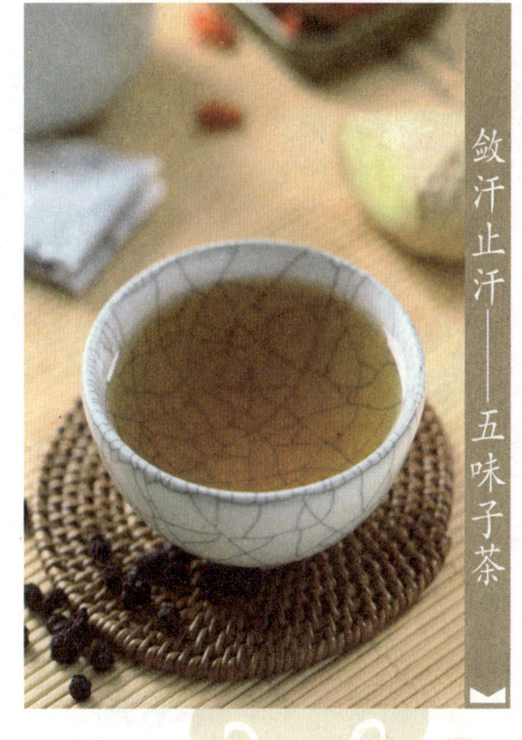

敛汗止汗——五味子茶

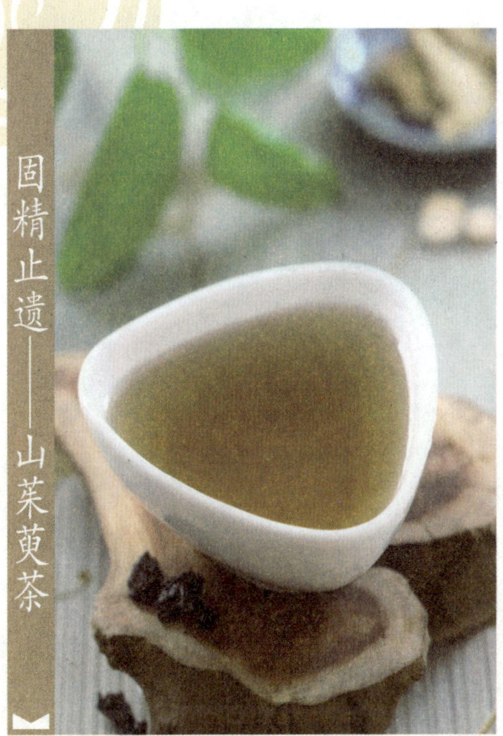

固精止遗——山茱萸茶

【材料】

山茱萸5克，白芍、当归各3克。

【制法】

将山茱萸、白芍、当归洗净，放入锅中，注入清水约600毫升，大火煎煮约15分钟后，滤去茶渣取茶汤即可。

饮用方法

每日1剂，每剂的饮用量约为500毫升，少量多次地饮用。

茶疗功效

补益肝肾，收敛固涩，适用于肝肾亏虚、遗精滑精等症。

最佳饮用时间：午餐后两小时饮用最佳。

禁忌：凡命门火炽、强阳不痿、素有湿热、小便淋涩者忌用。

固表止汗——生脉茶

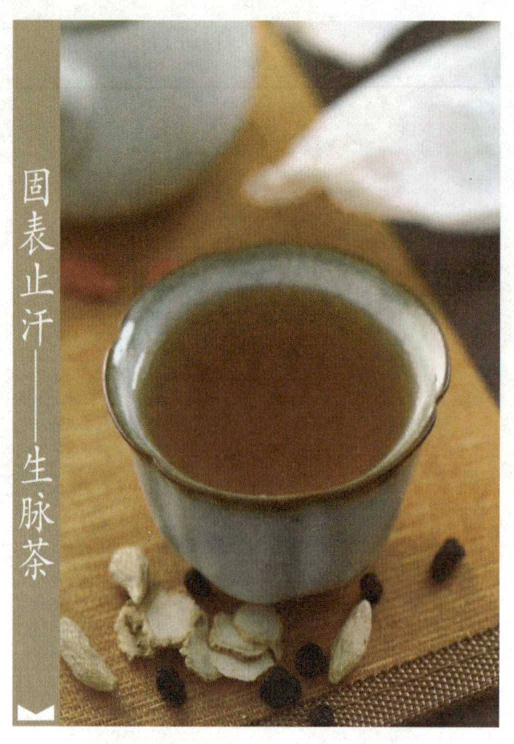

【材料】

人参、五味子各5克，麦门冬6克，枸杞子10克。

【制法】

1 人参洗净，切片；麦门冬与五味子分别洗净，然后一起放入捣药器中，研成粗末，装入茶包袋里，收好袋口。

2 将人参、枸杞子与茶包袋一起放入杯中，倒入沸水冲泡，加盖闷约10分钟，取出茶包袋，滤去茶渣取茶汤即可。

饮用方法

每日1次，每次的饮用量约为400毫升。

茶疗功效

益肾固精，固表止汗，养阴生津。

最佳饮用时间：餐后饮用最佳。

禁忌：急性感染性疾病患者忌饮。

固涩止带——参枣五味子茶

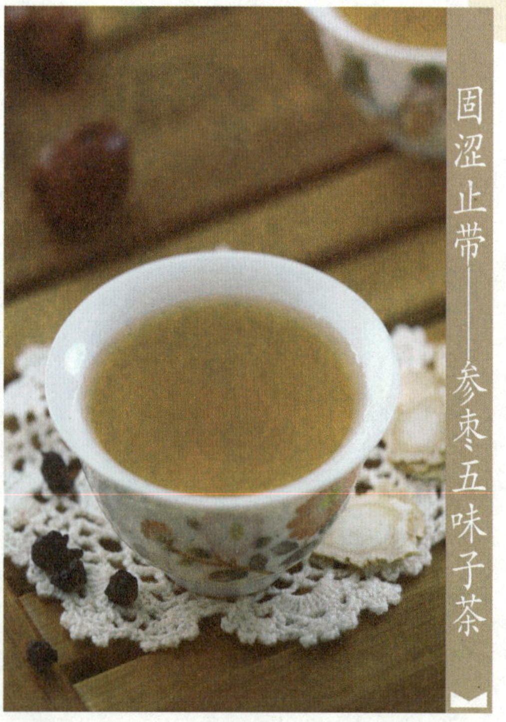

【材料】

西洋参5克，红枣5枚，五味子3克。

【制法】

1 将西洋参洗净，切片；红枣洗净，去核；五味子拍碎。

2 把西洋参、红枣、五味子一起放入茶杯中，倒入400毫升沸水冲泡，加盖闷约10分钟，滤去茶渣取茶汤即可。

饮用方法

每日1次，每次的饮用量约为400毫升。

茶疗功效

西洋参补血益气；红枣养颜润肤；五味子益气生津。三者结合泡茶饮用可以起到固涩止带、养阴活血的作用。

最佳饮用时间：睡前两小时饮用效果最佳，既可固涩止带，又可以清心安神，有助于调节内分泌。

收敛固涩——乌梅蜂蜜茶

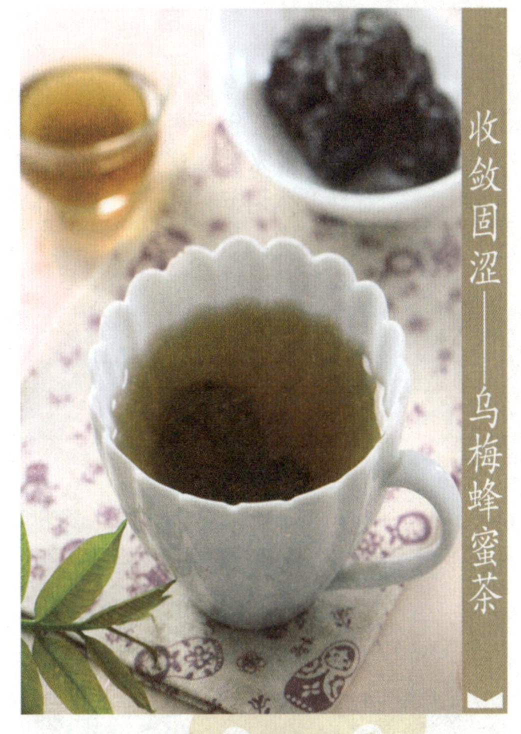

【材料】

乌梅10颗，蜂蜜10克。

【制法】

乌梅洗净，去核，放入茶壶中，倒入800毫升沸水冲泡约8分钟，加入蜂蜜搅拌均匀即可。

饮用方法

饭后可代水饮用，但每天的饮用量应控制在1000毫升以内。

茶疗功效

乌梅是碱性食品，因为它含有大量有机酸，经肠壁吸收后很快转变为益气养人的碱性物质，所以具有固涩收敛的功效。

最佳饮用时间：乌梅味酸，为了保护胃黏膜，饭后饮用最佳。

禁忌：糖尿病患者忌饮。

止泻止痢——石榴皮姜茶

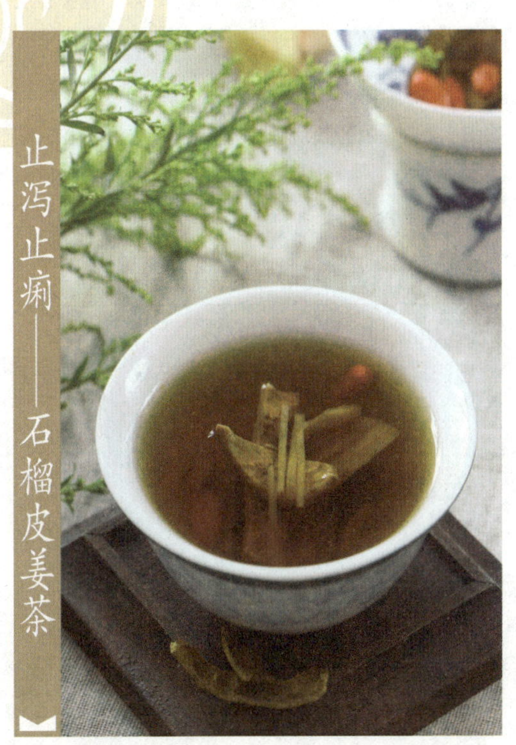

【材料】

石榴皮干品10克，枸杞子5克，生姜2片，蜂蜜10克。

【制法】

1. 石榴皮撕成小片，洗净；枸杞子洗净；生姜洗净，切丝。
2. 将石榴皮、枸杞子、姜丝一起放入杯中，倒入400毫升沸水，冲泡约20分钟后，滤去茶渣取茶汤，加入蜂蜜饮用即可。

饮用方法

每日两次，每次的饮用量约为200毫升，必须在温度适中时饮用，不宜过烫或者冷却再饮用。

茶疗功效

石榴皮具有收敛止涩的功能，与枸杞子、生姜配合，还能治疗久泻久痢。

禁忌：大便燥结者忌饮。

利水消肿

水肿是全身气化功能障碍的一种表现，与肺、脾、肾等各脏腑密切相关。由于内分泌失调，造成体内循环紊乱，积水无法排出体外，导致水肿。这时，只要每天喝几杯利水消肿的养生茶饮，即可帮助身体调节内分泌，促进体液循环，消除水肿。利水消肿的茶饮材料很多，例如茯苓、车前子、马鞭草、决明子、竹叶等，每天将上述材料通过科学的配伍后，泡上一杯饮用，就可以很快消除水肿带来的烦恼。下面就让我们一起来了解一些能够清热利湿、利水排毒、利尿通淋的茶饮吧。

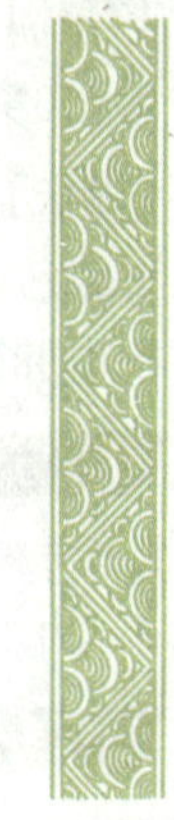

清热利湿——玉米须茅根车前茶

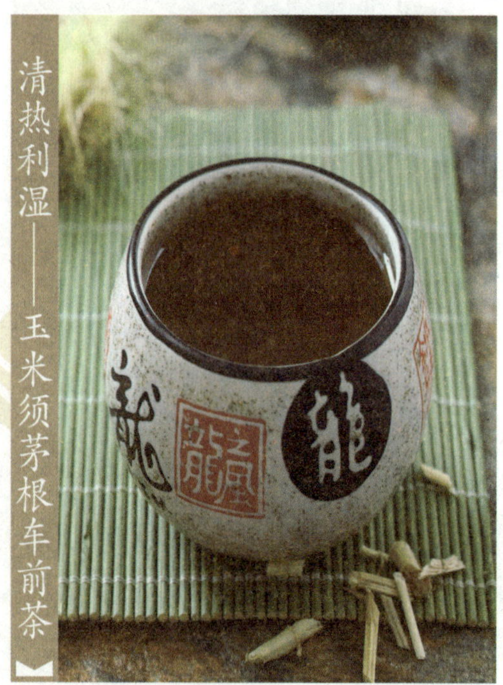

【材料】

鲜玉米须20克，茅根30克，车前草35克。

【制法】

1. 鲜玉米须滤洗干净；茅根、车前草分别洗净。
2. 将鲜玉米须、茅根、车前草一起放入锅中，注入清水约1000毫升，大火煎煮约15分钟后，滤去茶渣取茶汤即可。

饮用方法

每日3次，每次的饮用量约为300毫升，分别在三餐后饮用。

茶疗功效

利水排毒，清热下火，生津止渴。

最佳饮用时间：餐后饮用最佳。

禁忌：肾虚精滑者、大便泄泻者忌饮，否则加重病情。

医家之言

玉米须味甘，性平，归膀胱、肝、胆经。具有平肝利胆、泄热通淋等功效，常用于辅助治疗肾炎、水肿、脚气、黄疸肝炎、高血压、胆囊炎、胆结石等疾病。

茅根味甘、苦，性寒，归肺、胃、小肠经。茅根具有凉血止血、清热解毒等功能，适用于尿血、热淋、水肿、黄疸、小便不利、热病烦渴等症。

利水排毒——薄荷竹叶茶

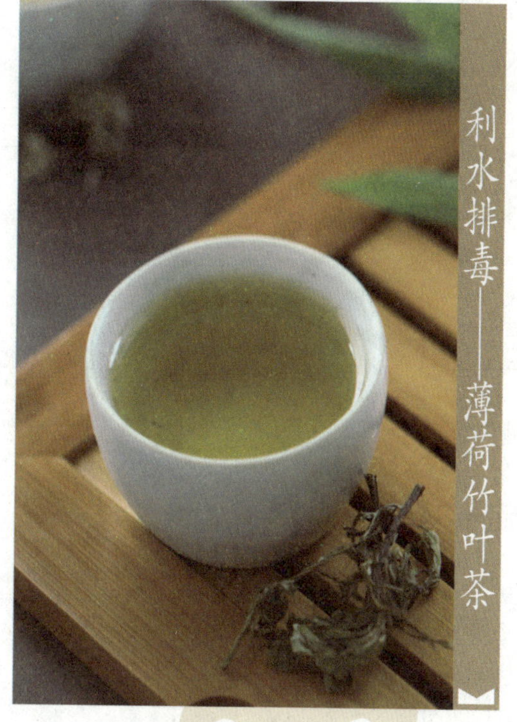

【材料】

薄荷叶6片，竹叶3克，车前草5克。

【制法】

将薄荷叶、竹叶、车前草分别洗净后，一起放入茶杯中，倒入400毫升沸水冲泡，加盖闷约8分钟后，滤去茶渣取茶汤即可。

饮用方法

本茶可以泡饮，也可以煎水饮用，每日饮用1次，饮用量约为400毫升，加入少许蜂蜜口感更好。

茶疗功效

薄荷疏风散热、消暑解毒；竹叶清热除烦、利尿化湿；车前草清心明目。三者结合具有明显的利水消肿的功效。

最佳饮用时间：风热感冒初期饮用最佳。

禁忌：脾胃虚寒者不宜饮用。

利湿消肿——荷叶决明茶

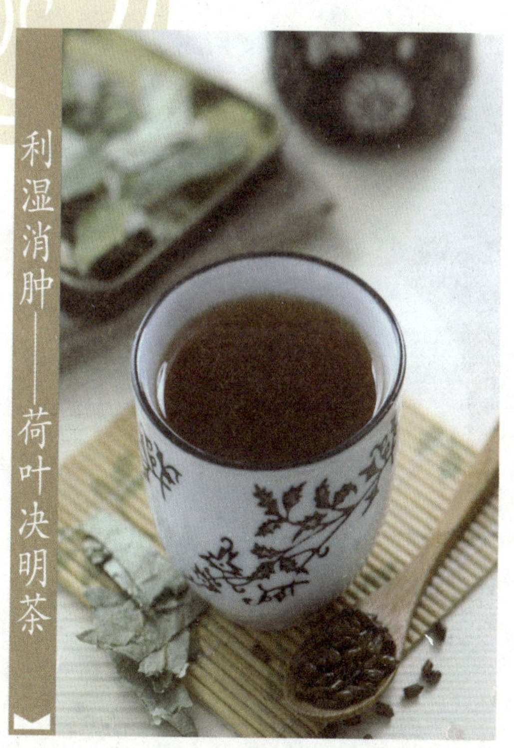

【材料】

荷叶干5克，决明子10克，冰糖15克。

【制法】

茶叶洗净，撕成小片，决明子稍稍滤洗干净后与荷叶一起放入锅中，注入清水约800毫升，大火煎煮约15分钟后，滤去茶渣取茶汤，在茶汤中加入冰糖搅拌至冰糖溶化即可。

饮用方法

每日1剂，在饭后可代水频频饮用。

茶疗功效

清热利湿，利水消肿，明目清心。

最佳饮用时间：炎热的夏季饮用最佳，因夏季湿气较重。

禁忌：因为决明子有通利肠胃的功效，所以大便泄泻者忌饮本品。

利尿解毒——蒲公英茶

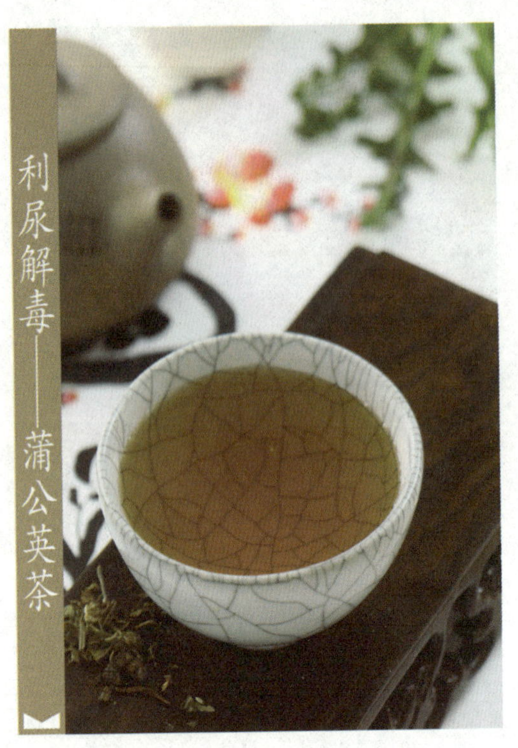

【材料】

蒲公英干品3朵，绿茶3克，蜂蜜15克。

【制法】

蒲公英用温水滤洗干净后，与绿茶一起放入杯中，倒入500毫升沸水，冲泡约8分钟后，加入蜂蜜搅拌均匀即可。

饮用方法

每日1次，饮用量约为400毫升。

茶疗功效

蒲公英与绿茶一起泡茶饮用，具有明显的清火利尿的功能，是肾结石患者的茶疗偏方。

最佳饮用时间：午餐后1小时饮用效果最佳，不仅可以利尿排毒，还可以预防晚上因体内积水无法排出而在睡觉时出现水肿的现象。

禁忌：阳虚外寒、脾胃虚弱者忌用。

凉血利水——翠衣消暑茶

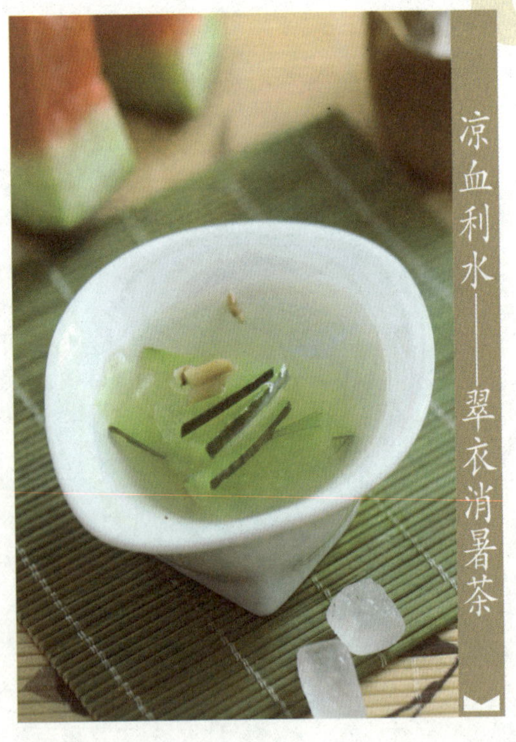

【材料】

西瓜皮200克，鲜茅根15克，冰糖15克。

【制法】

1. 西瓜皮刷洗干净，清除表层的污垢，切成薄片；鲜茅根洗净。
2. 将西瓜皮、鲜茅根一起放入锅中，注入清水约1000毫升，大火煎煮约20分钟，滤去茶渣取茶汤，加入冰糖搅拌至冰糖溶化即可。

饮用方法

可代水饮用。

茶疗功效

西瓜皮性凉，具有清热利尿的作用；鲜茅根凉血降压。两者搭配泡茶饮用，口感清爽，利水排尿。

最佳饮用时间：炎热夏季饮用效果最佳。

禁忌：脾胃虚寒、湿盛者不宜饮用。

利尿通淋——绿豆芽白砂糖饮

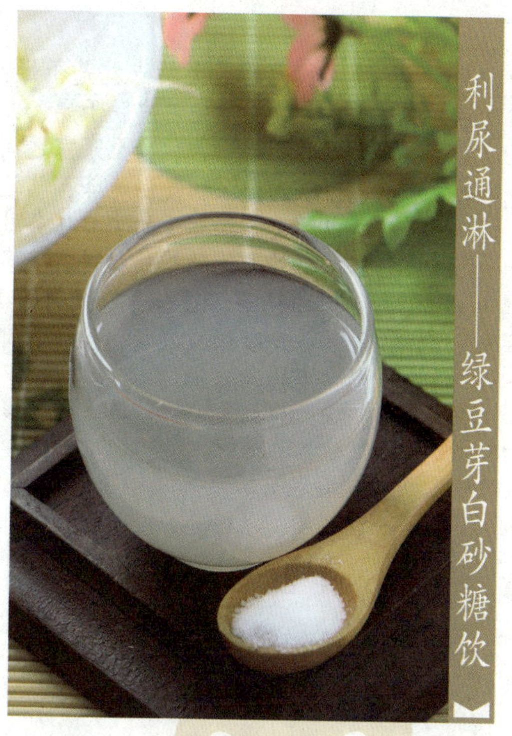

【材料】

绿豆芽500克，白砂糖20克。

【制法】

1. 绿豆芽洗净，沥干水分，用洁净的白纱布绞取绿豆芽汁液，装入杯中。
2. 在绿豆芽汁液中兑入300毫升温开水，加入白砂糖，搅拌均匀即可饮用。

饮用方法

每日饮用1次，每次的饮用量约为400毫升。

茶疗功效

利尿通淋，清热解毒。

最佳饮用时间：饭后饮用最佳。

禁忌：脾胃虚寒者、体质虚弱者慎饮；痛风患者忌饮，因为绿豆芽中的绿豆芽嘌呤含量很高，会加重病情。

清热利水——苦瓜绿茶

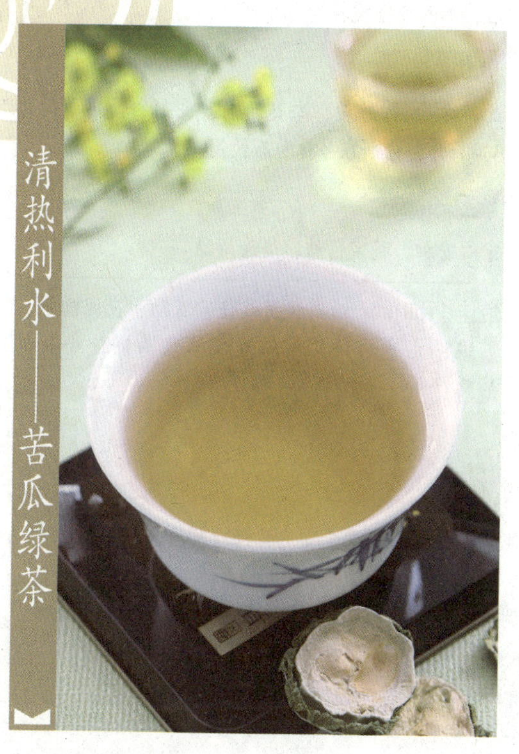

【材料】

苦瓜干10克，绿茶3克，蜂蜜15克。

【制法】

苦瓜干滤洗干净后与绿茶一起放入杯中，用600毫升沸水冲泡，加盖闷约10分钟后，滤去茶渣取茶汤，把蜂蜜加入茶汤中，搅拌均匀即可。

饮用方法

每日两次，每次的饮用量为300毫升，分别在午餐、晚餐后饮用。

茶疗功效

苦瓜味甘、苦，性凉，具有清热解暑、明目解毒的功效，与绿茶、蜂蜜一起泡茶饮用，可以起到明显的利水排毒、滋阴润燥的功效。

最佳饮用时间：该茶味苦，性寒，所以在饭后饮用最佳。

禁忌：脾胃虚寒者不宜饮用。

祛燥安神

秋天的最大特点就是干燥，容易引起口干舌燥、咽痛咳嗽、上火、烦躁不安、皮肤干燥、大便秘结等“秋燥之症”。秋燥可分为温燥和凉燥，秋分至寒露之间这段时间，前期暑热未散，常常表现为温燥；深秋气温速降，临近初冬，寒凉渐重，多表现为凉燥。所以秋天茶饮养生的主要任务就是滋阴润燥、祛燥安神。而具有清润、安神功能的茶饮材料有很多，例如薰衣草、柴胡、西洋参、雪梨、枸杞子、百合等。此外还应多吃滋润的食物，如冬瓜、苦瓜等。并及时增减衣物，注意胃部保暖。多进行户外运动，使心情开朗、愉快。

祛燥除烦——薰衣草紫罗兰茶

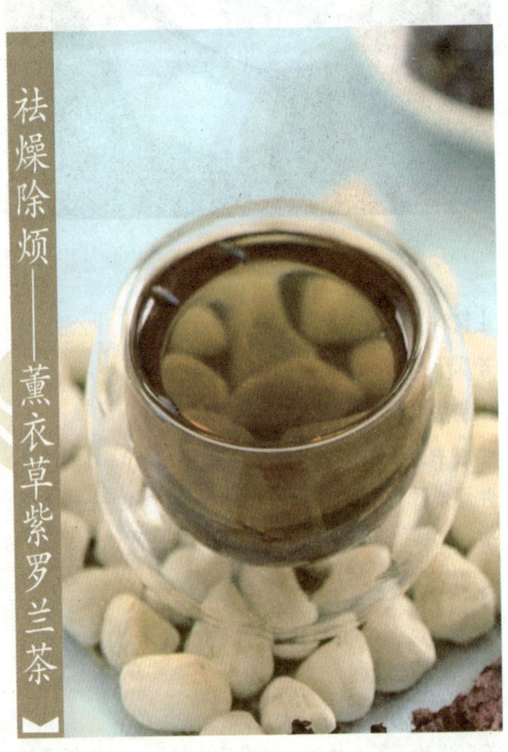

【材料】

薰衣草、紫罗兰各3克，薄荷叶3片，蜂蜜10克。

【制法】

1. 将薰衣草、紫罗兰、薄荷叶滤洗干净，一起放入杯中。
2. 往杯中倒入400毫升沸水冲泡，加盖闷约8分钟后，加入蜂蜜搅拌均匀即可。

饮用方法

此茶方为1剂的量，每日两剂，每剂的饮用量约为350毫升，分别在早晚餐后饮用。

茶疗功效

宁心安神，稳定情绪，消除烦躁。

最佳饮用时间：睡前饮用最佳，有助于夜间睡眠。

禁忌：儿童忌饮此茶，薰衣草容易促使小孩性早熟。

医家之言

薰衣草茶具有稳定情绪、舒解压力、松弛神经、帮助入眠、安定神经、解除焦虑、促进食欲、养颜美肤等功效。

紫罗兰对呼吸道的帮助很大，除了可以调理支气管炎之外，还可以滋润喉咙及消除因蛀牙引起的口腔异味。

薄荷叶味辛，性凉，归肺、肝经。具有清热除烦、清新口气等功效。

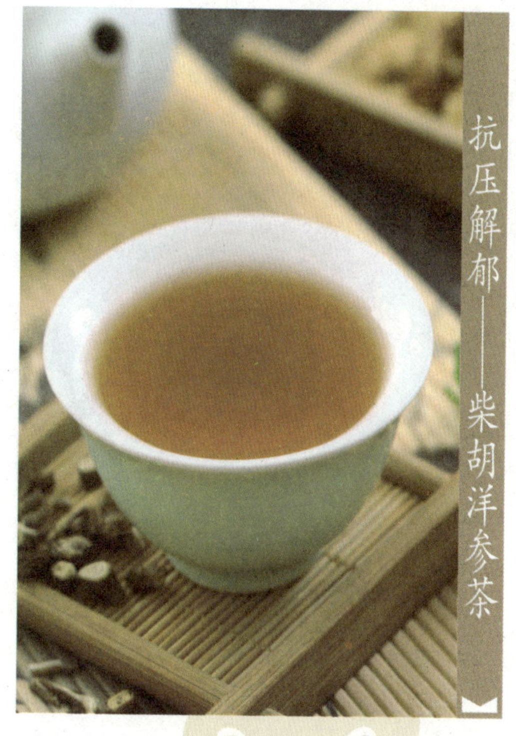

【材料】

柴胡粉、西洋参粉各5克，丹参粉3克，乌龙茶3克，醋3克。

【制法】

1. 将柴胡粉、西洋参粉、丹参粉、乌龙茶一起放入杯中，倒入400毫升沸水冲泡。
2. 加盖闷约8分钟后，滤去茶渣取茶汤，往茶汤中加入醋，搅拌均匀即可。

饮用方法

此茶方为一次的饮用量，每日一次，每次约400毫升，半个月为一周期。

茶疗功效

柴胡具有疏肝解郁、消除疲劳的功效，与西洋参、丹参、乌龙茶一起泡茶饮用，可以增强人体免疫力，提高抗压能力，还具有滋阴润燥的功效。

禁忌：真阴亏损、肝阳上升者忌饮。

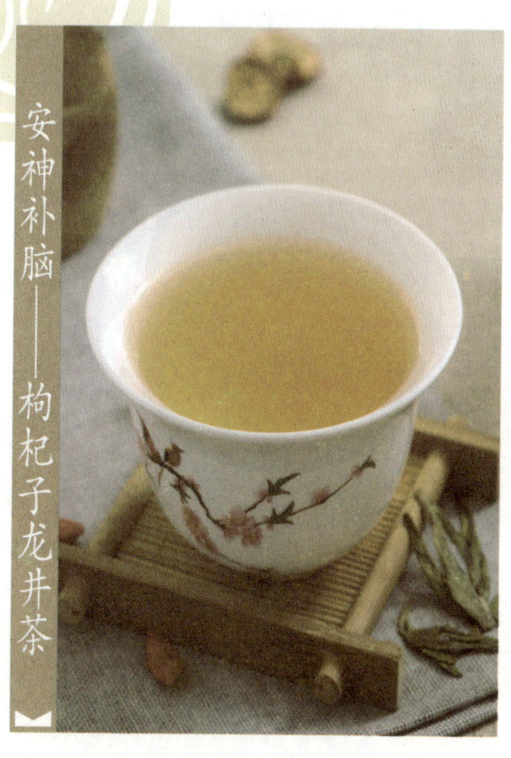

【材料】

枸杞子5克，鲜山楂2枚，龙井茶3克。

【制法】

1. 枸杞子洗净，润透；鲜山楂洗净，切片。
2. 将枸杞子、山楂片、龙井茶一起放入杯中，倒入400毫升沸水冲泡，加盖闷约8分钟，滤去茶渣，取茶汤即可。

饮用方法

每日三次，每次的饮用量约为400毫升，分别在三餐后饮用。

茶疗功效

缓解脑部疲劳，滋阴润燥，安神补脑。

最佳饮用时间：睡前饮用最佳，有助于夜间睡眠。
禁忌：在选购枸杞子时一定要谨慎，散发出酒味的枸杞子说明已经变质，不可用来泡茶饮用。

除烦宁心——莲心茶

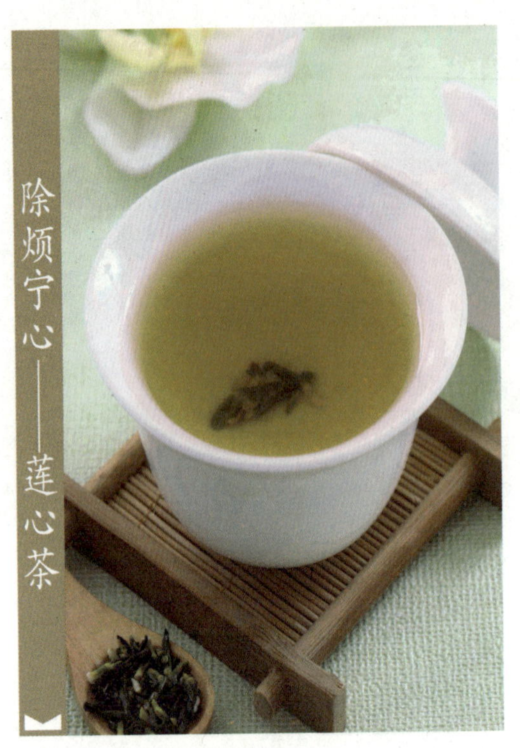

【材料】

莲心3克，绿茶1克，冰糖15克。

【制法】

将莲心滤洗干净，与绿茶一起放入茶杯中，倒入600毫升沸水，加盖闷约5分钟，用茶漏滤去茶渣，取茶汤，加入冰糖搅拌至冰糖溶化即可。

饮用方法

每日两次，每次的饮用量约为300毫升。

茶疗功效

莲心具有清心火、平肝火、泻脾火、降肺火、消暑除烦、生津止渴、清热安神、强心止血等功效，与绿茶一起泡茶饮用，能让其清热除烦、宁心安神的功效更加明显。

最佳饮用时间：睡前饮用，有助于睡眠。

禁忌：莲心味苦，性寒，脾胃虚寒者忌饮。

补虚安神——百合生地菊花茶

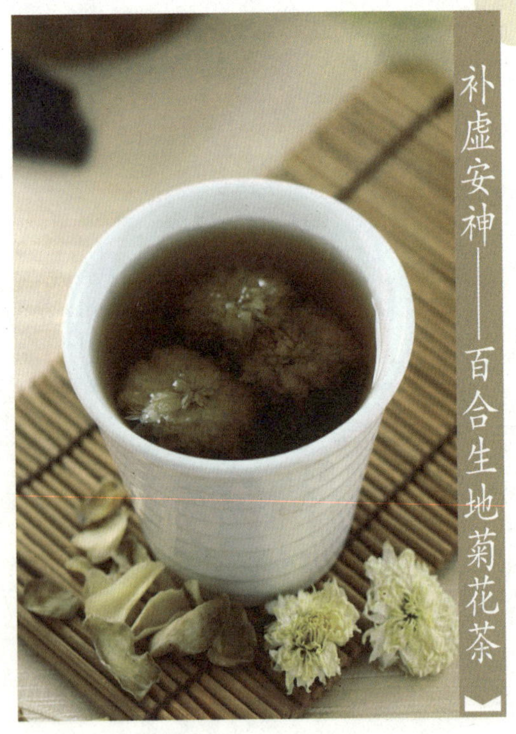

【材料】

百合5克，生地黄3克，菊花茶1克。

【制法】

1. 百合洗净，润透；生地黄洗净，润透，切成薄片。
2. 将百合、生地黄一起放入锅中，注入1000毫升清水，大火煎煮约15分钟后，滤出百合生地水。
3. 把菊花放入杯中，倒入滚烫的百合生地水，冲泡约5分钟即可。

饮用方法

每日1剂，1剂的量分3次饮用，每次的饮用量约为300毫升。

茶疗功效

该茶具有清热除烦、宁心安神等功效，适用于心肺阴虚所致心烦不寐、虚烦惊悸、精神失常等症。

最佳饮用时间：心情烦躁时或者失眠多梦的夜晚饮用效果最佳。

安神解郁——甘麦安神茶

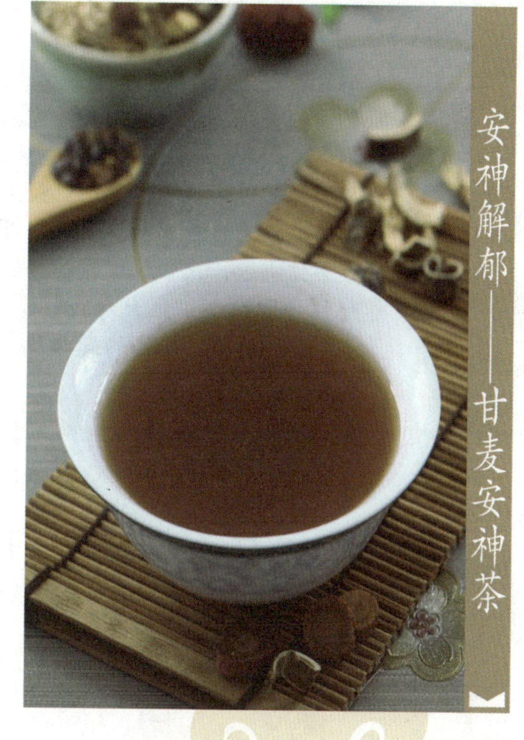

【材料】

炙甘草10克，淮小麦30克，红枣10枚，酸枣仁15克，夜交藤、合欢皮各10克。

【制法】

将炙甘草、淮小麦、红枣、酸枣仁、夜交藤、合欢皮洗净，一起放入锅中，注入800毫升清水，大火煎煮约20分钟，茶汤剩约600毫升时，滤去茶渣，取茶汤即可。

饮用方法

每日1剂，在饭后消化完全时，频频饮用。

茶疗功效

炙甘草、淮小麦、红枣等多味一起泡饮，可以消除恐慌、紧张、压抑等情绪，还能缓解失眠或睡眠品质下降、食欲差等症状。此外，还可以调节情绪，镇定神经系统，达到养心安神的效果。

最佳饮用时间：睡前两小时饮用，有助睡眠。

安神助眠——玫瑰薰衣草茶

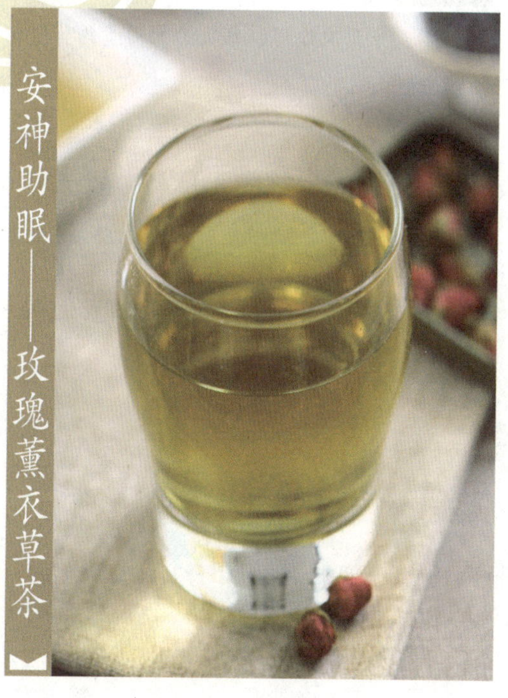

【材料】

玫瑰花10朵，薰衣草6克，柠檬草5克，蜂蜜15克。

【制法】

1. 将玫瑰花、薰衣草、柠檬草装入大号的茶包袋里，收好袋口，用温开水滤洗干净。
2. 把绿茶和茶包袋一起放入茶杯中，倒入600毫升沸水冲泡，加盖闷约10分钟后，滤去茶渣，取茶汤，饮用前加入蜂蜜搅拌均匀即可。

饮用方法

每日两次，每次的饮用量约为300毫升，分别在午餐后和睡前两小时饮用。

茶疗功效

玫瑰花可以宁心安神；薰衣草具有稳定情绪、舒缓压力的功效。

最佳饮用时间：睡前饮用效果最佳，可以帮助睡眠。

调理月经

经期的女性常常会面临着月经失调，也称月经不调，这是一种常见的妇科疾病。表现为月经周期或出血量的异常，如月经紊乱、月经不调、崩漏、痛经等。这些症状常常会使女性坐立不安，疼痛难忍，还会出现烦躁等情绪。月经失调的女性除了寻求医生的诊治外，平时还要注重自我调养。女性在调理月经时，常用的方法是通过一些调经茶饮调理，比如玫瑰花茶、红枣枸杞子茶、红花茶等。这些茶饮能起到调理血气、止血养血、暖宫调经的作用。此外，有规律的生活、充足的睡眠、均衡的营养及愉悦的心情也是调理月经的好方法。

活血散瘀——凌霄花茶

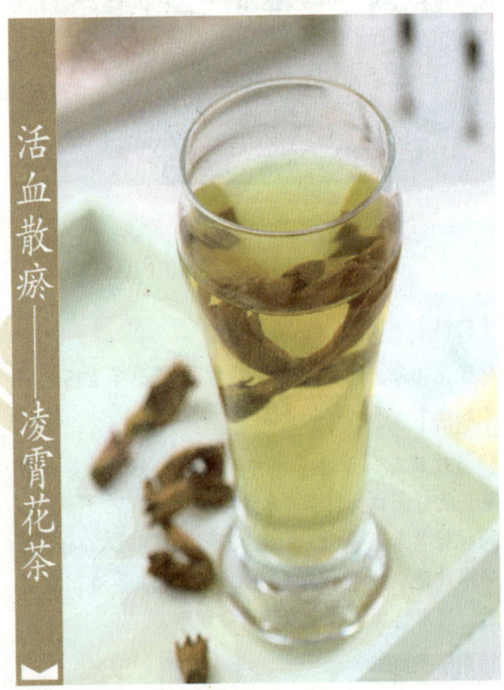

【材料】

凌霄花5克，冰糖10克。

【制法】

将凌霄花拣去杂质，用温水滤洗干净，放入杯中，倒入500毫升沸水，加盖闷约5分钟后，加入冰糖，搅拌至冰糖溶化即可。

饮用方法

每日1剂，分两次饮用，每次的饮用量约为200毫升。

茶疗功效

凌霄花味甘、酸，性寒，具有行血祛瘀、温经补气的功效。

最佳饮用时间：饭后饮用最佳。

禁忌：气血虚弱、内无瘀热及脾虚便溏者忌饮。

医家之言

凌霄花味甘、酸，性寒，归肝、心经。具有行血化瘀、凉血祛风等功效。适用于经闭、产后乳肿等症。

冰糖味甘、甜，性平，归肺、脾经。有补中益气、和胃润肺、养阴生津等功效。此外，冰糖对于润肺止咳、肺燥咳嗽、干咳无痰、咳痰带血等症也有很好的辅助疗效。

气血双调——月季花茶

【材料】

月季花干品6朵，代代花干3克，红糖5克。

【制法】

将月季花、代代花放入杯中，倒入400毫升沸水，加盖闷约5分钟后，滤去茶渣，取茶汤，加入红糖搅拌均匀即可。

饮用方法

每日1剂，每剂的量约为500毫升，饭后频频饮用。

茶疗功效

月季花具有调经活血、缓解痛经的功效；代代花可以行气化瘀；红糖则暖宫散寒。三者配合泡茶饮用，行气活血、益气补血的功效十分明显。

最佳饮用时间：在经期的头两天，感觉到胸腹疼痛时饮用，效果最佳。

禁忌：孕妇忌饮。

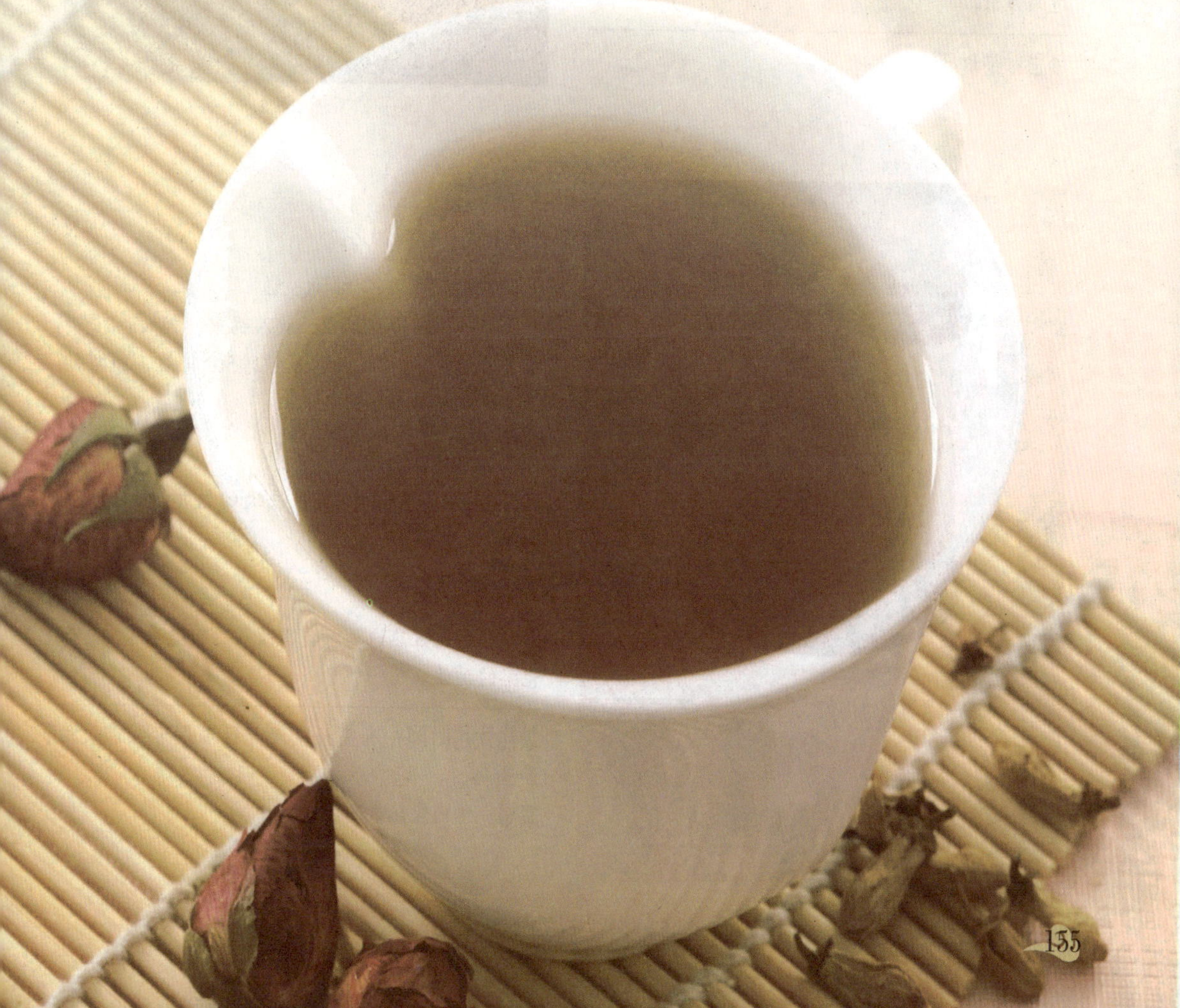

调经补血——玫瑰茉莉茶

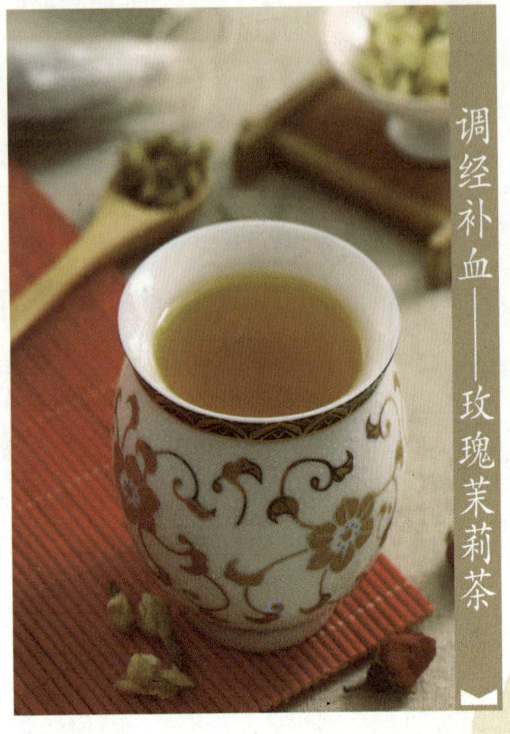

【材料】

玫瑰花8克，茉莉花5克，洋甘菊3克，藏红花2克。

【制法】

1 将玫瑰花、茉莉花、洋甘菊、藏红花装入大号的茶包袋里，收好袋口。

2 把茶包袋放入杯中，倒入400毫升沸水，加盖闷约5分钟后，取出茶包袋即可。

饮用方法

此茶方为1天的饮用量，饭后少量多次地饮用，每3天1剂，10剂为一周期。

茶疗功效

玫瑰花可用于调节经量，能益气补血；洋甘菊可以舒缓情绪，消除经期烦躁；藏红花可防治痛经。这几种材料相互结合可以起到调理月经、改善经期不适的作用。

禁忌：孕妇忌饮。

散寒通脉——红糖干姜茶

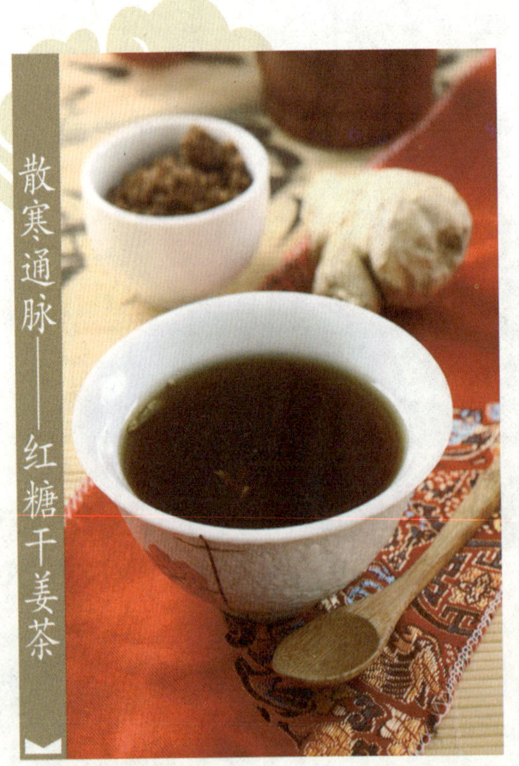

【材料】

干姜15克，红糖20克。

【制法】

干姜洗净，润透，切丝，放入锅中，加入500毫升水煮开后，放入红糖，煎煮约5分钟后，搅拌均匀，过滤出红糖姜茶即可。

饮用方法

月经期间每日饮用1次，每次的饮用量约为450毫升。

茶疗功效

干姜味辛，性热，具有暖宫散寒、回阳通脉、活血化瘀的功效。

最佳饮用时间：有痛经或者月经不调者经前饮用最佳。

禁忌：体内燥热者不宜饮用。

通经止痛——益母草玫瑰花茶

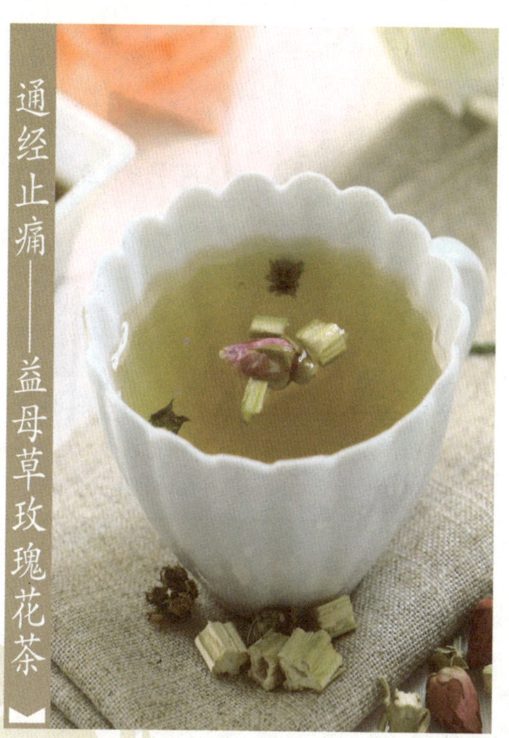

【材料】

益母草3克，玫瑰花6朵，蜂蜜10克。

【制法】

将益母草、玫瑰花一起放入杯中，倒入500毫升沸水冲泡，加盖闷约5分钟后，加入蜂蜜搅拌均匀即可。

饮用方法

每日1次，饮用量约为500毫升，饭后饮用。

茶疗功效

益母草具有活血调经、行血散瘀等功效，与通经络、补气血的玫瑰花配合使用，既可以调理月经，又可以美容养颜。

最佳饮用时间：有痛经者在经前一个星期开始饮用最佳。

禁忌：孕妇忌饮。

补血活血——当归茶

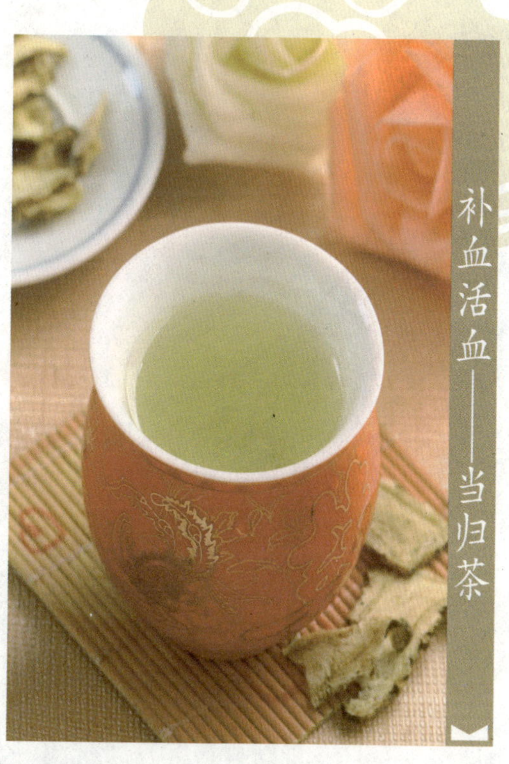

【材料】

当归10克。

【制法】

当归洗净，润透，放入锅中，注入清水约700毫升，大火煮开后，转小火煎煮约5分钟，关火，滤去茶渣，取茶汤即可。

饮用方法

每日1剂，每剂约为600毫升，饭后少量多次地饮用。

茶疗功效

当归具有温经理气、补血活血、调经止痛的功效。常用于治疗经量少、色暗、有瘀块等症。

最佳饮用时间：有痛经或者月经不调者经前饮用最佳。

禁忌：湿阻中满及大便溏泄者忌饮。

温经调经——红花茶

【材料】

红花1克，甘草、西洋参各2克，蜂蜜少许。

【制法】

将红花、甘草、西洋参一起放入杯中，冲入400毫升开水冲泡，加盖闷约5分钟后，滤去茶渣，取茶汤，加入蜂蜜，搅拌均匀即可。

饮用方法

每日1次，每次的饮用量约为350毫升。

茶疗功效

红花有疏经活络、通经化瘀、温经止痛、改善血液循环、提高人体免疫力的功效；甘草有补脾益气、清热解毒、调和百药的功效；西洋参可以养阴润肺、补气益中、延缓衰老。将这三种材料配合泡茶饮用，可以起到很好的暖宫止痛、调理月经的作用。

禁忌：孕妇、肠胃疾病患者忌饮此茶。

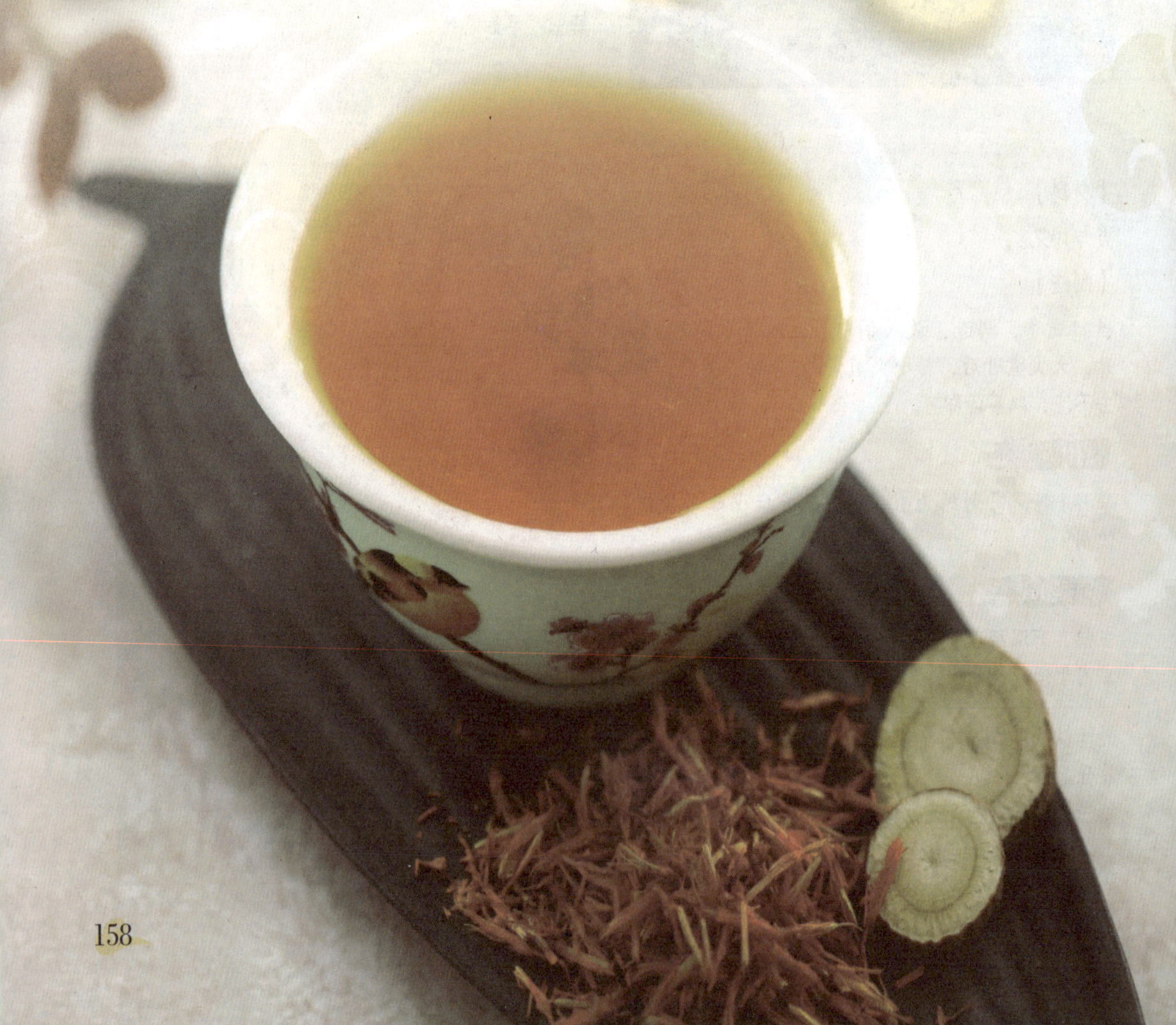

第五章

应季喝茶最健康

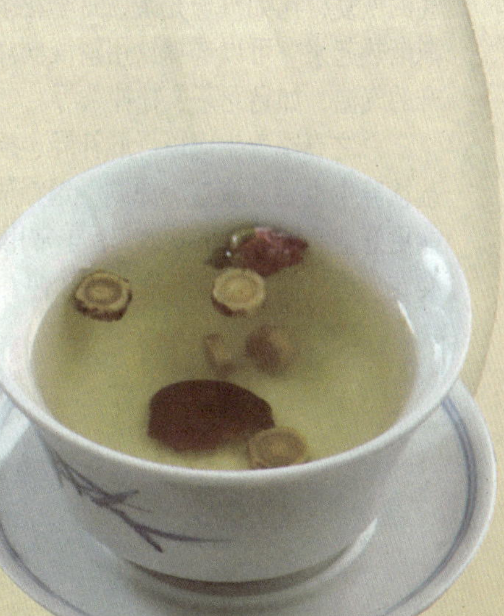

春季：温补养阳

气候特点与人体生理特点

我国民间习惯把农历一月、二月、三月划分为春季。春季包括立春、雨水、惊蛰、春分、清明、谷雨六个节气。春为四时之首，万象更新之始。春暖花开时节，春回大地，万物复苏，春草吐绿，大自然一片欣欣向荣。“人与天地相应”，当自然界阳气开始升发之时，人体的阳气也渐趋于表，皮肤舒展，其生理变化主要表现为以下几点：一是气血活动加强，新陈代谢开始旺盛；二是肝主春，肝气开始亢盛；三是汗腺分泌增多，各器官负荷加大。肝气亢盛，除了容易导致高血压、眩晕、肝炎等疾病外，也可使人的精神情绪随之高昂亢进，使原有精神分裂症、躁狂症等疾患的人易因天气变化而出现激愤、骚动、暴怒、吵闹等状态。而且，春天气候多变，时寒时暖，人体皮表疏松，对外抵抗能力减弱，所以，不要那么快脱掉冬天的厚大衣，应坚持“春捂秋冻”。在饮食方面，宜选用辛、甘、微温的饮食，辛、甘发散为阳以助春阳，温热着食用有利于保护阳气，但不宜吃大辛大热的食物，以防肝脏之气升发太过而克脾脏，不利于健康。

中医理论认为，人的五脏与四季都有相对应的关系，春对应于肝，所以春天养生重在养肝，食补以温补阳气为主。初春之时，天气乍暖还寒，以饮用花茶为好，这是因为花茶香气浓郁，可以驱除冬天积压在体内的冷邪，以促进人体阳气的恢复，比如玫瑰花茶、月季花茶等。晚春的时候，天气渐渐热起来，可以选择饮用清淡润泽的茶饮，以抵制突然上升的气温，如乌龙茶、杜仲茶等。

总之春季养生应以舒肝补肝、养肝利胆、疏通经脉为主，茶饮养生也要顺应这一原则。选择适宜的春季养生茶材，才能更好地起到养生的功效。春季常用的茶饮材料一般有茉莉、菊花、焦三仙、橘红、荆芥、杜仲、灵芝、板蓝根、芦根等。

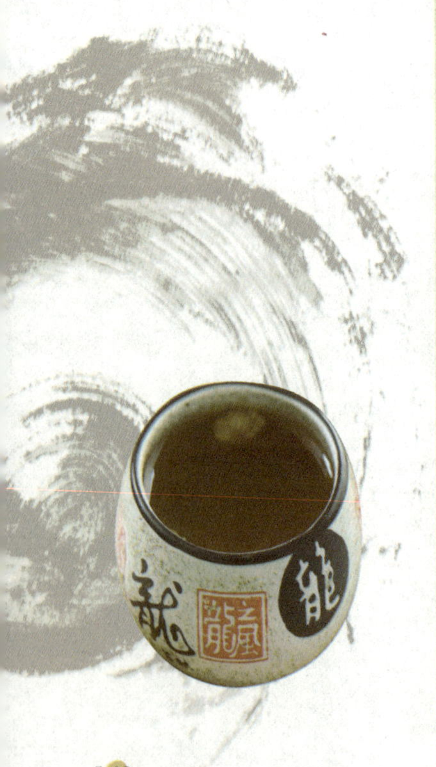

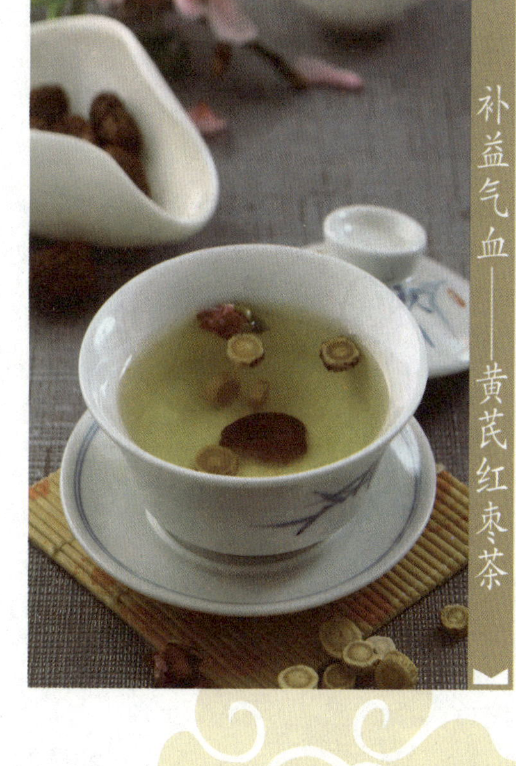

补益气血——黄芪红枣茶

【材料】

黄芪5克，红枣4枚，玫瑰花（干）6朵。

【制法】

1. 黄芪洗净，润透，切薄片；红枣洗净，去核。
2. 将黄芪片、红枣、玫瑰花一起放入茶杯中，加入400毫升沸腾的开水，加盖闷泡约10分钟即可。

饮用方法

每日两次，每次饮用量约为200毫升。

茶疗功效

黄芪是一种滋补中药，能补中益气、健脾益胃，红枣补血安神。黄芪红枣茶可用于治疗气虚乏力、气血两亏，具有明显的温补功效。

最佳饮用时间：每天早饭或者晚饭后1个小时饮用最佳，早饭后饮用可以补充一天的元气，晚饭后饮用可以宁心安神，提高睡眠质量。

禁忌：阴虚阳亢者及有多汗症患者忌饮。

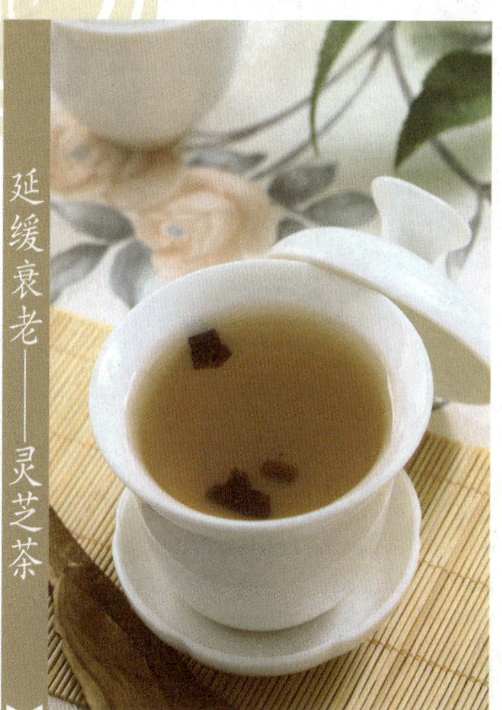

延缓衰老——灵芝茶

【材料】

灵芝6克。

【制法】

1. 灵芝用温水冲洗干净，切成小粒。
2. 取一个加盖的茶杯，放入灵芝粒，倒入约500毫升热开水，加盖闷泡约5分钟即可。

饮用方法

每日饮用两次，每次饮用约200毫升。灵芝可连续冲泡3次以上，体虚上火者可配以少量金莲花、菊花冲泡。

茶疗功效

灵芝入五脏,补全身之气，心、肺、肝、脾、肾脏虚弱者均可饮用。灵芝茶具有扶正固本、改善睡眠、增进食欲、延缓衰老、提高机体抵抗力的作用。

最佳饮用时间：空腹或饭后1小时饮用效果最佳。

禁忌：灵芝是滋补的中药，不适宜儿童服用。

温补气血——核桃桂圆红茶

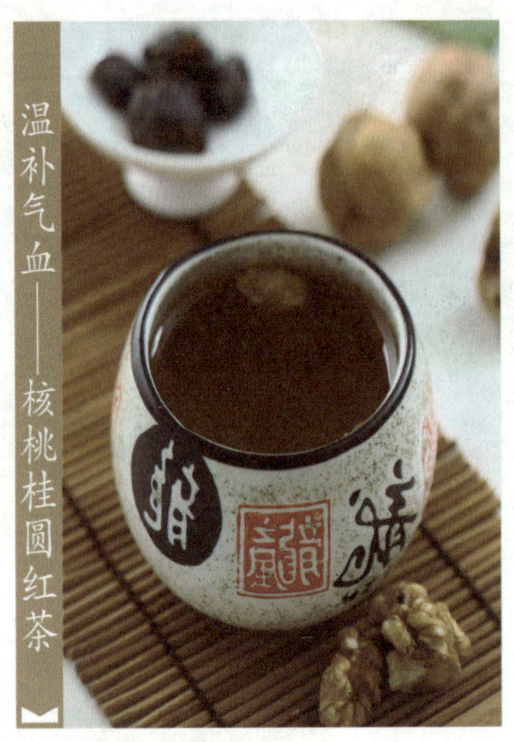

【材料】

核桃肉5枚，龙眼肉5枚，红茶3克。

【制法】

❶核桃肉洗净；龙眼肉洗净。

❷锅置火上，注入适量清水，放入核桃肉、龙眼肉，大火烧开后，加入红茶，转小火煎煮约5分钟，过火，滤去茶渣，取茶汤即可。

饮用方法

每日三次，均在饭后1小时分成少量多次地饮用。

茶疗功效

桂圆核桃红茶具有温补气血、滋养身体的功效，对于治疗血瘀、失眠、眩晕等症状有明显的效果。

禁忌：核桃、桂圆、红茶均属温性，所以不能经常饮用，以免温补过度，造成内火旺盛。

益智解乏——杜仲五味茶

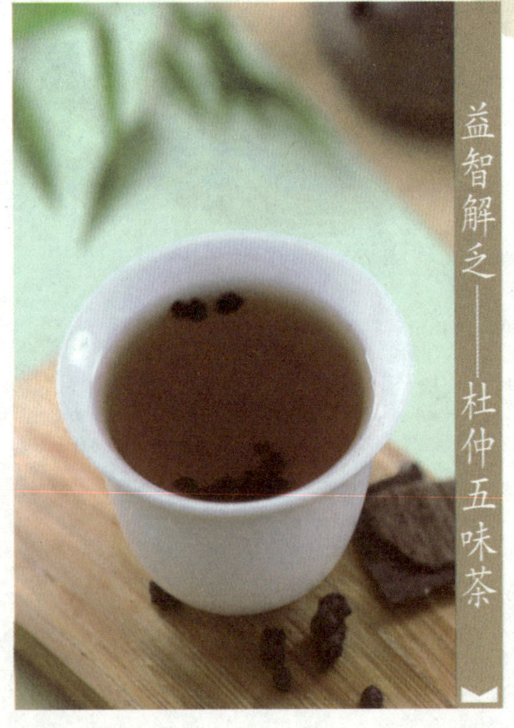

【材料】

杜仲、五味子各3克。

【制法】

❶杜仲洗净，切碎；五味子去杂质，洗净，润透。

❷将杜仲、五味子一起放入茶杯里，倒入400毫升沸水，加盖冲泡约15分钟即可。

饮用方法

每日饮用两次，在早餐、晚餐消化完全后饮用。

茶疗功效

杜仲被誉为“植物黄金”，能补肝肾、强筋骨、活血通络、调理血压等；五味子有收敛固涩、益气生津、补肾固精、宁心安神的功效。经常饮用该茶能温补身体，消除疲劳。

最佳饮用时间：早餐后饮用效果最佳，因为早上饮用可以补充一天的元气。

禁忌：外表有邪、内有实热，或痧疹初发者忌饮。

补肾养阳——玫瑰千日红茶

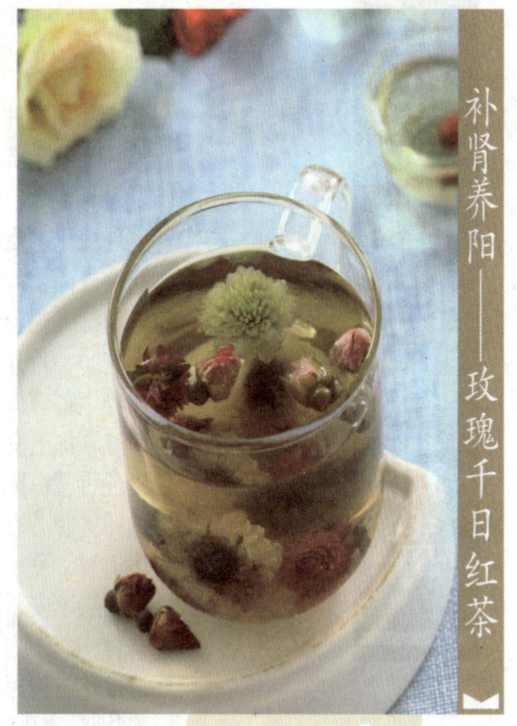

【材料】

玫瑰花（干）5朵，千日红干花4朵，菊花3朵，蜂蜜5克。

【制法】

将玫瑰花、千日红、菊花一起放入杯中，加入500毫升沸水，加盖冲泡约10分钟，滤去茶渣，把茶水装入杯中，加入蜂蜜搅拌均匀即可。

饮用方法

饭后可代水饮用，一天的饮用量不要超过800毫升。

茶疗功效

玫瑰花可以疏肝醒脾、补气活血；千日红能消除疲劳、护肤养颜；菊花护肝明目。三者加上蜂蜜是春天温补身子，补肾养阳的绝佳搭配。

最佳饮用时间：午后春困时。

禁忌：体虚、脾虚、胃寒及易泄泻者忌饮。

行气止痛——茉莉蜜茶

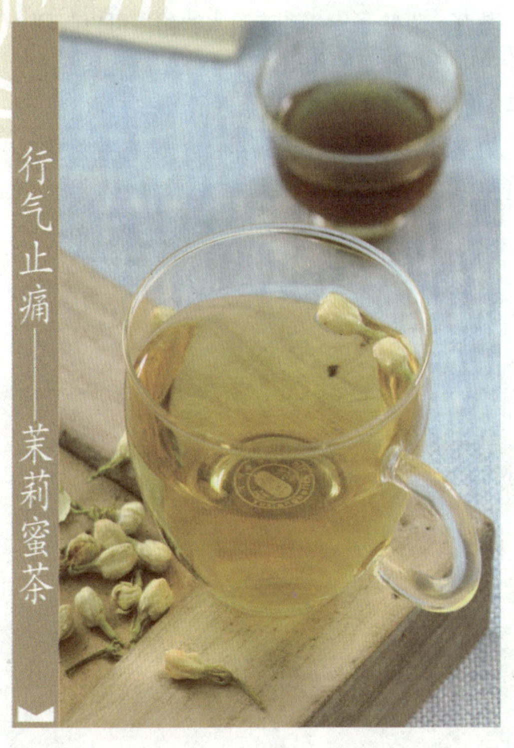

【材料】

茉莉花5克，蜂蜜10克。

【制法】

将茉莉花放入杯中，加入沸水冲泡，加盖闷约8分钟，滤去茶渣，把茶水倒入杯中，加入蜂蜜搅拌均匀即可。

饮用方法

每日1次，每次饮用量不超过400毫升。

茶疗功效

茉莉花所含的挥发油性物质，不仅具有行气止痛、开郁散结的作用，还能温补养阳。

禁忌：茉莉花味辛香，性偏温，火热内盛、燥结便秘者忌饮。注意，体虚贫血的人不要经常喝茉莉花茶，因为花茶中的一些元素能够减少人体对铁的吸收。

夏季：防暑排毒

气候特点与人体生理特点

我国民间习惯把农历四月、五月、六月划分为夏季。夏季是天阳下济，地热上蒸，万物生长的季节。夏热夏长，盛夏暑气当令，长夏湿气当令。对应夏天的气候特点，人体的生理变化主要表现为气血运行旺盛，阳气升发到极致。此外，津液外泄，汗液分泌增多，容易出现消渴的现象。夏季的暑气和湿气很容易诱发各种疾病，《黄帝内经》就有“仲夏善病胸胁，长夏善病洞泄寒中”的记载。自古以来，夏季的茶饮养生都应该遵循三大原则：一是健脾除湿，湿邪是夏天的邪气，加上夏日脾胃功能低下，食欲下降，容易产生腹泻，出现舌苔白腻等症状，所以应饮用健脾利湿的茶饮，一般多选择健脾芳香化湿的茶材，如藿香、莲子、佩兰等；二是清热消暑，夏季气温高，暑热邪盛，人体心火旺盛，常常会感到烦躁不安，因此常用一些具有清热解毒、清心下火作用的茶材，冲泡服用，可以缓解酷热的烦躁、暑气，如菊花、薄荷、金银花、连翘、荷叶等，清火消暑的功效十分明显；三是补养肺肾，中医学认为，按五行规律，夏天人体心火旺而肺金、肾水虚衰，所以要注意补养肺肾之阴，一般可选用枸杞子、生地黄、百合、桑葚、五味子等，冲泡茶水饮用，可以起到敛汗止汗，防止过度耗伤津气的作用。

总之，在夏季的茶饮养生中，要以茶气清苦、甘凉生津、清热利湿的茶饮为主，以达到祛暑祛湿、养心健脾、补益肠胃、除烦解渴、开胃生津的养生功效。

清热解毒——苦瓜茶

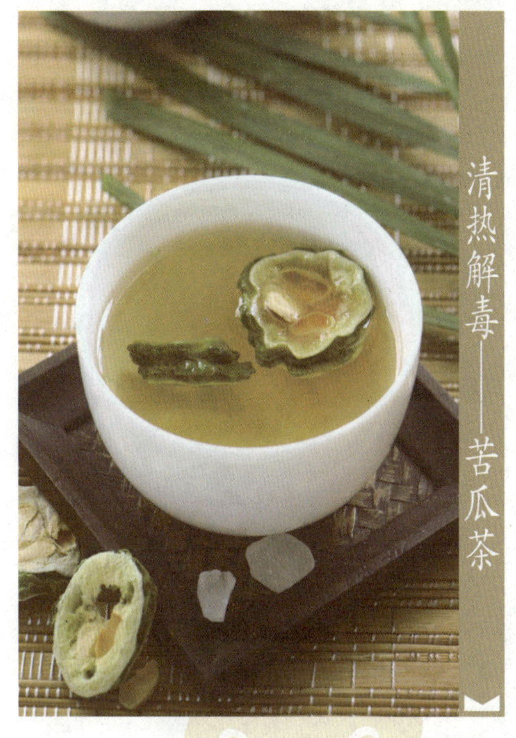

【材料】

苦瓜片（干）10克，冰糖15克。

【制法】

苦瓜片用温水滤洗干净，放入茶杯中，加入500毫升沸水，加盖冲泡约20分钟，用茶漏过滤出苦瓜茶，加入冰糖搅拌至冰糖溶化即可。

饮用方法

可以冲泡饮用，也可以水煎饮用，一般饭后消化完毕均可随时饮用。

茶疗功效

苦瓜味苦，性寒，有清暑涤热、明目解毒、缓解劳乏、开胃进食、益气壮阳的功效，可用于防治中暑发热、热病烦渴、肝热目赤等症。

最佳饮用时间：盛夏的正午暑气最旺，饮用苦瓜茶可以消退暑气。

禁忌：脾胃虚寒、腹部冷痛、泄泻者忌饮。

通经散瘀——马鞭草茶

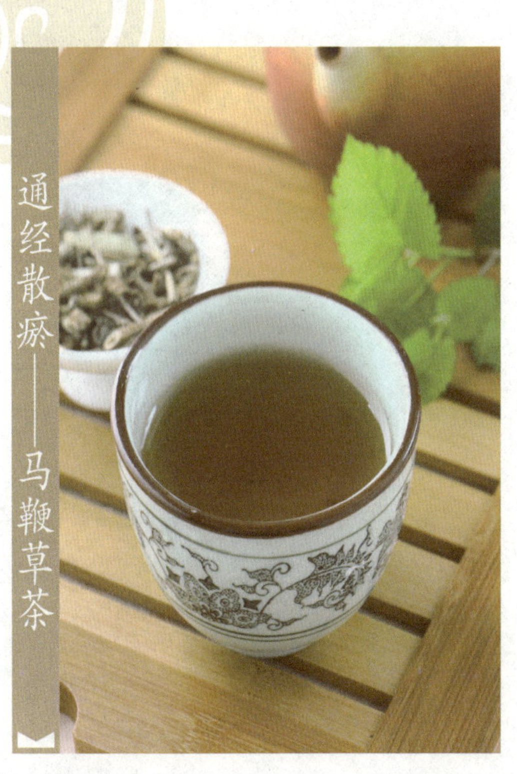

【材料】

马鞭草15克，白砂糖20克。

【制法】

马鞭草洗净，放入锅中，注入适量清水，大火煮沸后，关火，撒入白砂糖，搅拌均匀，滤出茶水即可。

饮用方法

每日两次，每次约150毫升。

茶疗功效

马鞭草味苦，性凉，有活血通经、清热解毒、通经散瘀、利尿消肿的功效。

最佳饮用时间：马鞭草味苦，性凉，为了保护肠胃，饭后饮用最佳。

禁忌：马鞭草有活血散瘀的功效，故有出血倾向者和孕妇忌饮。

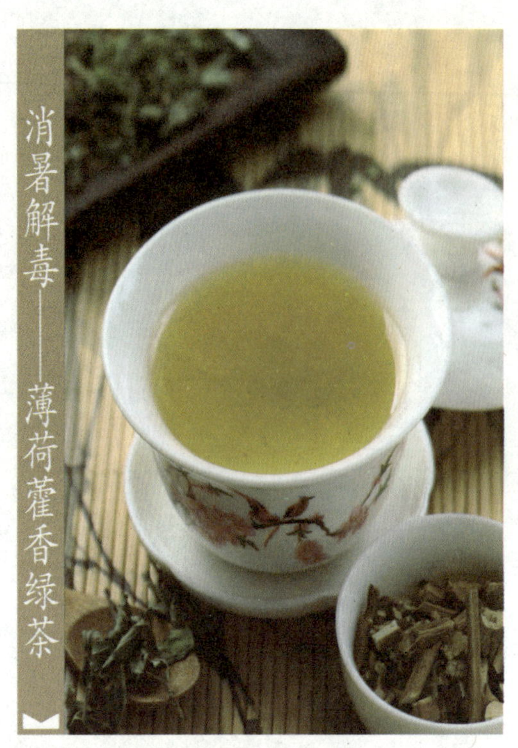

消暑解毒——薄荷藿香绿茶

【材料】

薄荷、藿香各2克，绿茶3克。

【制法】

将薄荷、藿香、绿茶一起放入茶杯中，用沸水冲泡，加盖闷约5分钟，滤去茶渣即可。

饮用方法

随时饮用，不拘时，可代水饮用。

茶疗功效

藿香性温，既可以消除体内的燥湿，也可以解体表的暑湿；薄荷疏风散热、清利头目；绿茶提神消暑、清热解毒。三者结合制成茶饮是夏日防暑止渴的佳品。

最佳饮用时间：夏季中暑时饮用最佳，可有效缓解症状。

禁忌：阴虚火旺及患有热病者忌饮。

清热解暑——消暑冬瓜茶

【材料】

干冬瓜皮5克，干姜2片，蜂蜜5克。

【制法】

冬瓜皮、干姜洗净，放入锅内，大火煮沸后，关火，闷5分钟，拣去冬瓜皮、干姜，加入蜂蜜搅拌均匀即可。

饮用方法

可以水煎饮用，也可以冲泡饮用，冬瓜茶性质较温和，可代水饮用。

茶疗功效

冬瓜皮性微寒，具有清热解暑、利水消肿的功效；干姜可祛风暖胃，用于中和冬瓜皮的寒性。两者结合能起到消暑止渴、清热利水的作用。适用于水肿胀满、暑热口渴、小便不利、小便短赤等症。

禁忌：阴虚内热者忌饮。

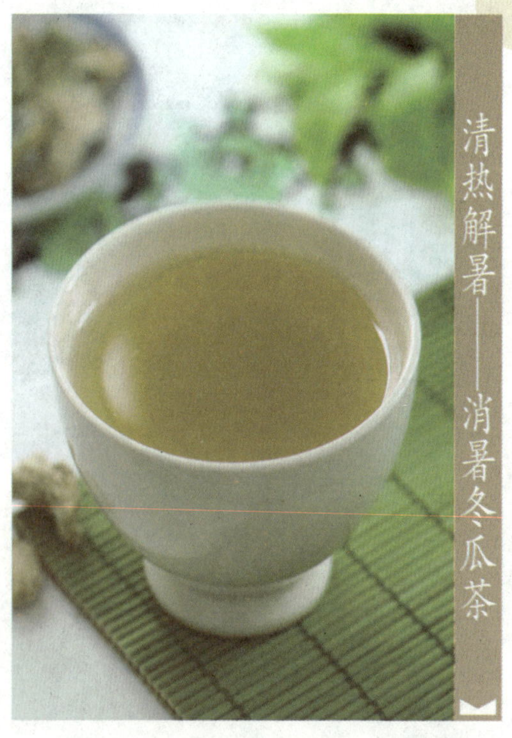

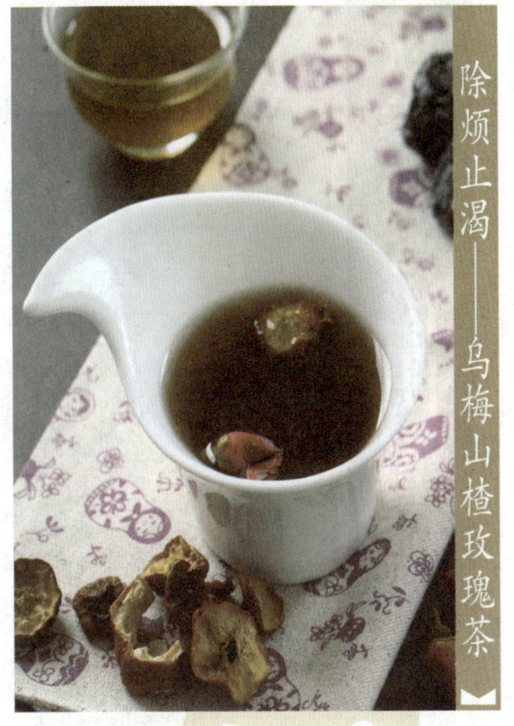

除烦止渴——乌梅山楂玫瑰茶

【材料】

乌梅10枚，山楂片（干）5克，玫瑰花干5朵，蜂蜜10克。

【制法】

1. 乌梅、山楂片洗净，润透。
2. 锅置火上，放入乌梅、山楂片，注入清水约500毫升，大火烧开后，加入玫瑰花，关火，闷5分钟后，用茶漏滤出茶水，加入蜂蜜搅拌均匀即可。

饮用方法

每日3次，每次饮用量约为200毫升。

茶疗功效

生津止渴，健胃消食，理气化湿，是夏日除烦止渴的佳品。

最佳饮用时间：饭后1小时饮用效果最佳，既可以助消化，还可以止渴。

禁忌：因风寒引起咳嗽的患者不宜饮用。

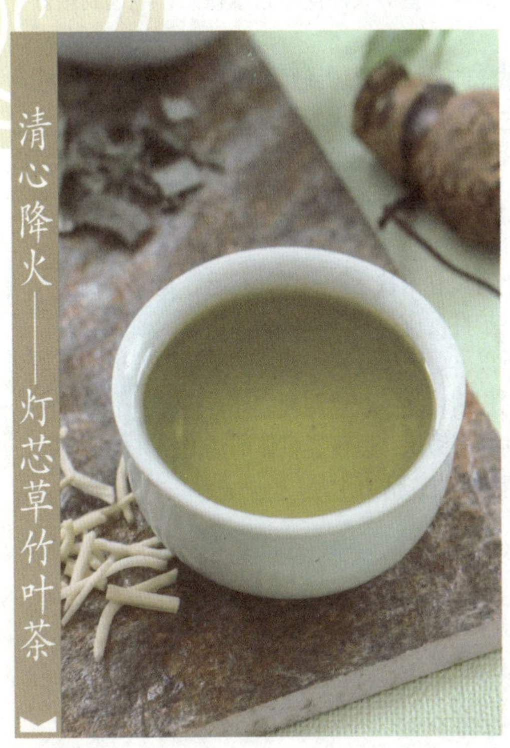

清心降火——灯芯草竹叶茶

【材料】

灯芯草5克，淡竹叶3克。

【制法】

将灯芯草、淡竹叶洗净，放入锅中，注入适量清水，大火烧开后，转成小火煎煮约5分钟，关火，去渣取汁即可。

饮用方法

每日1次，每次约300毫升，在午饭消化完全后饮用。

茶疗功效

灯芯草味甘，性微寒，归心、肺、小肠、膀胱经，具有清热化湿、利尿通淋的作用；淡竹叶味甘、淡，性寒，入心、肺、胆、胃经，能清热除烦、利尿生津。两者结合具有明显的清心降火、清热止渴功效。

禁忌：体质虚寒者慎服。

秋季：滋阴润燥

气候特点与人体生理特点

我国民间习惯把农历七月、八月、九月划分为秋季。秋季包括立秋、处暑、白露、秋分、寒露、霜降六个节气。

秋季，暑夏的高温已降低，人们烦躁的情绪也随之平静，加上秋风送爽，以及秋季宜人的景色，人们不觉为之感到精神振奋，舒爽万分。但是，由于秋天气温开始降低，雨水较少，空气湿度相对降低，气候偏于干燥，容易造成人体虚火旺盛，人们俗称"秋燥"。中医学认为，秋燥容易伤肺，秋气与人体的肺脏相通，肺气太强，容易导致身体的津液不足，出现诸如津亏液少的"干燥症"，常常表现为皮肤干燥，咽干舌燥，咳嗽无痰等。

此外，秋气内应肺，而肺是人体重要的呼吸器官，是人体真气的来源，肺气的盛衰关系到一个人寿命的长短。秋季气候干燥，很容易伤及肺阴，使人患上鼻干喉痛、咳嗽胸痛等呼吸疾病，所以秋季的养生、饮食应注意养肺，要多选食一些能够润肺清燥、养阴生津的食物，比如梨、甘蔗、荸荠、银耳等。在茶饮养生方面，则可选用枸杞子、百合、川贝母、枇杷、黄精、橘红、蜂蜜等，冲泡成茶水饮用，能起到很好的滋润效果。

再者，在秋季时分，燥气中还暗含秋凉。人们经夏季旺盛的体液分泌之后，加上秋季天气干燥，机体各组织系统均处于水分相对贫乏的状态，如果这时再感染风寒，极易引发头痛、鼻塞、咳嗽、关节痛等一系列症状，因此秋季要注意防寒。

最后，俗语有"春困秋乏"一说，秋乏，是补偿夏季人体超常消耗的保护性反应，常表现为身体倦怠、四肢乏力、精神不振等。所以，要适当饮用一些提神醒脑的养生茶饮，起到振奋精神的作用。除了茶饮调理之外，还有一个好办法就是进行适当的体育锻炼，以恢复机体的活力，并保证充足的睡眠，使人精神焕发，活力十足。

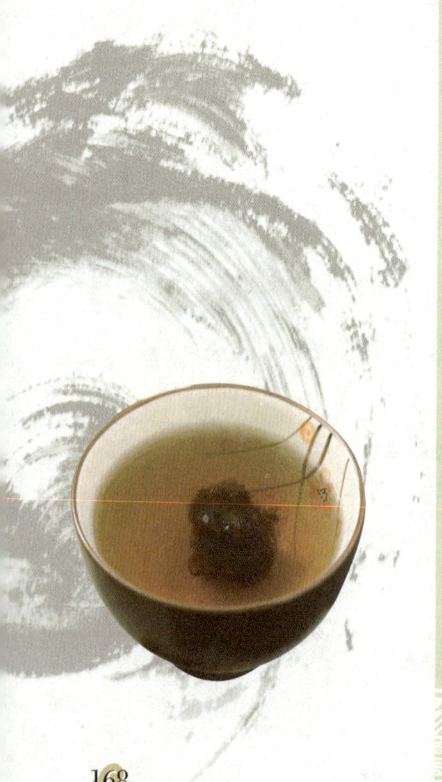

滋阴润燥——银耳红枣茶

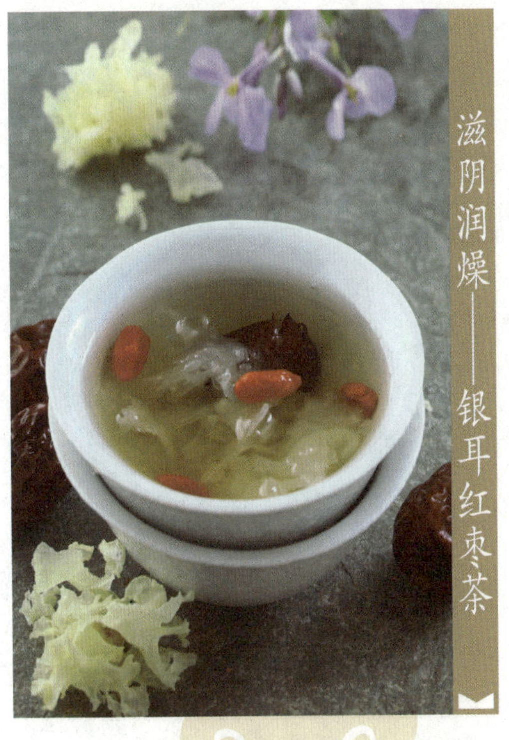

【材料】

银耳8克，红枣10枚，枸杞子10克，冰糖30克。

【制法】

1. 用温水将银耳泡发，去蒂，洗净，撕成小朵；红枣洗净，去核；枸杞子洗净，润透。
2. 将银耳、红枣、枸杞子一起放入锅中，加入适量清水，大火煮开后，加入冰糖，转成小火煎煮约15分钟后，搅拌均匀即可。

饮用方法

饮完茶汤后，最好连茶渣也吃了，因为茶渣里含有很多未完全析出的营养物质。

茶疗功效

滋阴润燥，去燥除烦，润肺止咳。秋天天气干燥，容易口干舌燥，喝银耳红枣茶不仅可以补水祛燥，还能美容养颜。

最佳饮用时间：饭后饮用。

平肝润肺——康乃馨花茶

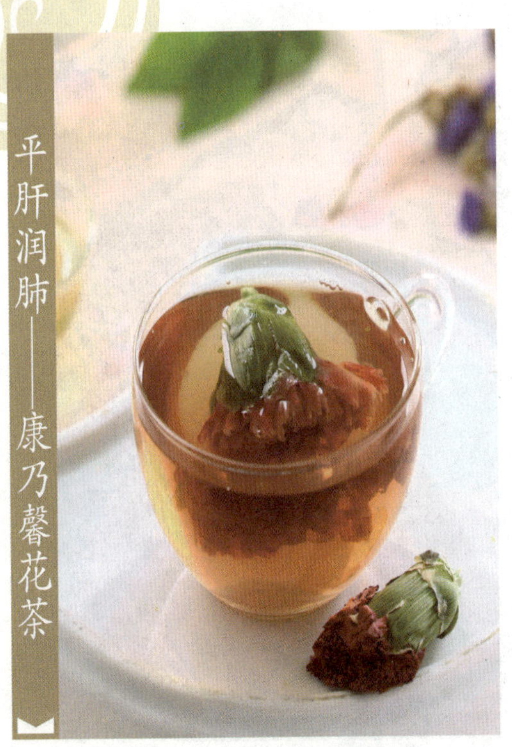

【材料】

康乃馨3克，勿忘我2克，蜂蜜10克。

【制法】

将康乃馨、勿忘我一起放入杯中，倒入400毫升沸水，加盖闷约5分钟后，加入蜂蜜搅拌均匀即可。

饮用方法

每日两次，每次的饮用量约为300毫升，饭后可代水频频饮用。

茶疗功效

康乃馨花味甘，性微凉，归肺、肾经。它与勿忘我一起泡茶饮用，有平肝润肺、滋阴润燥、排毒养颜、调养气血、润肤乌发之功效。

最佳饮用时间：睡前饮用最佳，可有助于睡眠。
禁忌：糖尿病患者在饮用康乃馨花茶时，不宜加蜂蜜。

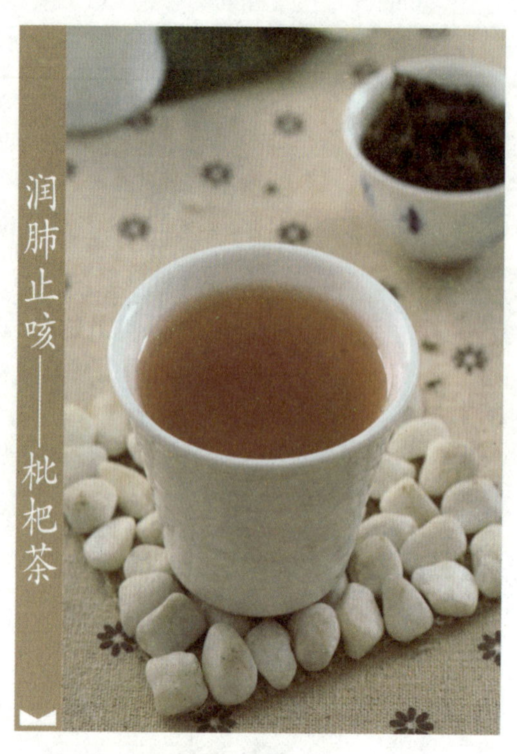

润肺止咳——枇杷茶

【材料】

鲜枇杷3枚，紫苏3克，绿茶3克。

【制法】

❶将鲜枇杷洗净，切成块；紫苏洗净，与枇杷一起放入锅中，倒入适量清水，大火煮开后，转小火煎煮约5分钟，滤去茶渣，取枇杷紫苏水。

❷把绿茶放入杯中，倒入滚烫的枇杷紫苏水，冲泡约3分钟即可。

饮用方法

每日1剂，饭后代水饮用。

茶疗功效

肺热咳喘，祛除烦渴。常用于缓解久咳不愈、阴虚肺燥、咯血、咽干口渴、干呕等症。

最佳饮用时间：在口干舌燥或者喉咙干痒时饮用效果最佳，既可以生津止渴，又可以润肺止咳。

润肺止咳——罗汉果茶

【材料】

罗汉果1/2个。

【制法】

将罗汉果洗净，撕成小片，放入杯中，倒入沸水冲泡，加盖闷约10分钟即可。

饮用方法

可代水饮用。

茶疗功效

罗汉果味甘，性凉，归肺、大肠经。罗汉果茶有润肺止咳、生津止渴的功效，适用于肺热或肺燥咳嗽、百日咳及暑热伤津口渴等，此外还有润肠通便的功效。

最佳饮用时间：饭后饮用。

禁忌：罗汉果性凉，在月经期间最好不要喝，会引起痛经。另外，糖尿病患者及脾胃虚寒者忌饮。

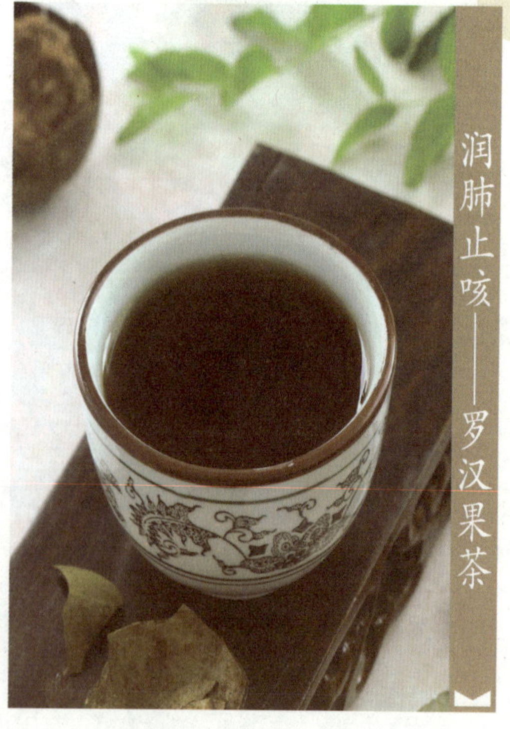

清肺润燥——桑菊茶

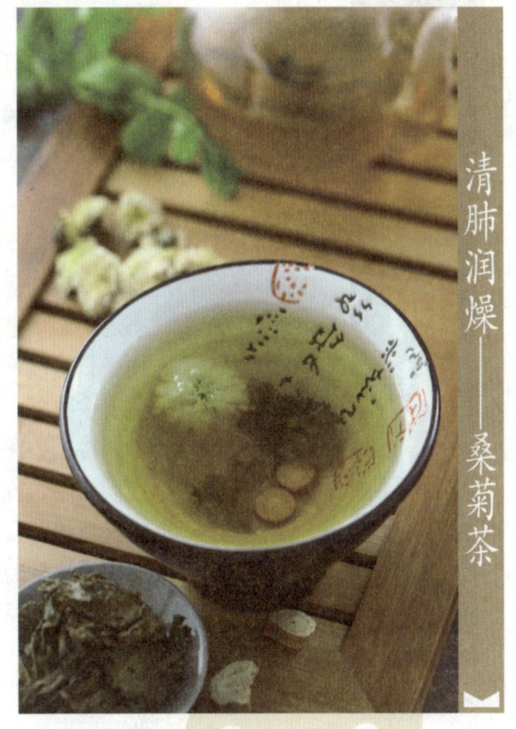

【材料】

桑叶、白菊花各8克，甘草3克。

【制法】

将桑叶、白菊花、甘草滤洗干净，一起放入锅中，注入清水1000毫升，大火煎煮约15分钟后，滤去茶渣取茶水即可。

饮用方法

饭后少量多次地饮用，不拘时，可代水饮用，一天的饮用量控制在800毫升以内。

茶疗功效

桑叶具有疏散风热、清肺润燥、清肝明目的功效，菊花具有散风清热、平肝明目、解毒之功效，两者搭配甘草，有很好的清肺润燥效果。

最佳饮用时间：风热感冒初期饮用，可有效缓解症状。

禁忌：受风寒者、泄泻者以及风寒感冒者忌饮。

利咽润喉——胖大海茶

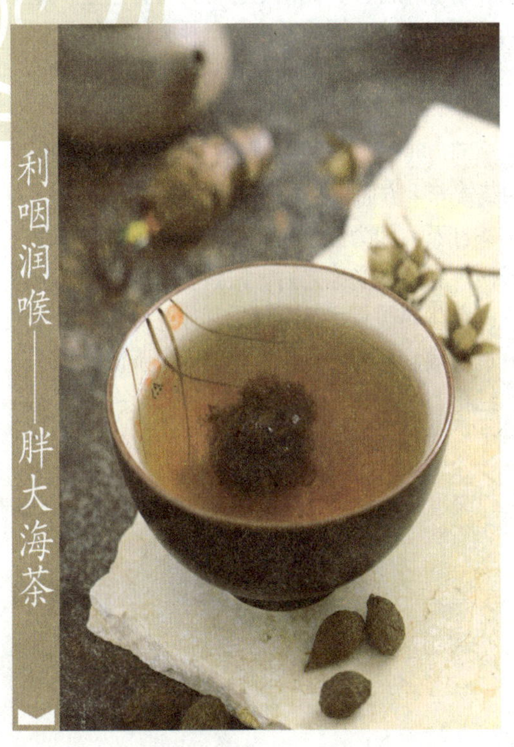

【材料】

胖大海3枚。

【制法】

将胖大海洗净，放入杯中，加入600毫升沸水冲泡，加盖闷约8分钟即可。

饮用方法

胖大海茶可以代水饮用，但是胖大海一天的用量不宜超过6枚，并应隔天间歇饮用，不能长期饮用。

茶疗功效

胖大海味甘，性寒，归肺、大肠经，具有清热润肺、利咽解毒、润肠通便的功效，适用于肺热声哑、干咳无痰、咽喉干痛、热结便秘、头痛目赤等症。

最佳饮用时间：咽喉肿痛时饮用效果最佳。

禁忌：胖大海有药性，还具有一定的毒性，所以寒性体质忌饮胖大海茶。此外，胖大海茶更不宜长期当作保健饮料来饮用。

冬季：防寒祛寒

气候特点与人体生理特点

我国民间习惯把十月、十一月、十二月划分为冬季。在我国的北方地区，寒冬腊月，大地冰封，万物闭藏，一切都呈现出萧条凋零的景象。唐代柳宗元在《江雪》中所描写的"千山鸟飞绝，万径人踪灭"正是北方冬天的真实写照。在冬季，自然界的许多动物都纷纷回归巢穴，进入"蛰伏"的冬眠状态之中。即使在南方也因为天气寒冷，很多动物都进入冬眠，而受日短夜长的自然规律影响，人们的户外活动比起其他季节要少很多，人们在冬季早睡早起，平时则添衣加被，以抵御寒冷。中医学认为："寒为阴邪，易伤阳气。"入冬以后气候寒冷，宜"祛寒就温"，人们的衣着应以温暖舒适、利于气血通畅为原则，保暖的衣服犹如养生妙药，可以保护身体免遭寒冷的侵袭。但是不宜过度保暖，因为捂得太严实，出汗过多，容易损耗人体的阳气。

在冬季，人体顺应季节的变化，人体内的阴气极盛，阳气潜藏，有益于精气的调养，《养生镜》里提出"冬三月乃收藏闭塞之时，最宜固守元阳，以养真气"。因为冬季天气寒冷，阴盛阳衰，易患阳虚症，无论是保健强身，还是补虚祛疾，都应以防寒驱寒为主，因为寒冷会消耗人体的能量和精力，做好防寒保暖工作，可以起到温补阳气、保全精气的作用。

冬季，北风凛冽，寒气袭人，人体阴气趋盛，阳气易损。因此，在冬季的茶饮养生方面，应该多饮用性质温润的茶饮。人们在冬天习惯喝红茶，因为红茶是经过发酵等工序制作而成的，性质比较暖。在室外受冻之后，回到屋里泡上一杯味甘性温的红茶，既能生热暖胃，又可增添营养，对于冬天保养精气神有很好的功效。此外，冬季常用的养生茶饮材料还有山楂、麦芽、红花、紫苏叶、干姜、龙眼、天门冬等。

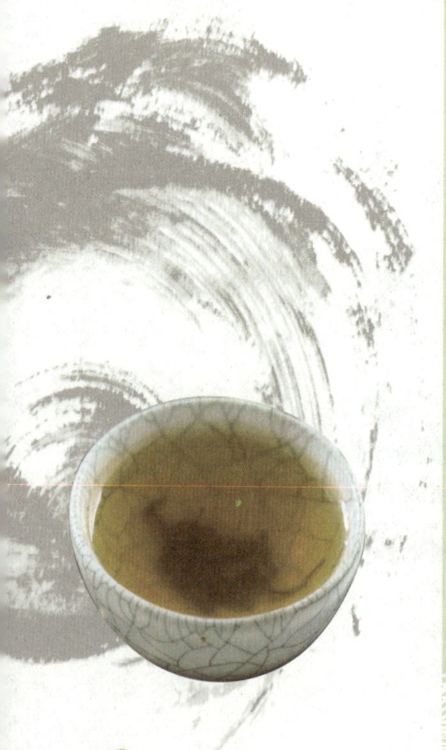

暖胃安眠——牛奶红茶

【材料】

牛奶200毫升，红茶3克，蜂蜜10克。

【制法】

1. 将牛奶倒入锅中，兑入250毫升清水，小火将牛奶煮至沸腾时，加入红茶，继续煮至茶汤变成咖啡色，关火。
2. 用茶漏将茶汤过滤出来，稍稍凉凉后，加入蜂蜜搅拌均匀即可。

饮用方法

每日两次，每次的饮用量约为200毫升，分别在早餐、晚餐后饮用。

茶疗功效

暖胃驱寒，帮助睡眠。

最佳饮用时间：暖胃牛奶红茶在睡前半小时饮用效果最佳，因为红茶可以暖胃，却又不像绿茶那样含有咖啡因，不会影响睡眠，而牛奶又具有助眠安睡的功效。

暖身驱寒——桑葚冰糖茶

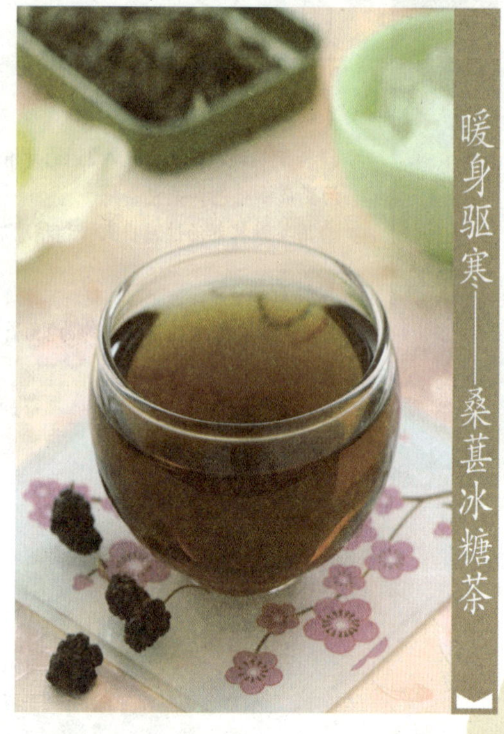

【材料】

桑葚10克，红茶2克，冰糖10克。

【制法】

1 桑葚洗净，切碎；冰糖拍碎。

2 把切碎的桑葚与红茶一起放入杯中，倒入约400毫升沸水冲泡。

3 加盖闷约5分钟后，加入冰糖，搅拌至冰糖溶化，饮用前用茶漏过滤出茶汤即可。

饮用方法

每日两杯，分别在午餐、晚餐后饮用。

茶疗功效

桑葚滋阴补血，润燥生津；红茶驱寒暖胃，温中补气。两者配伍泡茶饮用，具有明显的暖身驱寒的功效。

禁忌：桑葚中含有溶血性过敏物质及透明质酸，过量食用后容易发生溶血性肠炎，不宜过量食用。

暖胃美容——芦荟红茶

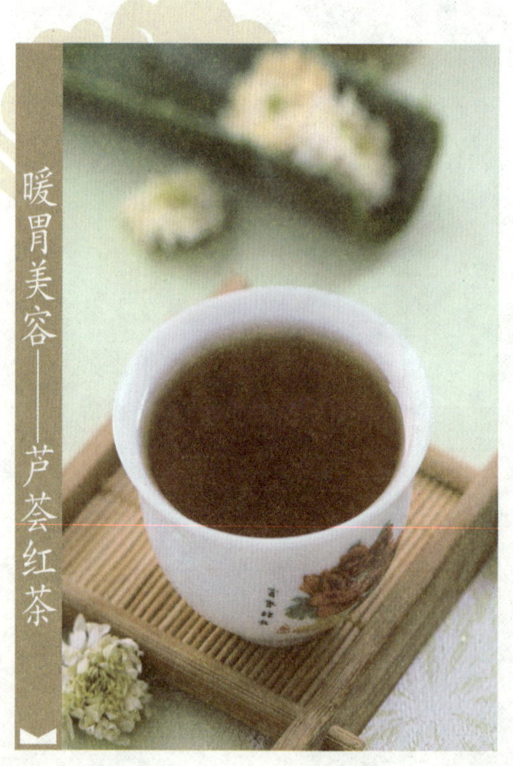

【材料】

芦荟1片，菊花3克，车仔红茶1袋，蜂蜜10克。

【制法】

1 芦荟去皮洗净，取内层白肉，切片。

2 锅置火上，放入芦荟片、菊花，注入适量清水，用小火慢煮至沸腾，放入车仔红茶，关火，浸泡约10分钟。

3 过滤出芦荟红茶茶汤，装入杯子里，加入蜂蜜搅拌均匀即可。

饮用方法

可代水饮用。

茶疗功效

提高细胞活力，加速脂肪消化，调节人体的生理机能，改善肌肤光泽，减慢皮肤老化。

最佳饮用时间：在户外受冻之后，喝上一杯芦荟红茶，即可消除寒冷，既暖胃又美容。

暖宫驱寒——红花三七花茶

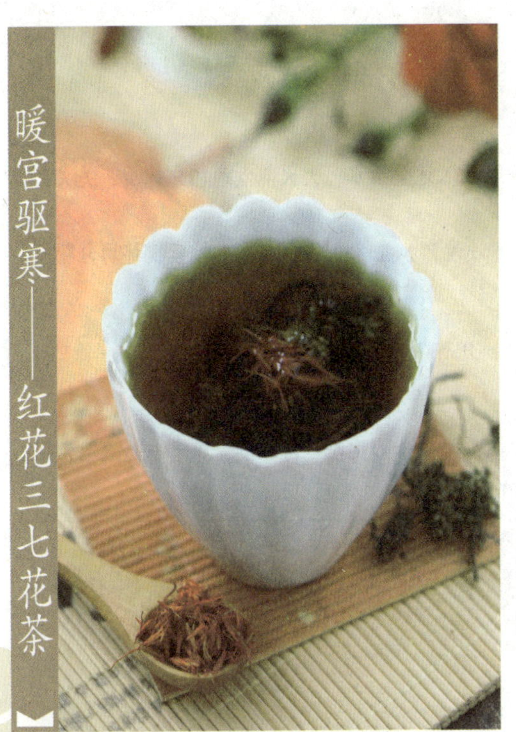

【材料】

红花、三七花各2克，红糖5克。

【制法】

将红花、三七花一起放入杯中，倒入400毫升沸水，加盖闷约5分钟后，加入红糖搅拌均匀即可。

饮用方法

每日1次，每次的饮用量约为400毫升。

茶疗功效

三七花含有多种皂苷，具有平清热肝、降压、清热解毒、平肝凉血的功效；三七花与活血通经、暖宫驱寒的红花配伍泡茶饮用，使防寒驱寒的功效更加明显，是冬季养生的佳品。

最佳饮用时间：饭后饮用最佳。

禁忌：因三七花、红花活血功效显著，孕妇及月经过多者忌用。

驱寒暖胃——山楂红花茶

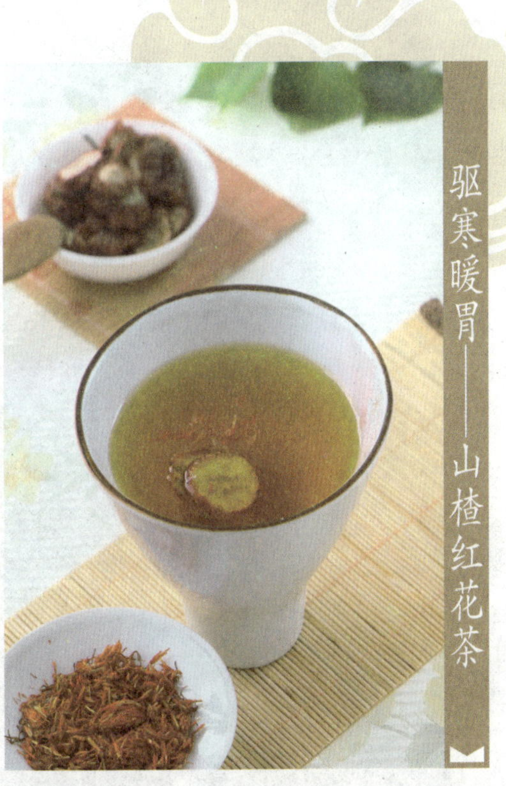

【材料】

干山楂片5克，红花3克。

【制法】

将山楂片洗净，与红花一起放入杯中，倒入500毫升沸水冲泡，加盖闷约5分钟即可。

饮用方法

每日1剂，饭后消化完全时代水饮用，每天的饮用量约为500毫升。

茶疗功效

山楂味酸，性平，具有消食化滞、生津止渴的功效；红花活血化瘀。两者配伍泡茶饮用，可以驱寒暖胃。

最佳饮用时间：山楂味酸，为保护胃黏膜，饭后饮用最佳，尤其是吃完油腻食物后饮用，还有助于消食。

禁忌：孕妇忌饮。

活血化瘀——丹参绿茶

【材料】

丹参10克，绿茶3克，蜂蜜10克。

【制法】

❶丹参洗净，润透，切片，放入锅中，注入适量清水，大火煎煮约15分钟后，关火，滤去茶渣取丹参水。

❷把绿茶放入杯中，倒入滚烫的丹参水冲泡，加盖闷约3分钟，加入蜂蜜搅拌均匀即可。

饮用方法

每日两次，每次的饮用量约为250毫升，分别在早餐、午餐后饮用。

茶疗功效

丹参味苦，性微寒，能活血化瘀、宁心安神、清心化痰，与绿茶、蜂蜜一起泡茶饮用，可以驱除冬天的寒冷，改善手脚冰凉的状况。

禁忌：孕妇忌饮。

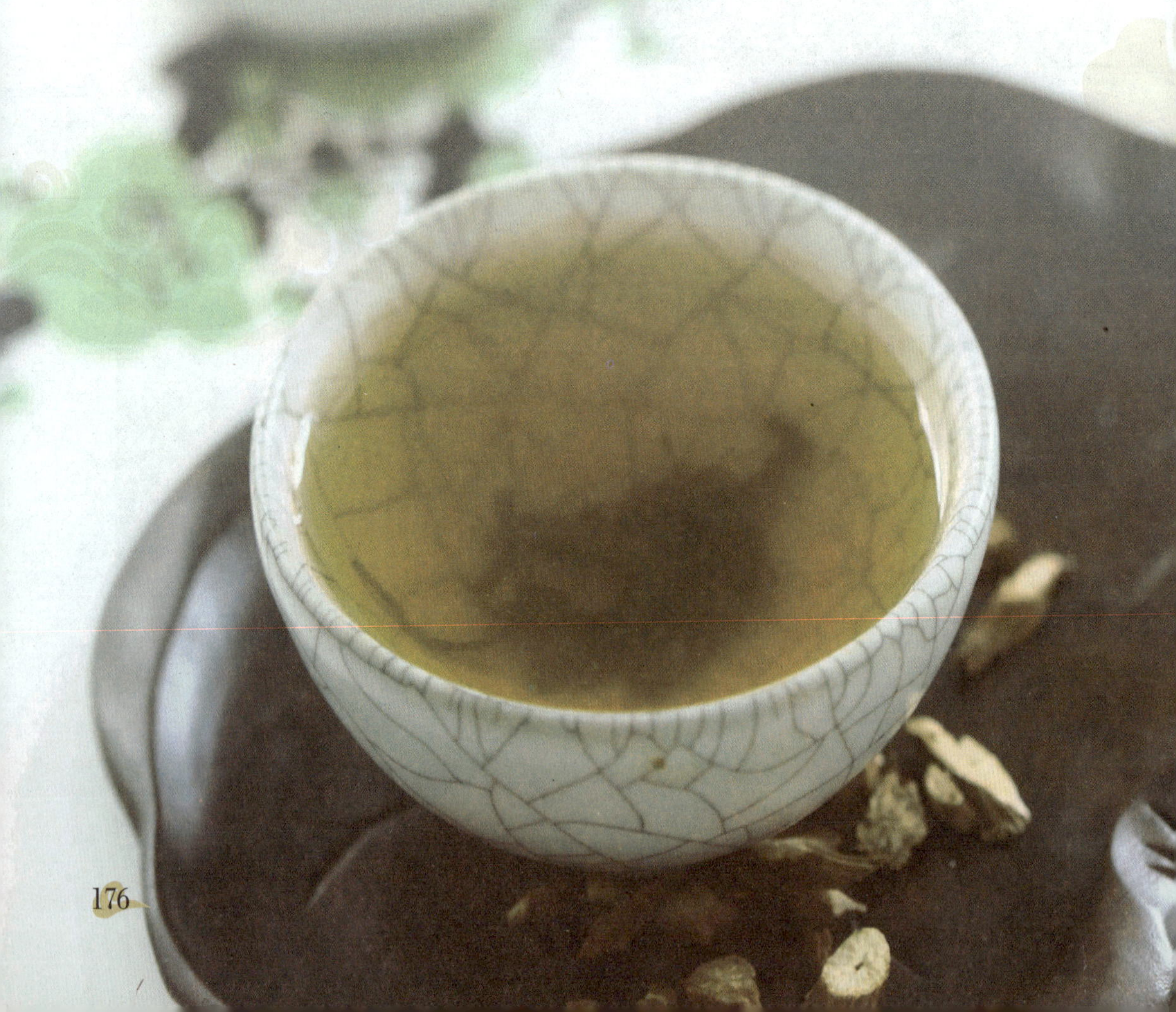

第六章

自制便利小茶包

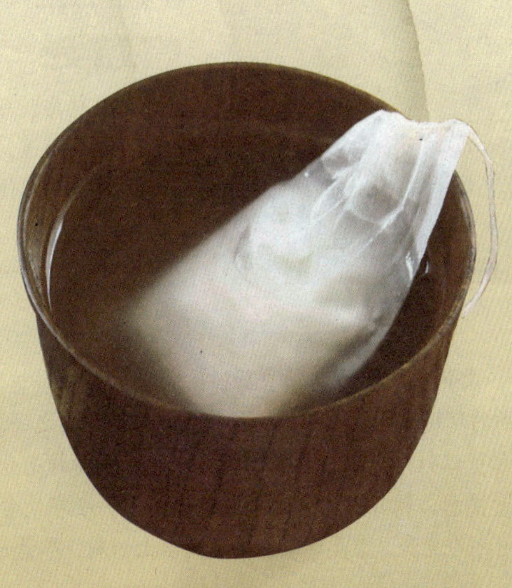

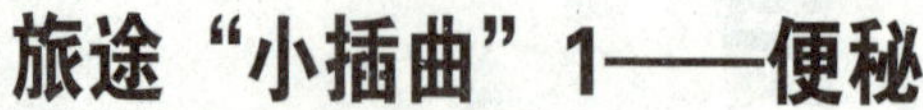

旅途“小插曲”1——便秘

经常出差旅行的人们，也许会因为饮食结构发生变化或者水土不服，而出现便秘的现象。便秘除了使人不舒服之外，还会耽搁旅程。在没有便捷的医疗情况下，有些小妙方可以缓解便秘，而且材料比较容易找到，比如芝麻、核桃和玫瑰花茶等，都可以成为治疗便秘的材料。但是出门在外，最明智的办法还是在出差旅行之前，根据自己的身体情况，精心地预备一些治疗便秘的便利小茶包。

清热通便——菊花面粉茶包

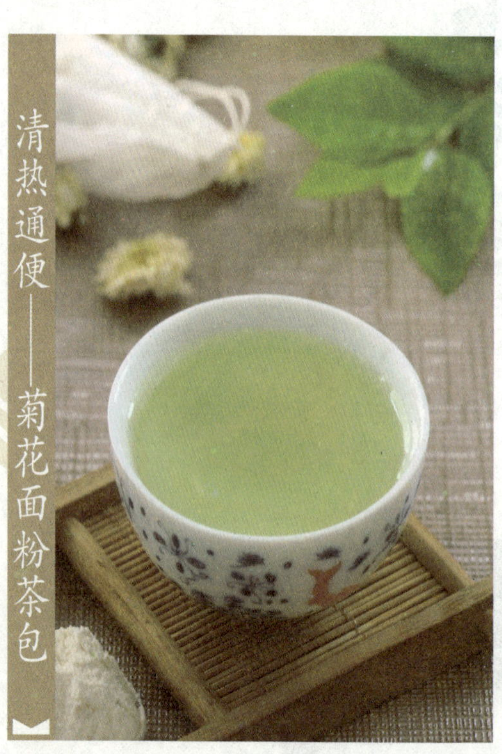

【材料】

面粉20克，菊花5克。

【制法】

面粉装入大茶包袋里，收好袋口；菊花装入小茶包袋里，收好袋口。症状比较严重的人，可以多准备几包，并将做好的茶包装入保鲜袋里，避免受潮。

饮用方法

1. 取菊花茶包放入杯中，倒入300毫升沸水，加盖闷约10分钟后，取出茶包，稍微凉凉。
2. 将面粉茶包拆开，面粉放入菊花茶中，搅拌均匀即可饮用。一日2次。

茶疗功效

菊花清热解毒，可以清肠热，排肠毒；面粉细腻润滑，可以润肠道，缓解大便燥结；用菊花面粉茶可有效快捷地缓解便秘。

健康提示

人在旅途中，饮食往往是面包加香肠、方便面加茶鸡蛋这类精制食品，基本上没有纤维素。旅途中上厕所的环境也是影响排便通畅以致便秘的原因之一。

预防旅途便秘可以针对以上因素采取相应措施：①精神充分放松，避免过度兴奋。人在放松状态下容易感受便意。精神放松，排便也就通畅了。②在饮食上加以调节，除选购方便食品外，应加食洗净消毒的黄瓜、香蕉等果蔬。在列车上如厕，尽量避开高峰期，适当提前或错后。

润燥滑肠——核桃芝麻花茶包

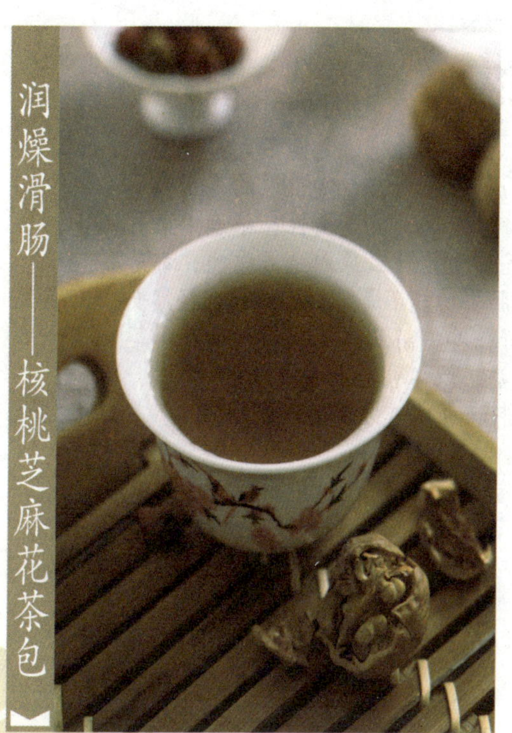

【材料】

核桃仁、黑芝麻各10克，玫瑰花干3克。

【制法】

将核桃仁、黑芝麻放入捣药器，研成粗末，与玫瑰花混合均匀后，一起装入大号的茶包袋里，收好袋口，装入保鲜袋里。这是一次冲泡的量，可根据个人情况多备几包。

饮用方法

将茶包袋放入杯中，倒入约400毫升沸水冲泡，加盖闷约10分钟，取出茶包袋即可饮用。每日1次，每次的饮用量约为400毫升。

茶疗功效

核桃和黑芝麻都有润燥滑肠的功效，常用来改善老人的习惯性便秘，对于出差旅行的便秘患者也是十分有效的。

泻下导滞——番泻叶茶包

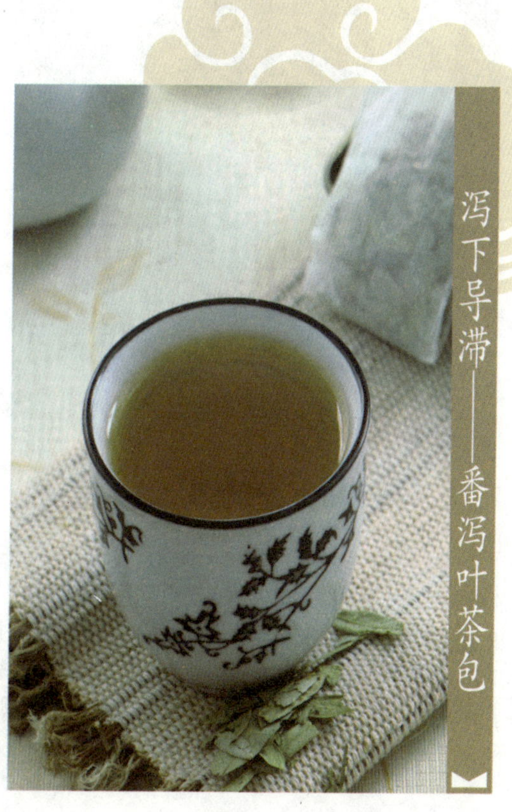

【材料】

番泻叶15克。

【制法】

将番泻叶平均分成3份，分别装入3个茶包袋中，收好袋口，再放入保鲜袋里。

饮用方法

取一个番泻叶茶包放入杯中，倒入约400毫升沸水，加盖闷约8分钟后，取出茶包，稍稍凉凉即可。如果有条件的话，加入少许蜂蜜，会使口感更好，润肠通便的效果更加明显。每日泡一袋，趁热饮用效果比较好。

茶疗功效

番泻茶味苦，性寒，既能泻下导滞，又能清除实热，适用于热结便秘及习惯性便秘或者老年便秘患者。

旅途“小插曲”2——腹痛

对于吃惯了自家饭菜的人来说，出门在外吃得总是不太习惯，有时还会因为吃了一些不合适的食物而导致腹痛，最常出现的是因为急性胃肠炎而引起的腹痛。还有一种特殊情况，就是女性在旅途中来月经，加上受凉，也会出现腹痛的情况。无论什么原因造成腹痛，都是让人坐卧不安、心烦意乱的。所以，肠胃功能不是很好的人或者经期女性，可以在出差旅行之前事先准备好一些缓解和治疗腹痛的便利小茶包，这样可以有效地解决旅途中的腹痛。像怀香、干姜、艾叶、丹参、桂圆肉等都是可以缓解腹痛的茶饮材料，也比较方便制作成茶包。

散寒止痛——怀香茶包

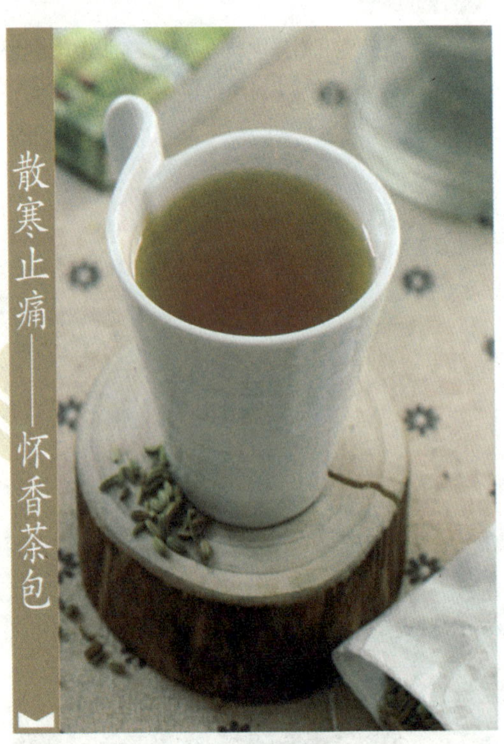

【材料】

怀香4克，盐3克。

【制法】

将怀香、盐一起装入大号的茶包袋中，收好袋口，再把制作好的茶包袋放入保鲜袋中。

饮用方法

将怀香止痛茶包放入杯中，倒入少许沸水，浸泡约1分钟后，将水倒掉，再倒入400毫升沸水冲泡，加盖闷约15分钟后，稍稍晃动茶包，使味道全部析出后取出，趁热饮用即可。

茶疗功效

怀香即小茴香，味辛，性温，具有散寒止痛、理气和胃的功效，与盐搭配适用于调理因受寒引起的下腹疼痛。

禁忌：脾胃虚弱者慎用。

健康提示

在旅行中对突然出现的急性腹痛，要有一定的认识和警惕,需要认真对待。如果处理不当,或可影响旅行和团队的活动，或可贻误病情，甚至导致死亡。女子经期受凉导致的腹痛，可以采取敷热水袋，喝红糖水的办法缓解。这些都是驱寒的方法，把寒气驱走后，腹痛自然会得到缓解。

某些急性腹痛属外科急腹症（如急性阑尾炎、胃和十二指肠溃疡穿孔、肠梗阻等），要立即采取紧急措施，赶往医院抢救。

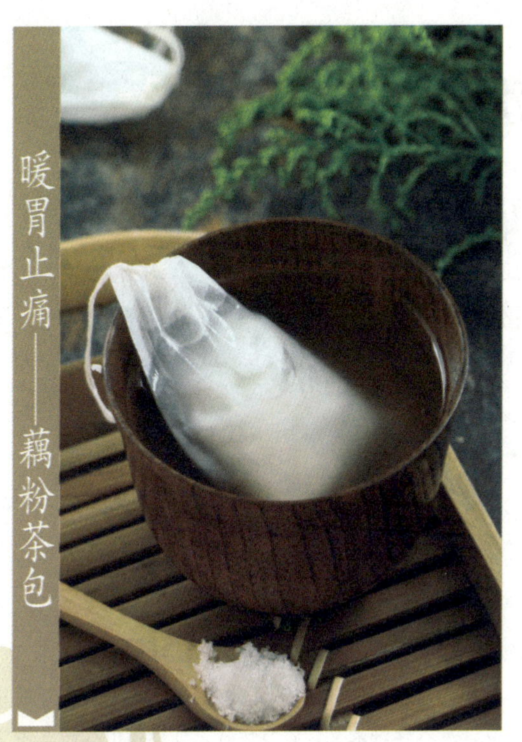

【材料】

藕粉60克，白砂糖15克。

【制法】

将藕粉装入大号的茶包袋里，收好袋口；白砂糖用小号的茶包袋装好，收好袋口；再把藕粉茶包和白砂糖茶包一起放入保鲜袋里，并密封起来，避免受潮。可适当地多准备几份，因为藕粉茶除了能缓解腹痛，还能生津止渴，代水饮用。

饮用方法

将藕粉茶包、白砂糖茶包一起放入杯中，倒入沸水约400毫升，加盖闷约8分钟后，在茶杯中对这两个茶包进行升降动作，使茶材的味道完全析出，尤其是白砂糖茶包。每日1剂，可代水饮用，温度适中时饮用。

茶疗功效

暖胃理气，缓解腹痛，主要用于缓解腹泻引起的腹痛。

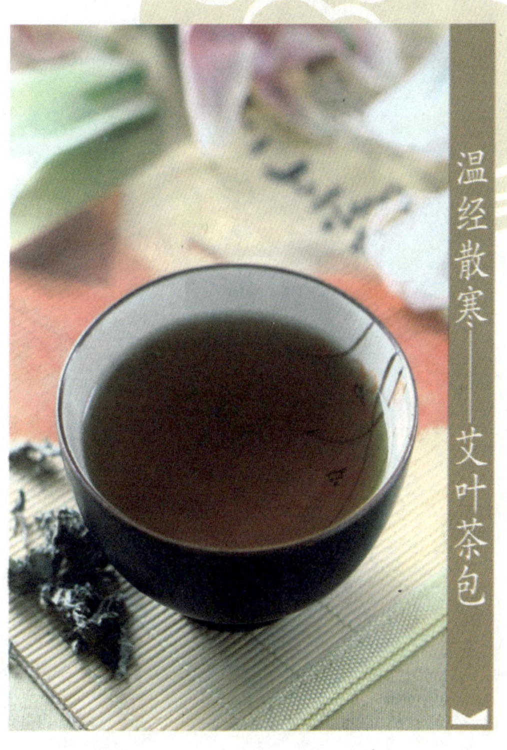

【材料】

艾叶干品9克。

【制法】

将艾叶平均分成三等份，再分别装入3个茶包袋中，收好袋口，装入保鲜袋里。

饮用方法

取一袋艾叶茶包放入杯中，倒入400毫升沸水冲泡，加盖闷约10分钟后，取出茶包即可饮用。每日1剂，每剂的饮用量以400毫升左右为好。

茶疗功效

艾叶味辛、苦，性温，具有温经止血、散寒止痛、降湿杀虫的功效，主要用于缓解胃寒腹痛。

禁忌：阴虚火旺、血燥生热及患有失血病者禁用。
注意：平时容易手脚冰凉、痛经的女性朋友，可适当用艾草煮的水泡脚，不仅可加速血液循环，还能治疗脚气。

旅途“小插曲”3——腹泻

腹泻有很多种原因，比如季节因素、消化不良、食物中毒、肠道疾病等。加上腹泻不是一种独立的疾病，而是很多疾病的一个共同表现，它在出现时经常还伴有呕吐、发热、腹痛、腹胀、排黏液便或血便等症状。在准备便利小茶包时必须认清每一种茶饮材料的主治功能，做到有针对性地准备。缓解和治疗腹泻的茶饮材料很多，也比较方便制作便于携带的小茶包，比如山楂、马齿苋、莲子、干姜、凤尾草等，既可收涩肠道，又可以理气消食。

暖胃止呕——干姜绿茶包

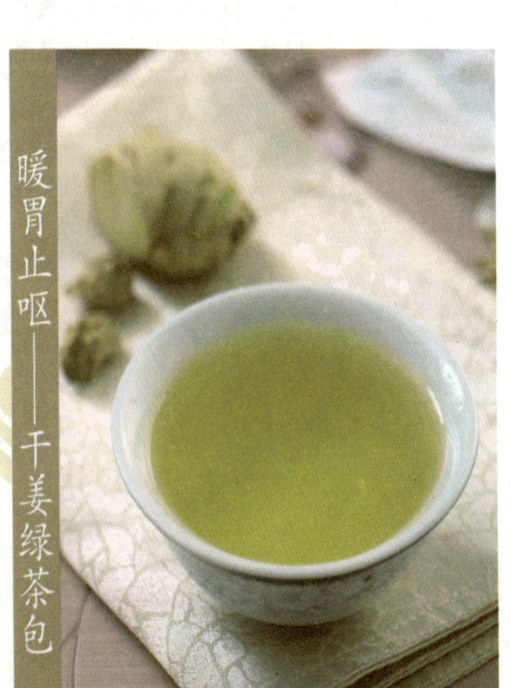

【材料】

干姜丝5克，绿茶3克。

【制法】

将干姜、绿茶一起装入大号的茶包袋里，收好袋口，放入保鲜袋里，密封保存。可根据个人的身体状况和旅行的时间长短来决定茶包的袋数，因为干姜绿茶除了可以缓解腹泻，还有生津止渴、理气暖胃的功效。

饮用方法

将干姜绿茶茶包放入杯中，注入沸水约500毫升，加盖闷约10分钟后，取出茶包，待温度适中时饮用即可。条件允许的话，加入少许蜂蜜效果更好。

茶疗功效

干姜味辛，性热，有暖胃散寒、温肺化痰等功效。适用于脘腹冷痛、呕吐腹泻等症；绿茶的鞣酸具有收敛固涩和抑菌的作用，与干姜配伍泡茶，可有效缓解因风寒或细菌感染肠道而引起的腹泻。

健康提示

旅行期间要注意饮食卫生，不暴饮暴食，不一次饮用过多冷饮，尽量做到生活有规律，保证有充足的睡眠和休息时间，不能贪图一时之快而损害身体。同时，一定要对腹泻提高警惕，如若发生一定及时就医，及时治疗，切莫乱用药。发生严重腹泻并频繁呕吐，有时水泻次数较多，还有发热、出冷汗、血压降低等症状，应速去医院治疗。

补水止渴——干苹果茶包

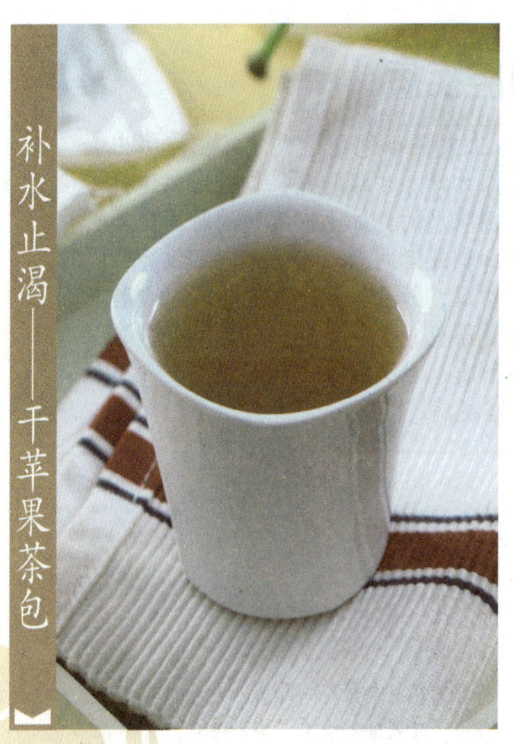

【材料】

苹果1个。

【制法】

将苹果洗净，切成薄片，用100毫升米醋稍稍腌制2分钟，晾晒至彻底干透后，以每份10克的量，分别装入大号的茶包袋里，收好袋口，再放入保鲜袋里。

饮用方法

取出一袋干苹果茶包放入杯中，加入少许沸水稍稍滤洗干净后倒掉，再倒入约400毫升沸水冲泡，加盖闷约10分钟后，取出茶包，温度适中时即可饮用。但是要注意此茶不宜空腹饮用，避免胃酸分泌过多，腐蚀胃壁。

茶疗功效

健胃消食，收敛肠胃，缓解腹泻，并具有补水止渴的功效，避免因严重腹泻而引起脱水的现象。

缓痛止泻——山楂茶包

【材料】

山楂片干品10克，枸杞子5克，去核红枣2枚。

【制法】

将山楂片、枸杞子、红枣一起装入大号的茶包袋里，收好袋口。可预备3～5包，放入保鲜袋里，密封存放。

饮用方法

取出一包山楂茶包，放入杯中，用少许热水滤洗干净后倒掉，再倒入约400毫升沸水，加盖闷约15分钟后，取出茶包，饭后消化完全时温服即可。

茶疗功效

干山楂可以理气化积，促进消化，与具有养血安神、健脾益气、温中驱寒功效的枸杞子和红枣一起泡茶饮用，可以有效地缓解脘腹胀痛、泄泻痢疾等症。

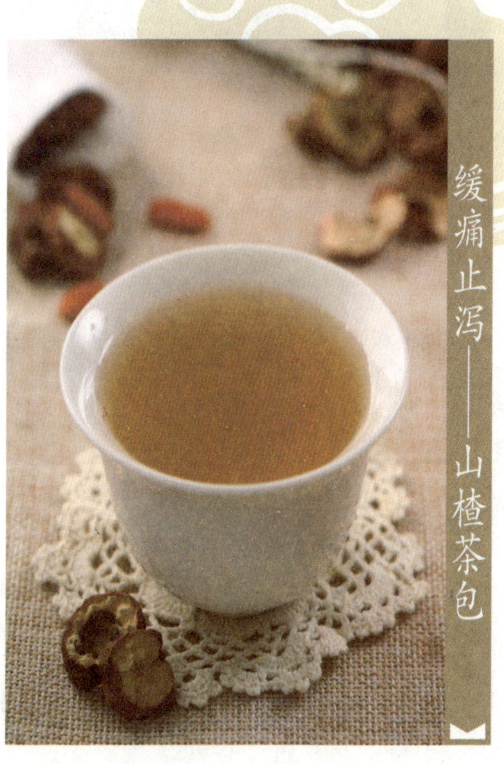

旅途“小插曲”4——口腔疾病

人在旅途，吃的东西可能会使人上火，难免会造成牙疼、牙龈出血、牙龈肿痛、口腔溃疡等疾病。而像牙疼、牙龈肿痛、口腔溃疡这样的口腔疾病都是会使人坐立不安、疼痛难忍的，加上它疼痛的时间比较长，经常会出现自发性疼痛、阵发性加剧或者间歇性发作，它不仅会影响你的情绪，更加会影响整个旅途。所以，随身携带一些对付各种口腔疾病的便利茶包必不可少，例如金银花茶包、菊花茶包、苦瓜茶包、罗汉桑叶茶包等。这些茶包都具备清热解毒、祛火消暑、消炎止痛、愈合伤口等功效，能有效对抗旅途中的口腔疾病。

清热解毒——野菊花金银茶包

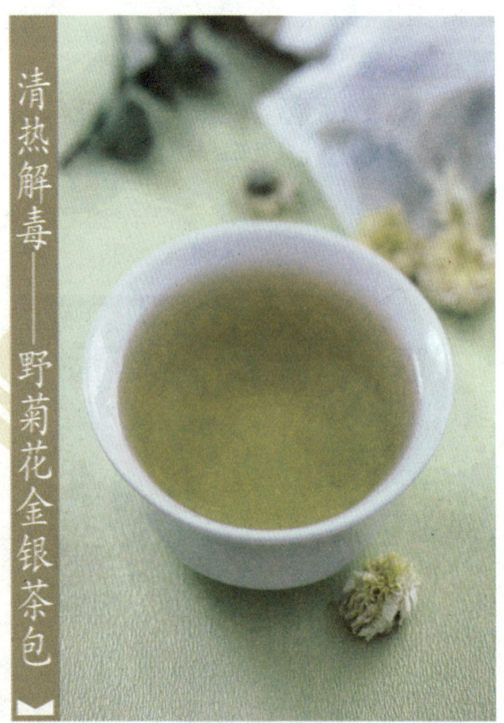

【材料】

野菊花10克，金银花5克。

【制法】

将野菊花、金银花一起装入大号的茶包袋里，收好袋口，放入保鲜袋里，密封保存。

饮用方法

将野菊花金银茶包放入杯中，倒入500毫升沸水冲泡，加盖闷约5分钟，取出茶包，稍稍凉凉即可饮用。

茶疗功效

野菊花味辛、苦，性寒，可以清热解毒、清新口气；金银花味甘，性寒，具有清热解毒、抗炎、补虚疗风的功效。两者搭配泡茶饮用，既可以消除牙龈肿痛，预防口腔上火，又可以清新口气。

禁忌：金银花性味寒凉，会影响脾胃的运化，不宜长期食用。

健康提示

预防口腔疾病，最重要的就是保持良好的口腔护理习惯，改掉错误的刷牙习惯，及时有效地清除牙菌斑。清除牙菌斑最简单的办法就是依靠正确的刷牙方法和合适的刷牙工具。此外，使用牙线清洁牙齿相邻间隙，可以清理牙刷清理不到的“死角”。建议出门旅行时，除了牙刷，牙线与牙间刷也应准备齐全。万万不可嫌麻烦，整趟旅程都不进行牙齿清洁。

佩戴假牙的老人，吃完食物后，可以利用假牙清洁液浸泡进行清理，以保持口腔卫生。

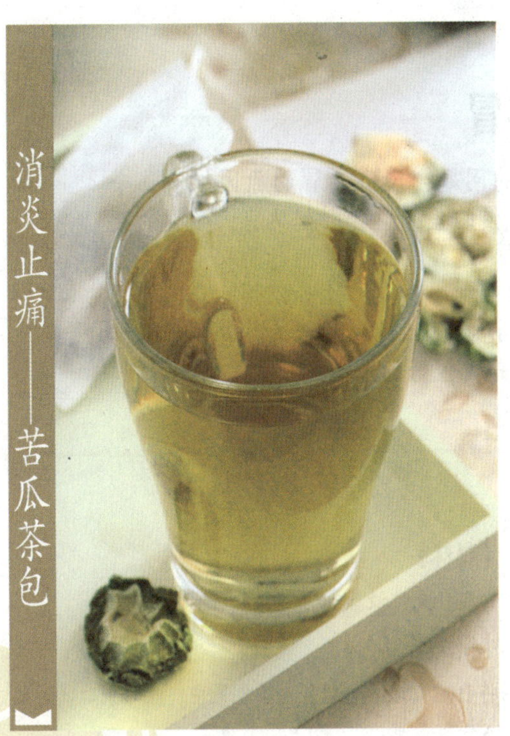

消炎止痛——苦瓜茶包

【材料】

苦瓜片（干品）15克。

【制法】

将苦瓜片平均分成三等份，并分别装入3个大号的茶包袋里，收好袋口，再放入保鲜袋里密封存放。

饮用方法

取一包苦瓜茶包放入杯中，加入少量开水滤洗干净后倒掉，再倒入500毫升沸水，加盖闷约8分钟，取出茶包，稍稍凉凉后饮用。每日2次，每次1包。

茶疗功效

苦瓜味苦，性寒，具有解暑涤热、明目解毒、消炎止痛的功效，能够祛除口腔的火气，对口腔溃疡有一定的疗效。

禁忌：脾胃虚寒者忌饮，否则容易出现吐泻腹痛的现象。

清热消痛——金银花乌梅茶包

【材料】

金银花5克，乌梅3枚，薄荷2克。

【制法】

将金银花、薄荷一起装入小号的茶包袋中，收好袋口；乌梅去核，放在擦干的案板上切碎，装入茶包袋中，收好袋口；再把金银花薄荷茶包袋与乌梅茶包袋一起放入保鲜袋中，密封存放。这是一次冲泡的量，可以酌情多准备几包。

饮用方法

取出一包金银花薄荷茶包和一包乌梅茶包，放入杯中，倒入约500毫升沸水冲泡，加盖闷约8分钟后，取出茶包袋，稍稍凉凉后即可饮用。

茶疗功效

金银花清热解毒；薄荷清新口气；乌梅促进唾液分泌，生津止渴。这三者结合泡茶饮用，可以缓解牙疼、牙龈肿痛等症状，全方位保护口腔健康。

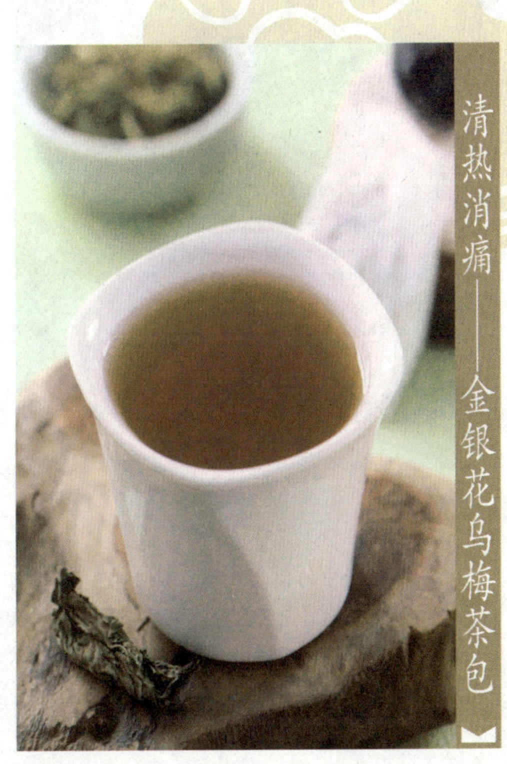

旅途“小插曲”5——感冒

感冒是出差旅行的人最常遇见的问题，造成感冒的原因很多，个人身体抵抗力差会引起感冒，地域气候的差异也会引起感冒，多变的天气、季节性流感病毒等也会引起感冒。这就要求出差旅行的人们，在出发之前准备好一些预防和治疗感冒的便利小茶包，比如以预防和治疗流行性感冒的板蓝根茶包，祛风散热。治疗风寒感冒的干姜茶包，利水消肿、消炎化痰的薄荷茶包，等等，都是比较好的选择。

疏风镇痛——白芷绿茶包

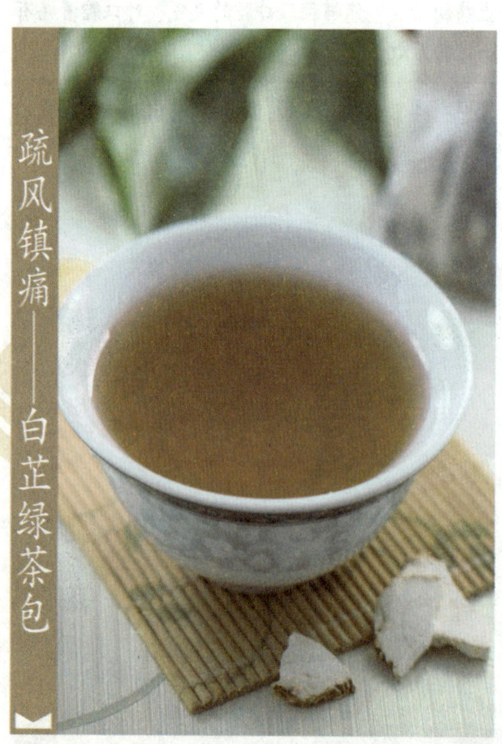

【材料】

白芷10克，绿茶3克。

【制法】

将白芷、绿茶一起装入茶包袋中，收好袋口，再装入保鲜袋里。

饮用方法

把白芷绿茶茶包放入杯中，倒入少许沸水滤洗干净后倒掉，再倒入约400毫升沸水，加盖闷约5分钟后，取出茶包，饭后趁热饮用。每日冲泡饮用两次，分别在早餐、晚餐后饮用。

茶疗功效

白芷味辛、微甘，性温，具有祛风散寒、通窍止痛、消炎、解热镇痛等功效；绿茶能利水排毒。两者搭配泡茶饮用，可以起到抑制感冒病毒的作用，尤其适合治疗风寒感冒。

健康提示

旅行中的饮食不节，不仅对感冒不利，还会使感冒迁延难愈，因此感冒后一定要注意忌口：风寒感冒忌食生冷瓜果及冷饮等；风热感冒发热期，应忌用油腻荤腥及甘甜食品，因这些食品有碍脾胃之运化，生痰酿湿而引起咳嗽、咳痰；暑湿感冒，除忌肥腻外，还忌过咸食物如咸菜、咸带鱼等，因过咸凝湿生痰，刺激气管引起咳嗽加剧，不利于感冒康复。

抗流感——板蓝根茶包

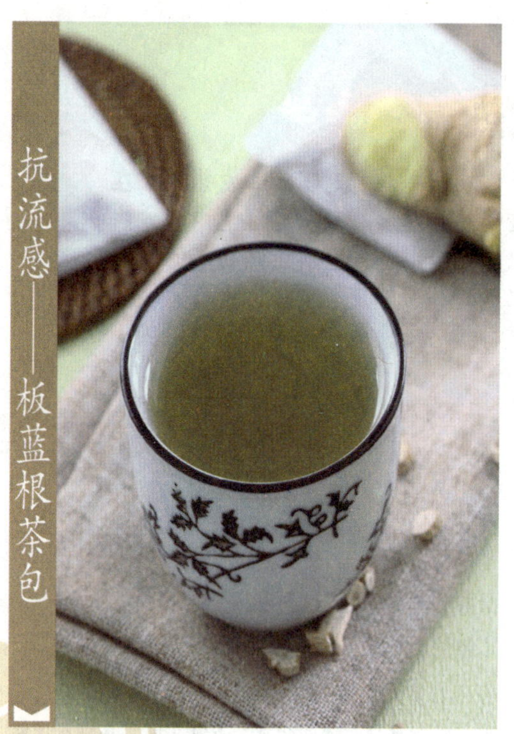

【材料】

板蓝根10克，干姜5克。

【制法】

将板蓝根放入捣药器中研成粗末；干姜切成丝，与板蓝根粗末一起装入大号的茶包袋里，收好袋口，再装入保鲜袋里。这是一次冲泡的量，可以多准备几包。

饮用方法

将板蓝根茶包袋放入杯中，倒入约500毫升沸水冲泡，加盖闷约10分钟后，取出茶包，饭后趁热饮用。每日冲泡饮用两次，分别在早餐、晚餐后饮用。

茶疗功效

板蓝根具有清热解毒、凉血利咽的功效，干姜具有发汗解表、温中散寒、燥湿消炎的功效。两者搭配泡茶饮用，可以治疗感冒，尤其是流行性感冒。

疏风散热——金银花山楂茶包

【材料】

金银花10克，山楂干15克。

【制法】

将金银花、山楂干一起装入大号的茶包袋里，收好袋口，再装入保鲜袋里，密封保存。

饮用方法

将金银花山楂茶包放入杯中，倒入少许温水滤洗干净后倒掉，再倒入约500毫升沸水冲泡，加盖闷约10分钟即可。每日两次，每次的饮用量约为500毫升，分别在早晚餐后饮用。

茶疗功效

金银花具有清热解毒、凉散风热的功效，山楂具有消食健胃、行气散瘀的功效。二者搭配可起到疏风散热的作用，有利于缓解风热感冒引起的喉咙疼痛、流鼻涕等症状。

注意：金银花性寒，脾胃虚寒者慎用，女性经期忌用。

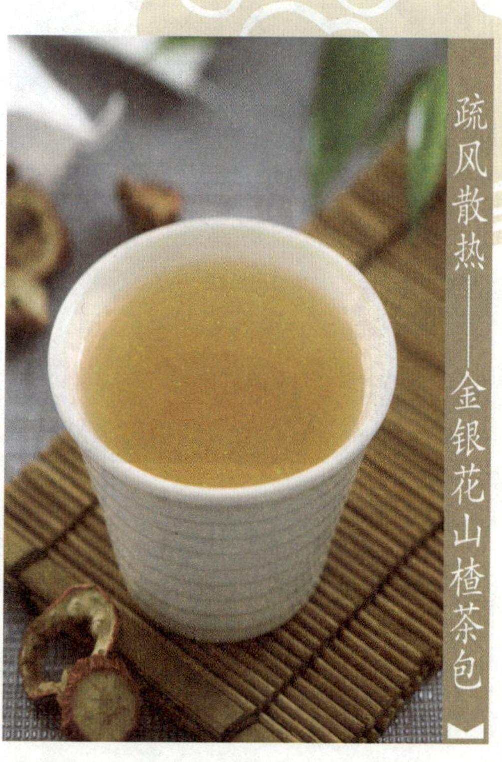

旅途“小插曲”6——发热

不知道大家有没有过这样的经历，在出差旅行时不小心发热了，在找不到医院和药店的情况下，只能靠喝热开水和在额头贴湿毛巾的方法来退热，别无他法。那为什么不在出发之前准备一些有退热功能的便利小茶包？它们可以帮你轻松退热。比如竹茹、陈皮、蚕砂、干姜、洋甘菊等都是具有很好退烧功能的茶饮材料。总之，随身携带自制的退热小茶包还是比较方便的，有备无患。

清火止痛——竹茹陈皮茶包

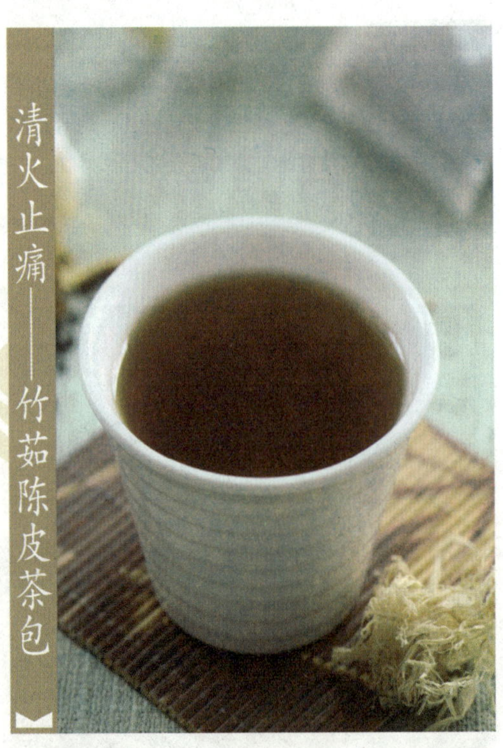

【材料】

竹茹5克，陈皮3克，蚕砂2克。

【制法】

将竹茹剪成小段，与陈皮、蚕砂一起装入茶包袋中，收好袋口，依此分量，多做几包，再放入保鲜袋中密封保存。

饮用方法

取一包竹茹陈皮茶包，放入杯中，加入少许温水滤洗干净后倒掉，再倒入约500毫升沸水冲泡，加盖闷约10分钟即可。每日两次，每次的饮用量约为500毫升，分别在早晚餐后饮用。

茶疗功效

竹茹可以清心火、肺火、肝火、胃火，还具有凉血、化痰等功效；陈皮利水生津，润肺止咳；蚕砂可以祛风活血、燥湿化浊。竹茹与陈皮、蚕砂一起泡茶饮用，可以缓解由于感冒发热引起的头痛和全身肌肉酸痛。

健康提示

由于体温升高，机体免疫力降低，胃肠道的消化与吸收功能减退。在发汗散热的同时会丢失大量水分及盐分。因此，发热时首先是供给充足水分，其次是补充大量维生素，然后才是供给适量的热量及蛋白质，且饮食应以流质、半流质为主。

发热达39℃，可使用凉水或酒精擦拭身体；相反，如果手脚冰冷，可使用暖炉或暖水袋保温。如以上方法没有效果或病情严重者一定要及时去医院治疗，以免耽误病情。

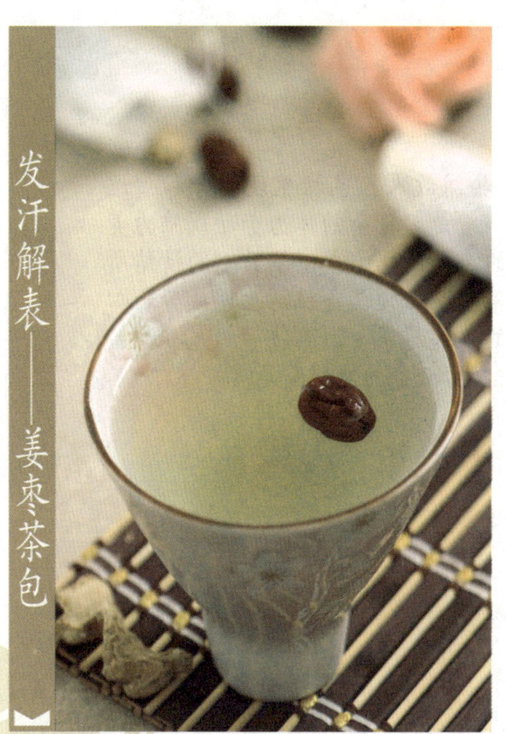

发汗解表——姜枣茶包

【材料】

干姜40克，红枣（去核）8枚。

【制法】

将干姜、红枣平均分成四等份，分别装入4个大号的茶包袋中，收好袋口，再放入保鲜袋里。

饮用方法

取一包姜枣茶包放入杯中，加入少许温水滤洗干净后倒掉，再倒入约500毫升沸水冲泡，加盖闷约10分钟即可。每日1次，在睡前1小时饮用。

茶疗功效

干姜味辛，性热，归脾、胃、心、肺经，具有温中散寒、回阳通脉、燥湿消痰、温肺化饮等功效；红枣味甘，性温，归脾、胃经，能补中益气、养血安神。两者搭配泡茶饮用，可以发汗解表，使体内的热量散发出来，以治疗发热。

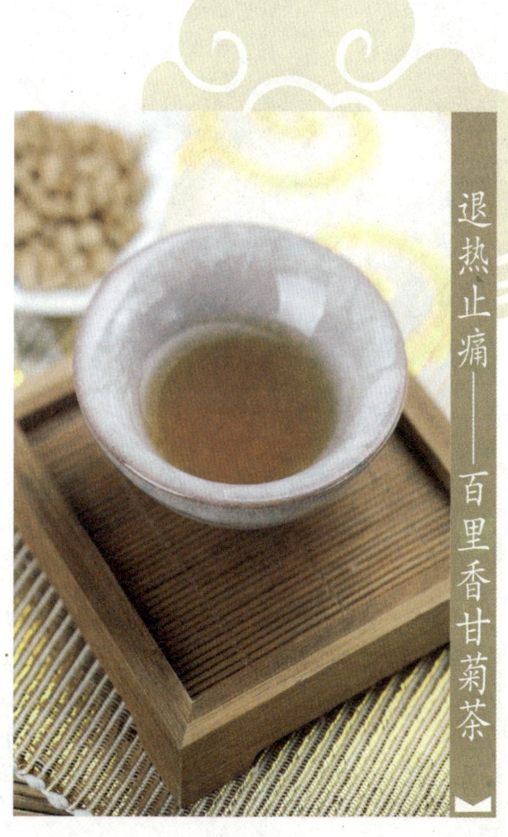

退热止痛——百里香甘菊茶

【材料】

百里香15克，洋甘菊15克。

【制法】

将百里香、洋甘菊分别平均分成三等份，装入3个大号的茶包袋中，收好袋口，再放入保鲜袋中，密封保存。

饮用方法

取一包百里香甘菊茶包放入杯中，冲入约500毫升沸水，加盖闷约5分钟，稍微凉凉即可饮用。每日两次，可代水频频饮用。

茶疗功效

百里香味辛，性微温，具有祛风解表、行气止痛的功效；洋甘菊可消除头痛、偏头痛或发热感冒引起的肌肉痛。两者搭配有清热、发汗、止痛的作用，对感冒发热有一定的疗效。

注意：皮肤敏感者、高血压患者、孕妇忌用。

上班族抗疲劳

疲劳是很多上班族都会面临的共同敌人，包括生理疲劳和心理疲劳两大类。造成生理疲劳的原因一般是超负荷的体力劳动或脑力劳动。而心理疲劳则大多由有挑战性的工作的压力或者不开心的情绪所致。所以上班族用于抗疲劳的便利茶包，必须具备缓解生理疲劳和心理疲劳这两重功效。比如养心安神的玫瑰花茶、消除疲劳的龙井茶、宽心解郁的莲心茶等，都是上班族抗疲劳必备的便利小茶包。

养肝明目——洋甘菊茶包

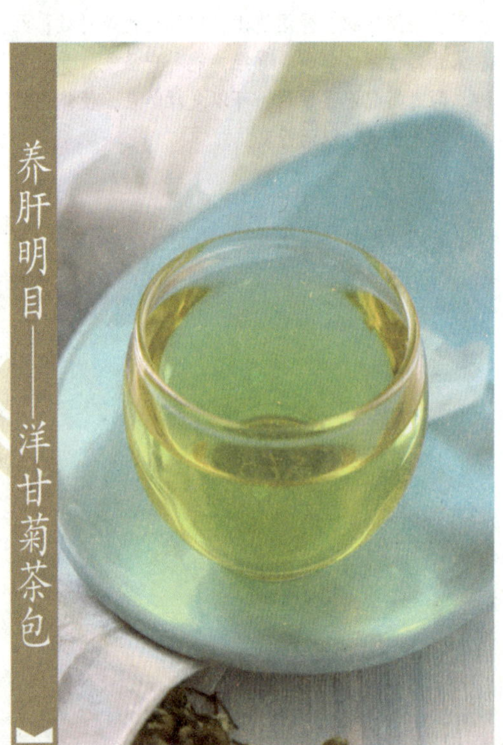

【材料】

洋甘菊50克，冰糖100克。

【制法】

1. 将洋甘菊均匀地分成十等份，再分别装入十个茶包袋中，收好袋口，放入保鲜袋里，再放入储茶罐中。
2. 冰糖打碎后，装入塑料罐子里，密封存放，与放着洋甘菊茶包的储茶罐一起带到公司，放在办工室里。

饮用方法

取出1包洋甘菊茶包，放入杯中，倒入沸水约500毫升冲泡，加盖闷约5分钟后，取出茶包，加入少许冰糖，搅拌均匀即可。每日1包，饮用量约为500毫升。

茶疗功效

洋甘菊味微苦、甘香，性寒，具有明眼目、退肝火、镇静安神、驱除困乏、恢复体力等功效。

健康提示

疲劳只是一种症状和诱因，亚健康人群中，如果长期疲劳得不到消除，就会过劳，而过劳往往是疾病的前奏，最终导致死亡的是某种突发性疾病，而且“累”的时间越长越重，治疗越困难。已经出现疲劳症状的人应做到以下几点：

①把保健重视起来，不可自以为年轻而“用健康换财富”。②养成良好的生活习惯：不吸烟，少饮酒，均衡饮食。③锻炼身体，适当休息。④减轻心理压力，放松紧张情绪。

缓解疲劳——龙眼碧螺春茶包

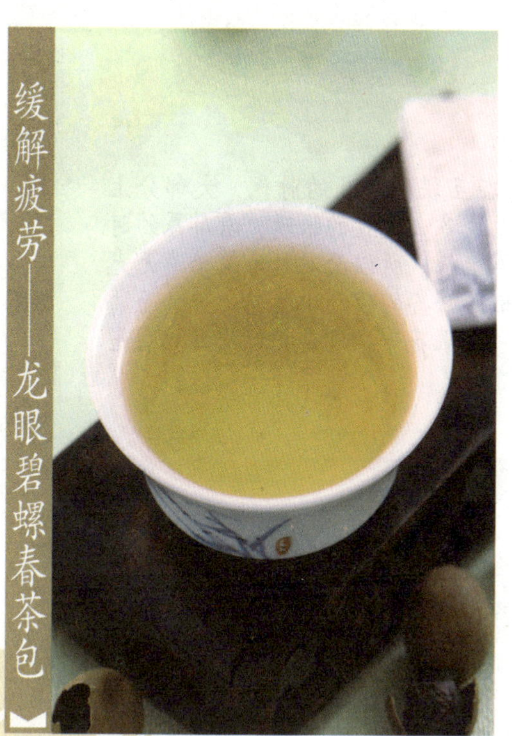

【材料】

龙眼肉6克，碧螺春3克。

【制法】

将龙眼肉、碧螺春一起装入大号的茶包袋中，收好袋口，做成龙眼碧螺春茶包，再放入保鲜袋中，密封保存。

饮用方法

取出龙眼碧螺春茶包，放入杯中，用少许的温水滤洗干净后倒掉，再倒入约500毫升沸水，加盖闷约15分钟后，取出茶包即可。每日1包，剂量以500毫升为宜。

茶疗功效

龙眼肉具有补益心脾、养血安神等功效，碧螺春提神醒脑、除烦解渴。将这两者搭配饮用，可以缓解疲劳、改善气血不足、心悸怔忡等症。

补虚养血——人参蜜茶包

【材料】

人参50克，蜂蜜1罐（约200毫升）。

【制法】

人参放入捣药器中，研成粗末，平均分成十等份，再分别装入十个茶包袋中，收好袋口，放入保鲜袋里，再放入储茶罐中。与蜂蜜一起拿到公司，放在办公桌上，疲劳时冲泡饮用。

饮用方法

取1包人参蜜茶包，放入杯中，用少许的温水滤洗干净后倒掉，再倒入约500毫升沸水，加盖闷约15分钟，取出茶包，加入少许蜂蜜，搅拌均匀即可。人参蜜茶不宜天天饮用，隔两天饮用一次，每次冲泡1包。

茶疗功效

人参补虚养血，具有恢复体力、缓解压力的功效，加入少许蜂蜜，使人参蜜茶更加滋润。

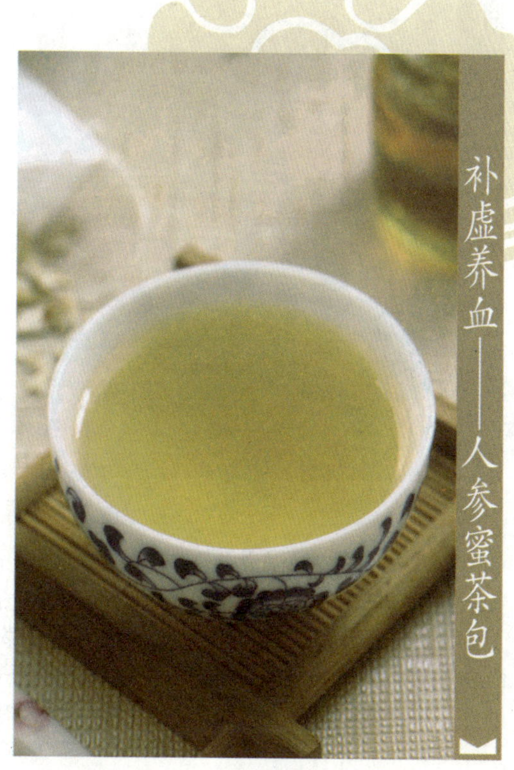

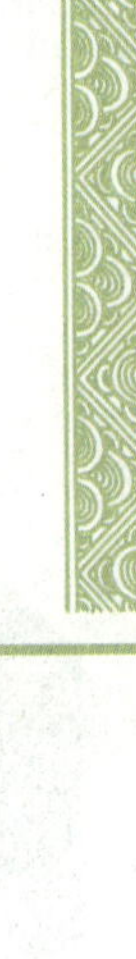

上班族护肝明目

都说眼睛是心灵的窗户，但是在互联网普及的时代，大部分上班族在上班的时候都要对着电脑，无论多么健康的眼睛，看屏幕的时间长了也难免出现眼睛疲劳、干涩等症状。所以面对越来越暗淡无光的双眼，保护眼睛的小茶包成了上班族必备的便利小茶包之一。而菊花、枸杞子、桂圆、决明子、桑叶、金银花等，都是护肝明目的明星级茶饮材料。

养肝明目——桂圆菊花枸杞子茶包

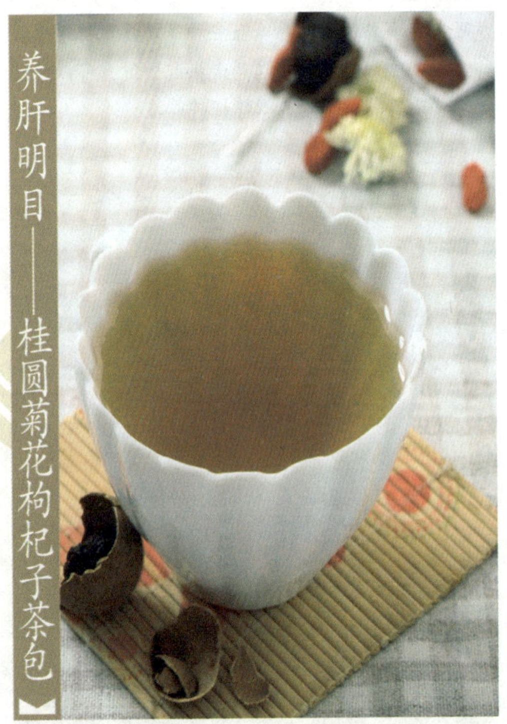

【材料】

带壳干桂圆2颗，菊花3克，枸杞子5克。

【制法】

将带壳干桂圆压扁，与菊花、枸杞子一起装入茶包袋里，系好袋口，带去办公室备用。

饮用方法

往电茶壶里注入500毫升清水，烧开后，放入桂圆菊花枸杞茶包，煮约5分钟后，取出茶包，倒出茶水，稍稍凉凉即可饮用。每日1包，剂量约为500毫升。

茶疗功效

桂圆味甘，性温，能补心脾，益气血，健脾胃，养肌肉；菊花有散风清热、平肝明目的功效；枸杞子味甘，具有养肝、滋肾、润肺作用。三者搭配泡茶饮用，可以滋润双眼，防止眼睛干涩，缓解眼睛疲劳。

健康提示

1.积极参加户外活动，每次连续用眼半个小时，最好站起来休息5分钟，轻轻闭上眼睛，做做眼保健操；向远处眺望，视疲劳会立刻解除。

2.佩戴适合自己的矫正眼镜，眼睛和书本及电脑屏幕的距离最好在一尺（约33厘米）左右。看书的姿势要正确，注意调整桌子和椅子的高度。

3.注意眼的调节和保护，有眼病时应及时诊治。

清热明目——决明龙井茶包

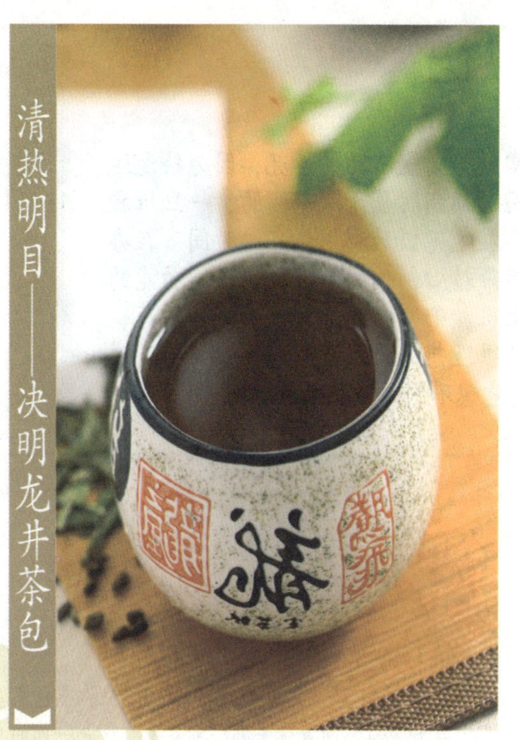

【材料】

决明子5克，龙井茶3克。

【制法】

将决明子、龙井一起装入茶包袋中，收好袋口。

饮用方法

将决明龙井茶包放入杯中，加入少许沸水滤洗干净后倒掉，再倒入约400毫升沸水，加盖浸泡10分钟后，取出茶包即可饮用。每日2包，可代水饮用。

茶疗功效

决明子味苦、甘而性凉，具有清肝火、祛风湿、益肾明目等功效；龙井茶祛火消炎。将决明子、龙井茶搭配起来泡茶饮用，可以滋润眼睛，缓解眼睛干涩、发红等症状。

禁忌：孕妇忌饮，脾胃虚寒、气血不足者也不宜饮用本品。

平肝明目——山楂桑菊茶包

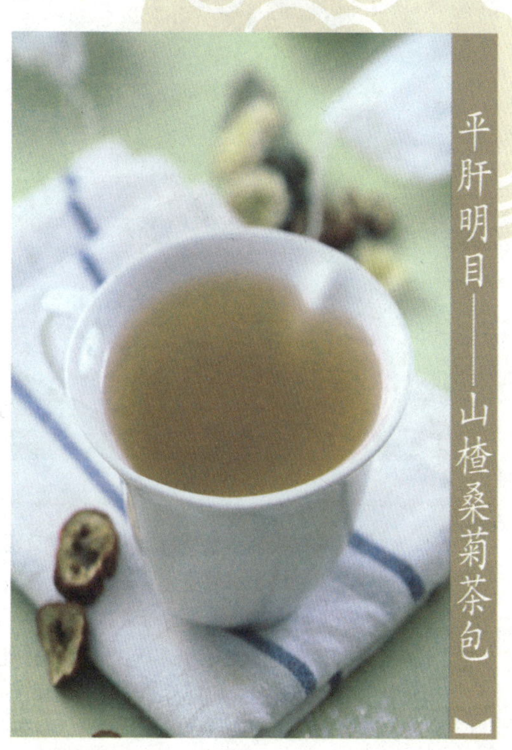

【材料】

山楂片（干品）5克，桑叶3克，菊花3克。

【制法】

将山楂、桑叶、菊花一起装入茶包袋中，收好袋口，带去办公室备用。

饮用方法

把山楂桑菊茶包放入杯中，用少量沸水滤洗干净后倒掉后，再倒入约500毫升沸水冲泡，加盖闷约10分钟，取出茶包即可。每日两包，饭后可代水频频饮用。

茶疗功效

山楂味酸，性温，有健脾开胃、消食化滞、活血化痰的功效；桑叶味苦、甘，性微寒，能疏风清热，清肝泻火，清肺止咳；菊花具有清热解毒、平肝明目的功效。经常饮用该茶有利于平肝明目，还有消食、抗衰老的作用。

上班族消腹脂

上班族的活动空间比较有限，常处于久坐不动的情况，因为缺乏运动，很容易造成脂肪在腹部堆积，而腹部脂肪属于深层脂肪，一旦堆积到一定的厚度，比较难消除。所以，在吃完饭后利用休息的时间多在办公室走动，促进消化。此外，随身携带精心制作的具有减肥纤腰功能的自制小茶包，也是想要消除腹脂的上班族们明智的选择。山楂、菊花、决明子、陈皮、乌龙茶、绿茶等都是很理想的消减腹脂的茶饮材料，通过单味入茶或者科学地配伍，会收到意想不到的减肥效果。

清肝降脂——山楂白菊决明茶包

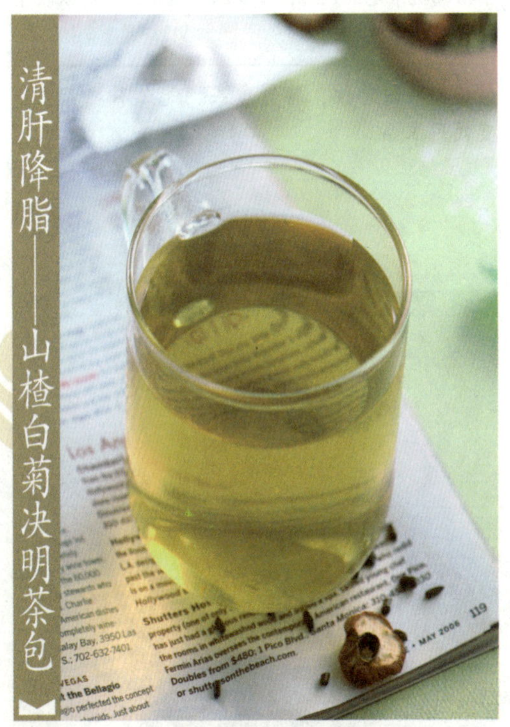

【材料】

山楂15克，杭白菊6克，决明子5克。

【制法】

将山楂、杭白菊、决明子一起装入大号的茶包袋里，收好袋口，随身带去办公室备用。这是一包的量，可以按此标准，多准备几包。

饮用方法

取出一包山楂白菊决明茶包，放入茶杯中，用少许沸水滤洗干净后，再倒入500毫升沸水冲泡，加盖闷约10分钟后，取出茶包，稍稍凉凉即可饮用。每日2包，饭后可代水频频饮用。

茶疗功效

山楂消食化积、生津止渴；杭白菊清热解毒、养肝明目；决明子润肠通便、消脂解腻。将这三者搭配泡茶饮用，能有效消除因久坐不动而产生的腹脂，是常坐办公室的上班族减肥瘦身的佳品。

健康提示

要想减去腹部多余脂肪，首先就要改变饮食习惯，应在轻松愉快的环境中进餐，保持端正的姿势，慢慢吃，咀嚼要充分。饭后也不应立即坐下，最好保持站立的姿势。因为饭后在30分钟内，如果坐着不动很容易形成腹部脂肪。

其次，走姿和坐姿要正确，随时保持挺胸收腹的姿势，走路时摆动手臂。坐下时也要打直脊背，不要弯腰驼背，这样才能使腹肌有力而不易松垮。

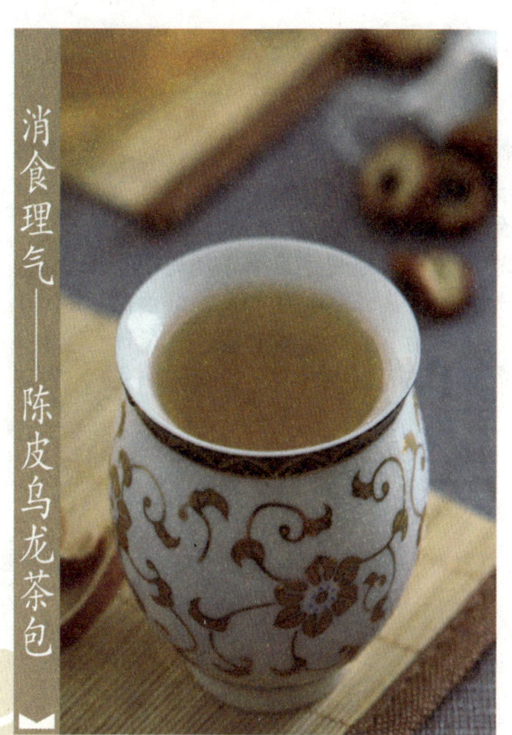

消食理气——陈皮乌龙茶包

【材料】

陈皮10克，乌龙茶3克，山楂片（干品）5克。

【制法】

将陈皮、山楂、乌龙茶一起放入大号的茶包袋里，收好袋口，带去办公室。这是冲泡一次的量，可依此量，多准备几包备用。

饮用方法

取一包陈皮乌龙茶包，放入杯中，用少许沸水稍稍滤洗后倒掉，再倒入约500毫升沸水冲泡，加盖闷约10分钟，取出茶包，稍稍凉凉即可饮用。每日泡2~3包，可代水频频饮用。

茶疗功效

陈皮味苦、辛，性温，能理气健脾、燥湿化痰；山楂味酸，性温，具有消食化积、生津止渴的功效；乌龙茶具有消食理气、减肥纤腰的功效。将三者结合效果更加明显。

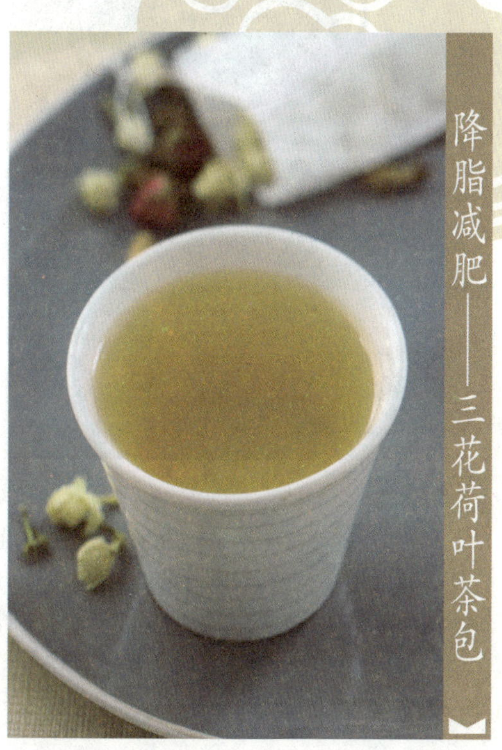

降脂减肥——三花荷叶茶包

【材料】

茉莉花、代代花、玫瑰花、荷叶各5克。

【制法】

将荷叶剪碎，与茉莉花、代代花、玫瑰花混合均匀后一起装入大号的茶包袋里，收好袋口。可适当多准备几包，方便随时冲泡饮用。

饮用方法

将三花荷叶茶包放入杯中，用少许沸水稍稍滤洗干净后倒掉，再倒入约500毫升沸水冲泡，加盖闷约8分钟后，取出茶包，稍稍凉凉即可饮用。每日1~2包，饭后少量多次地饮用。

茶疗功效

代代花可行气宽中、促进消化，与茉莉花、玫瑰花、荷叶配伍具有理气化积、降脂减肥、清火疏肝等功效。

禁忌：阴虚火旺、上盛下虚及气弱者忌饮。

上班族应酬保健

人在职场，少不了应酬，各种饭局常会接连不断，抽烟、喝酒必不可少。吃饭、喝酒过度，很容易使肠胃因负担过重而受到伤害。如果是烟民，抽烟过多会使肝脏受到损伤。要避免应酬给你的身体造成伤害，那就在去应酬之前花点心思制作一些适用于应酬保健的小茶包，虽然是小小一包，但是它可以为你的健康保驾护航。比如解酒醒酒的千杯不醉茶包，可以促进消化、保护肠胃的健胃消食茶包，能降低尼古丁对人体伤害的解烟茶包，等等，都可以在应接不暇的应酬当中，为你提供健康保障。

护肝解酒——千杯不醉茶包

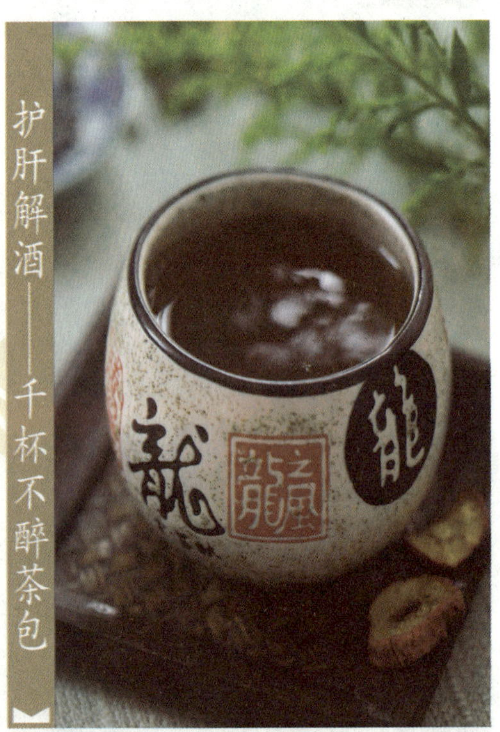

【材料】

枳椇子12克，葛花15克，山楂6克，陈皮5克。

【制法】

将枳椇子、葛花、山楂、陈皮一起放入捣药器中，研成粗末后装入大号的茶包袋里，做成千杯不醉茶包。

饮用方法

将“千杯不醉”茶包放入杯中，用少许沸水稍稍滤洗干净后倒掉，再倒入约400毫升沸水，加盖闷约10分钟，取出茶包，稍稍凉凉即可饮用。在喝酒之前饮用效果最佳，能预防醉酒；也可在喝酒后饮用，可以保肝解酒。

茶疗功效

护肝解酒，本茶不仅可以减轻酒精蓄积对脑部造成的损伤，还可以预防因饮酒过度而引发脂肪肝。此外，千杯不醉茶还能消除啤酒肚。

健康提示

不要空腹饮酒。因为酒这种饮品的特征之一便是在消化器官中的吸收速度非常快。因此，饮酒前吃一些含淀粉的食物或者喝瓶牛奶，既可促进乙醇分解，又能保护胃黏膜。

喝酒时切记不能饮用冰水、柠檬水等刺激性的饮料，不然前面的牛奶就白喝了；不要和碳酸饮料如可乐、汽水等同饮，以免加快身体吸收酒精的速度。

饮酒对肝脏的伤害最大，因此喝酒时应该多吃绿叶蔬菜，可保护肝脏。

健胃消食——橘皮山楂茶包

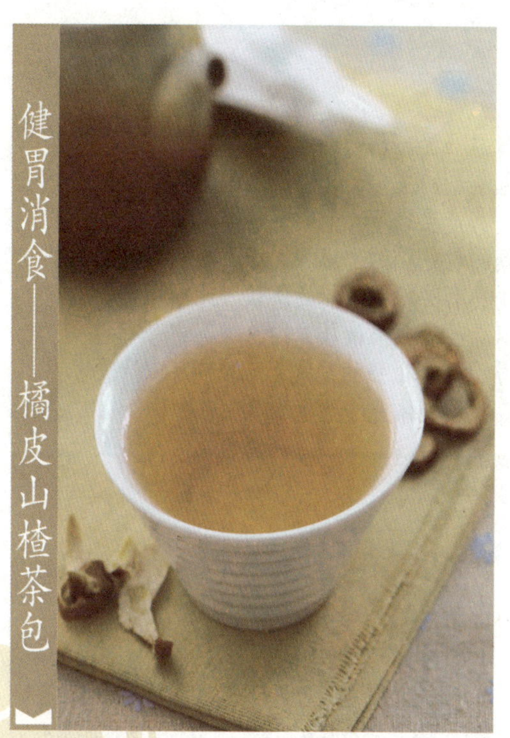

【材料】

橘皮干10克，干山楂片5克。

【制法】

橘皮干切成丝，与山楂片一起装入茶包袋中，收好袋口。这是一个茶包的量，应酬多的可适当多准备几个，以便随身携带，随时泡饮。

饮用方法

将健胃消食茶包取出，放入杯中，倒入约400毫升沸水冲泡，加盖闷约10分钟后，取出茶包，稍稍凉凉即可饮用。在应酬吃饭至八成饱时，冲泡一杯，可起到促进消化的作用。

茶疗功效

橘皮味苦、辛，性温，能理气化积、化痰除湿；山楂味酸，性温，能消食解腻、促进消化。将橘皮和山楂搭配泡茶饮用，可以起到很好的健胃消食、调理肠胃的作用。

清热解毒——解烟茶包

【材料】

鱼腥草8克，地龙、远志各6克，藿香、薄荷、甘草各5克，人参3克。

【制法】

将所有材料放入捣药器中，研成粗末，装入大号茶包袋里，收好袋口，做成解烟茶包。这是一个茶包的量，经常吸烟的可适当多制作几个。

饮用方法

将解烟茶包茶包放入杯中，倒入约500毫升沸水冲泡，加盖闷约15分钟后，取出茶包，稍稍凉凉即可饮用。

茶疗功效

本茶可以减轻尼古丁对人体的伤害，具有清热解毒、安神除烦、润肺祛痰、补脾益气等功能，经常饮用还具有戒烟的作用。

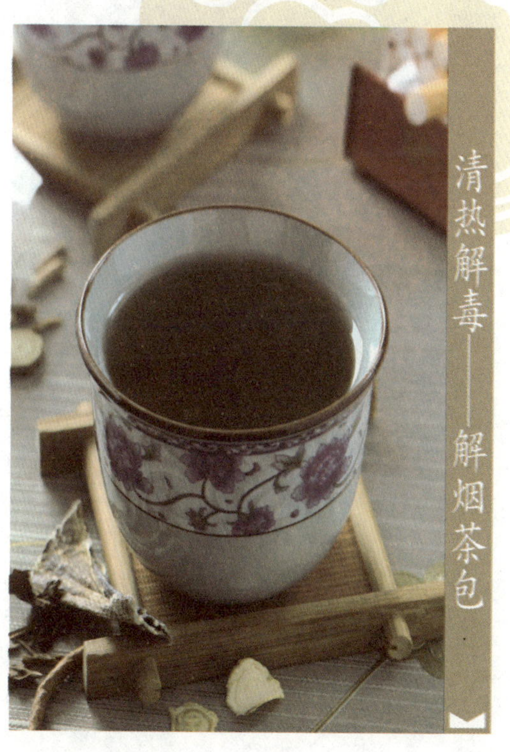

上班族防辐射

电脑辐射对人体健康的负面影响日益凸显，已受到人们的重视。因为电脑的荧光屏表面存在着大量静电，静电集聚的灰尘会转射到人的脸部、颈部或者手部等裸露的皮肤处，时间久了，易产生斑疹、色素沉着等现象，严重者甚至会引起皮肤病变。所以建议长期面对电脑的上班族，除了在裸露的皮肤涂抹防辐射隔离霜之外，尽可能多喝具有防辐射功能的茶饮。比如绿茶、菊花茶、乌龙茶、枸杞子茶等，其中以绿茶的效果最佳，因为绿茶中含有的维生素C、维生素E、茶多酚等营养物质，具有很强的抗氧化活性，可以清除人体内的氧自由基，从而起到抗辐射、增强机体免疫力的作用。

防辐射——绞股蓝菊花茶包

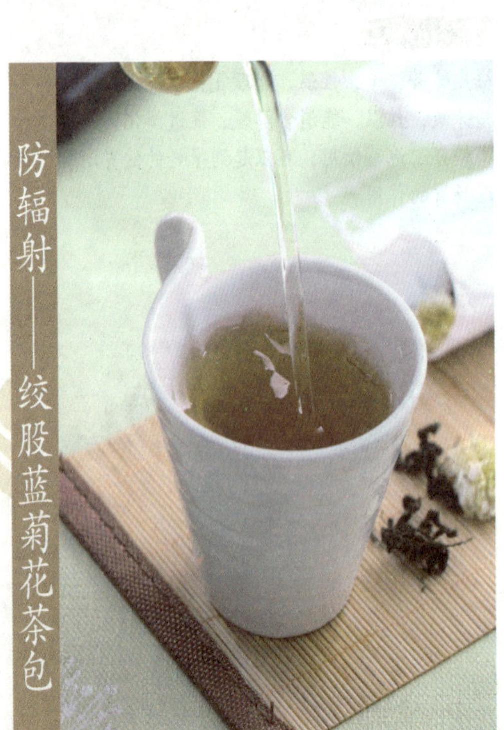

【材料】

绞股蓝、菊花、乌龙茶各3克。

【制法】

将绞股蓝、菊花、乌龙茶一起装入茶包袋里，收紧袋口。这是一个茶包的量，可以适当多准备几个，放入保鲜袋中，带去办公室，方便随时冲泡饮用。

饮用方法

取一包绞股蓝菊花茶包，放入杯中，倒入约500毫升沸水冲泡，加盖闷约10分钟后，取出茶包，稍稍凉凉即可饮用。每日两包，可代水饮用，加入少许蜂蜜效果更加明显。

茶疗功效

菊花不仅能防辐射，对治疗眼睛疲劳、视力模糊也有很好的疗效；绞股蓝既能减肥消脂，又能帮助对抗电子产品的辐射，尤其是电脑屏幕的辐射；上等乌龙茶可以排出体内积存的有害性化学和放射性物质。三者搭配饮用，适合长期面对电脑的上班族。

健康提示

1.电脑要调整好屏幕的亮度，一般来说，屏幕亮度越大，电磁辐射越强，反之越小。

2.电脑摆放位置很重要。尽量别让屏幕的背面朝着有人的地方，因为电脑辐射最强的是背面，其次为左右两侧，屏幕的正面反而辐射最弱。

补血益气——枸杞子红枣茶包

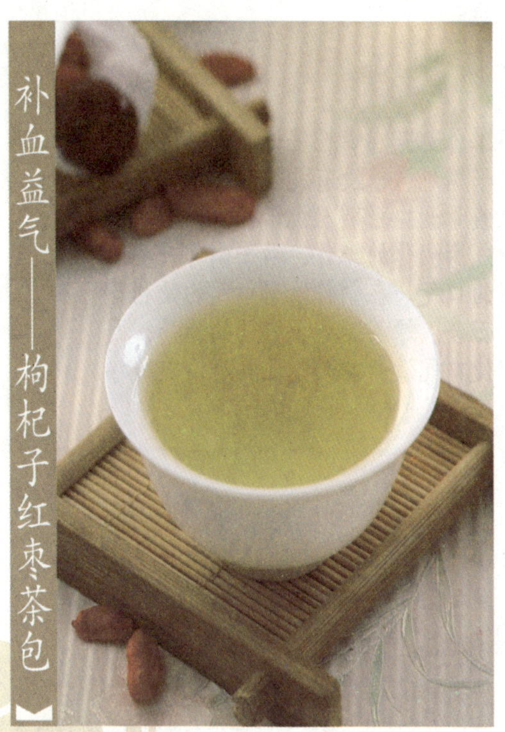

【材料】

枸杞子5克，红枣（无核）3枚，绿茶3克。

【制法】

将枸杞子、红枣、绿茶一起装入大号的茶包袋里，收好袋口。这是一个茶包的量，可以适当多准备几包，方便随时冲泡。

饮用方法

取一包枸杞子红枣茶包，放入杯中，用少许沸水滤洗干净后倒掉，再倒入约500毫升沸水冲泡，加盖闷约10分钟后，取出茶包即可饮用。每日2～3包，可代水频频饮用。

茶疗功效

红枣、枸杞子均有补血益气、美容养颜的功效，有益于增强细胞的活性。将枸杞子、红枣与抗辐射能手绿茶一起泡茶饮用，大大提高了抗辐射的能力，对于肌肤保健有很好的功效。

利水排毒——甜叶菊绿茶包

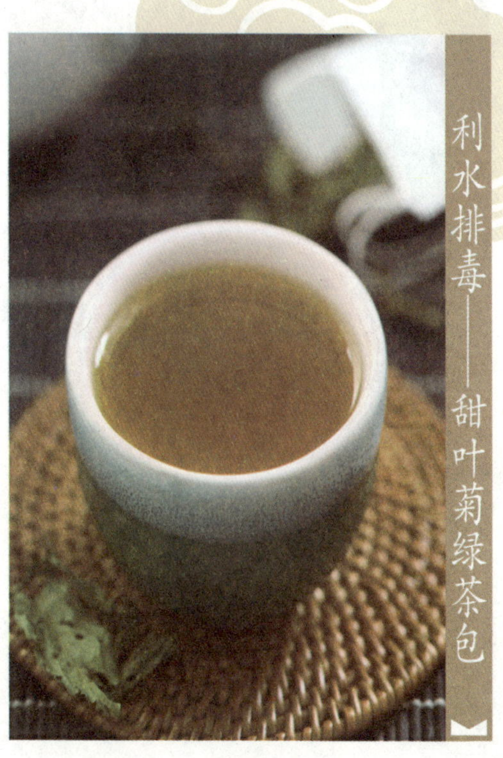

【材料】

甜叶菊10克，绿茶3克。

【制法】

将甜叶菊、绿茶一起装入茶包袋里，收好袋口。这是一个茶包的量，可适当多准备几个，方便随时冲泡饮用。

饮用方法

取一包甜叶菊绿茶包，放入杯中，用少许沸水稍稍滤洗干净后倒掉，再倒入约500毫升沸水冲泡，加盖闷约5分钟后，取出茶包即可饮用。每日1～2包，可代水饮用。

茶疗功效

甜叶菊可以清热解毒，利水排毒；绿茶有美容护肤、预防和治疗辐射伤害的作用。两者搭配泡茶饮用，可以提高肌肤的抗氧化性，加强抗辐射的能力。

上班族清新口气

在职场中，除了实干之外，很多工作都是在嘴巴里谈成的，所以口气清新显得尤为重要。有口气是一件很尴尬、很没有礼貌的事情，它会使你在与别人交谈时失去自信，甚至羞于开口跟别人说话，从而严重影响正常的交流和工作。为了不要让口气影响你的工作，动手制作一些清新口气的茶包吧，它会时刻给你清新的口气。在制作清新口气的便利茶包时，洋甘菊、甘草、薄荷、兰花、百合、绿茶等成了极佳的选择，因为这些茶饮材料味道清香，不仅可以使口气清新持久，还具有清热解毒的功能，能治疗因上火引起的口臭。

清肝明目——菊花甘草茶包

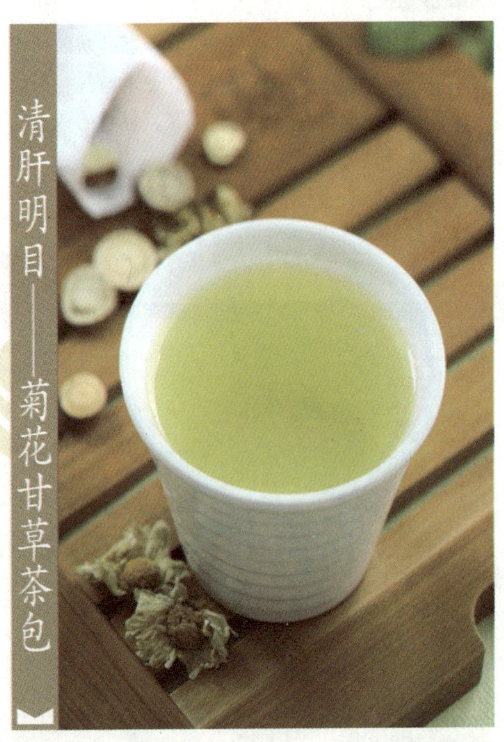

【材料】

杭白菊5克，甘草3克。

【制法】

将杭白菊、甘草一起装入茶包袋中，收好袋口，制作成菊花甘草茶包。这是一个茶包的量，可适当多准备几个，方便随时冲泡饮用。

饮用方法

取一包菊花甘草茶包，放入杯中，用少许沸水滤洗干净后倒掉，再倒入约500毫升沸水冲泡，加盖闷约5分钟后，取出茶包，稍稍凉凉即可饮用。每日1包，少量多次地饮用。

茶疗功效

菊花味甘苦，性微寒，具有清热解毒、清肝明目的功效；甘草味甘，性平，具有泻火热、散表寒、去咽痛、除邪热等功效。将菊花和甘草搭配泡茶饮用，可以预防口腔上火，祛除因上火而产生的口臭。

健康提示

1.使用口气清新剂，可以及时有效地除去口腔中食物代谢物引起的臭味，先喝几口清水，喷上口气清新剂后合上嘴数秒，便能令口腔保持数小时的清新。

2.饭后刷牙、清洁舌苔是预防口臭的好方法。舌头表面呈白色状也是导致口臭形成的原因，在刷牙后，利用牙刷清洁舌头表面的舌苔，能完美预防口臭。

3.多吃蔬菜水果，蔬菜和水果中含的维生素还可帮助牙龈恢复健康，防止牙龈出血。

杀菌消炎——白兰花茶包

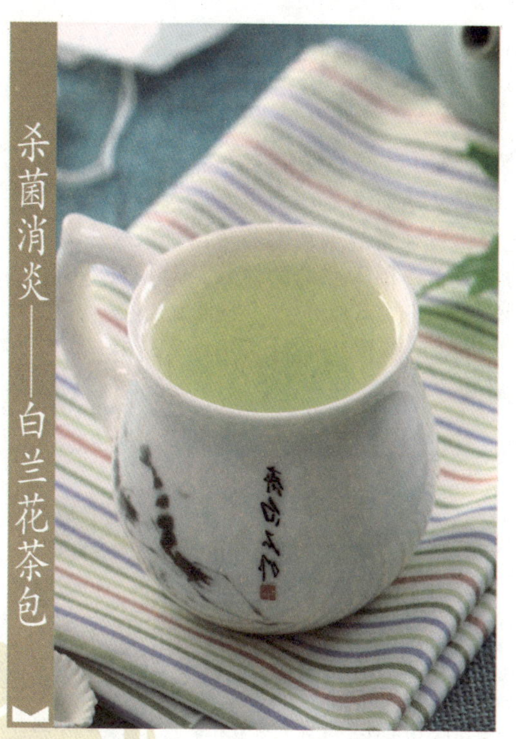

【材料】

白兰花干品10克。

【制法】

将白兰花平均分成5等份，再分别装入5个茶包袋中，收好袋口，做成白兰花茶包，放在包里随身携带，方便冲泡饮用。

饮用方法

取一包白兰花茶包，放入杯中，倒入约500毫升沸水冲泡，加盖闷约5分钟后，取出茶包，稍稍凉凉即可饮用。每日2～3包，可代水频频饮用。

茶疗功效

白兰花味苦、辛，性温，具有杀菌、消炎的功效，香气馥郁，用来泡茶饮用可以祛除口气，经常饮用可使口气时刻保持清新，还能够亮白肤色，改善肌肤的暗黄、肤色不均等问题。

预防蛀牙——薄荷红茶包

【材料】

薄荷8克，红茶3克。

【制法】

将薄荷、红茶一起装入茶包袋里，收好袋口，做成薄荷红茶包。这是一个茶包的量，可适当多准备几个，方便随时冲泡饮用。

饮用方法

取一包薄荷红茶包，放入杯中，倒入约400毫升沸水冲泡，加盖闷约5分钟后，取出茶包，稍稍凉凉后即可饮用，如果有蜂蜜，加入少许蜂蜜，口感更佳。每日2～3包，可代水频频饮用。

茶疗功效

薄荷具有保护牙龈、祛除口气的作用；红茶的抗菌力强，用红茶漱口可防滤过性病毒引起的感冒，并且可以预防蛀牙。将薄荷与红茶搭配泡茶饮用，既可以预防口腔疾病，又可以保持口气清新。

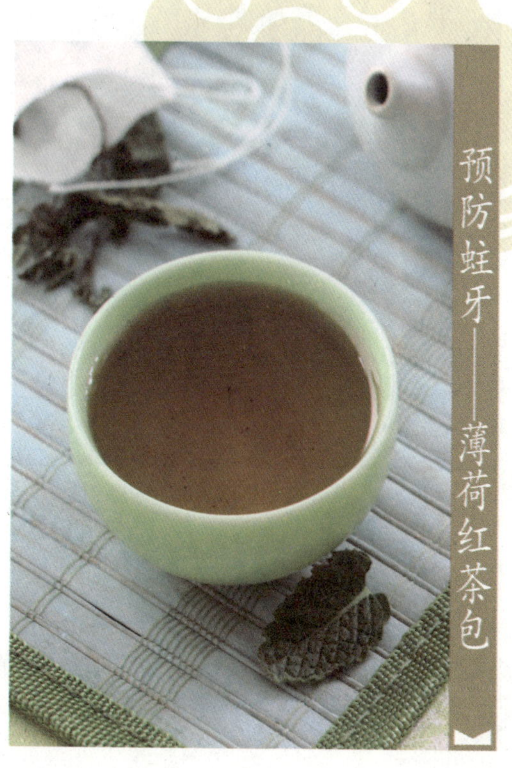

孝养老人的自制茶包

家中有老人，但是作为子女的又很少有时间为他们准备复杂的养生食物，那就动手制作一些便利茶包吧，既省时又能起到孝养老人的目的。人到老年，机体形态和功能会逐渐出现衰老现象，尤其是消化吸收功能、代谢功能、排泄功能及循环功能减退。随着年龄的增长，老年人会出现很多健康问题，例如骨质疏松、便秘、高血压、高血脂、高血糖、冠心病、记忆力减退、中风等。所以，制作的便利茶包要有针对性，并集中放在茶罐中，方便老人随时冲泡饮用。

增强记忆——灵芝益智茶包

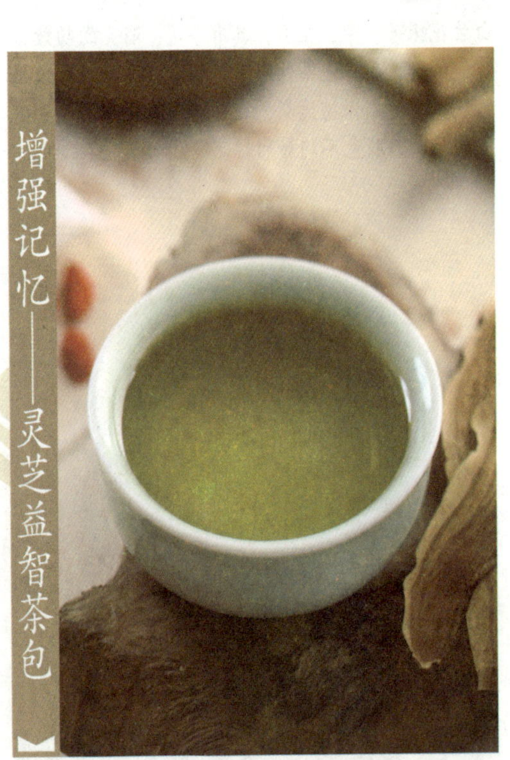

【材料】

灵芝2克，枸杞子5克，绿茶2克。

【制法】

将灵芝切碎后，与枸杞子、绿茶一起装入茶包袋中，收好袋口，做成灵芝益智茶包。这是一个茶包的量，可适当多准备一些，并放入储茶罐里密封存放，方便家中的老人随时冲泡饮用。

饮用方法

晚餐后消化完全时，取一包灵芝益智茶包，放入杯中，倒入约400毫升沸水，加盖闷约10分钟后，取出茶包，稍稍凉凉即可饮用。每日1包，老年痴呆患者可加量至每日2包。

茶疗功效

灵芝具有益气宁心、安神补脑的功效，与枸杞子、绿茶一起泡茶饮用，可以改善老年人记忆减退、头昏健忘、容颜憔悴等现象。

健康提示

老年人健康饮茶需要注意以下两点：

1.不可长时间喝新鲜茶。新茶因为没有经过一定时间的存放，有些对身体有不利影响的物质还没有被完全氧化，茶性太烈，长时间喝新茶，有可能出现腹泻腹胀等不适反应。

2.不可喝浓茶。茶叶中含有一种叫鞣酸的物质，具有收敛作用，可沉淀蛋白质、维生素等。鞣酸多了还会刺激胃肠黏膜，老年人的胃肠功能本就不好，喝浓茶会影响胃肠道分泌功能。

延年益寿——二子延寿茶包

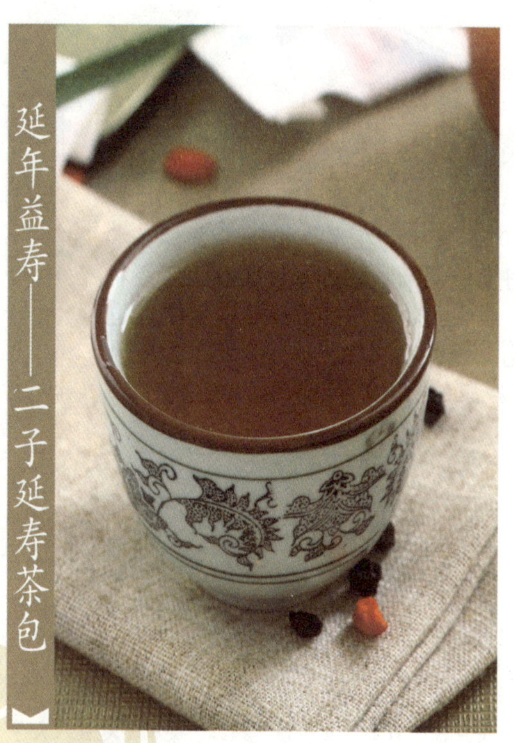

【材料】

枸杞子、五味子各5克。

【制法】

将枸杞子、五味子一起装入茶包袋里，收好袋口，做成二子延寿茶包。这是一个茶包的量，可适当多准备一些，并放入储茶罐里密封存放，方便家中的老人随时冲泡饮用。

饮用方法

取一包延寿茶包，放入杯中，倒入少许沸水冲泡约1分钟后倒掉，再倒入约400毫升沸水冲泡，加盖闷约20分钟后，取出茶包，加少许冰糖，搅拌至冰糖溶化即可饮用。每日1包，饭后趁热饮用。

茶疗功效

本茶可缓解老年人气短无力、疲乏、失眠等症状。此外，还可以改善老年人的视力、听力等。

禁忌：服用双黄连口服液时不宜饮用本茶。

泻火除烦——栀子花茶包

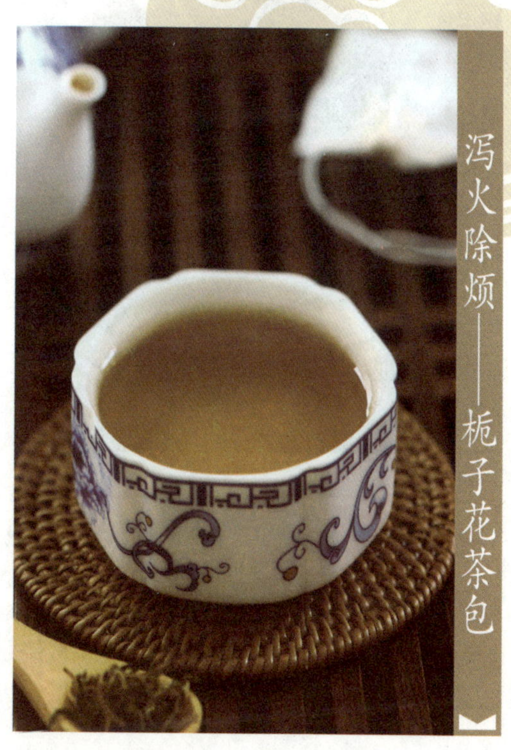

【材料】

栀子花50克，黄芽茶30克。

【制法】

将栀子花、黄芽茶充分混合后，分成十等份，再装入十个茶包袋中，收好袋口，放入储茶罐里密封保存。

饮用方法

取出一包栀子花茶包，放入杯中，倒入沸水约400毫升冲泡，加盖闷5分钟后，取出茶包即可。每日1包，饭后趁热饮用。

茶疗功效

栀子花味甘、苦，性寒，具有泻火除烦、清热利尿、凉血解毒、降压的功效；黄牙茶具有增强免疫力、降血脂、提神、延缓衰老的作用。两者搭配饮用，可以缓解老年人因高血压而引起的头晕、头痛、眼花、尿黄等现象。

关爱女性的贴心茶包

在当下，女性在社会和家庭中扮演着重要角色，女性的健康问题关系到家庭和社会的和谐稳定，所以，关爱女性的健康显得尤为重要。

女性需要水养，所以女性的健康美丽就要在水杯里下工夫，在水杯里加入一包养生便利茶包冲泡饮用，能调节神经、美容养颜、温经养血、促进新陈代谢、提高身体功能，经常饮用可以喝出健康美丽。最适于制作女性贴心茶包的材料是玫瑰花、藏红花、桃花、百合花等，因为花茶除了能调节身体之外，还有美容减肥的功效，深受女性喜爱。

清热生津——芦根茶包

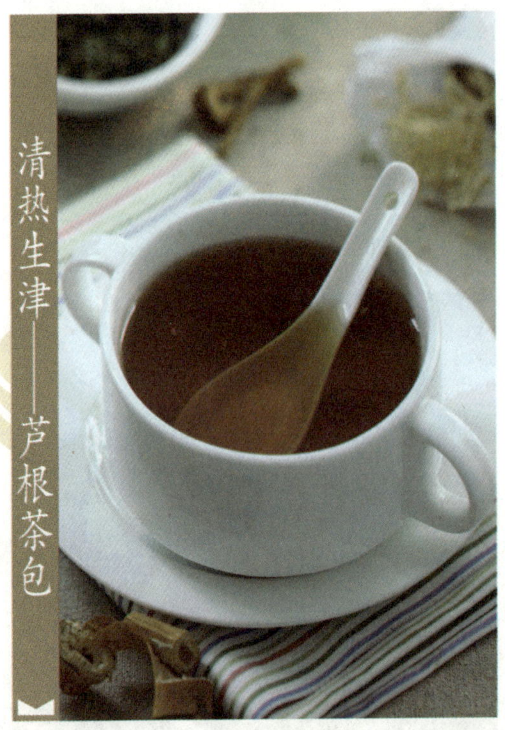

【材料】

芦根干品2支，竹茹5克，焦山楂5克，橘红、桑叶各3克。

【制法】

将芦根、竹茹、焦山楂、橘红、桑叶一起放入大号的茶包袋里，收好袋口。这是一个茶包的量，可适当多准备几包，并放入储茶罐里密封存放，便于随时冲泡饮用。

饮用方法

取出一包芦根茶包，放入杯中，加入少许沸水稍稍滤洗干净后，倒掉首茶，再倒入约400毫升沸水，加盖闷约10分钟后，取出茶包，稍稍凉凉即可。每日两次，分别在早晚餐后饮用。

茶疗功效

清热生津、清肝明目，适用于因高血压而引起的头晕眼花症状，还可以缓解女性便秘。

健康提示

对女性来说，“特殊时期”用浓茶水漱口，会有意想不到的效果：经期用茶水漱口，可使口腔清爽舒适、口臭消失，拥有一个好心情；怀孕期的女性容易缺钙，此时用茶水漱口可以有效地预防龋齿；哺乳期使用茶水漱口，可以预防牙龈出血，杀灭口腔中的细菌，保持口腔的清洁，提高乳汁的质量；更年期会有不同程度的牙齿松动，在牙周产生许多厌氧菌，但用茶水漱口则可以防治牙周炎。

缓解痛经——杜鹃花茶包

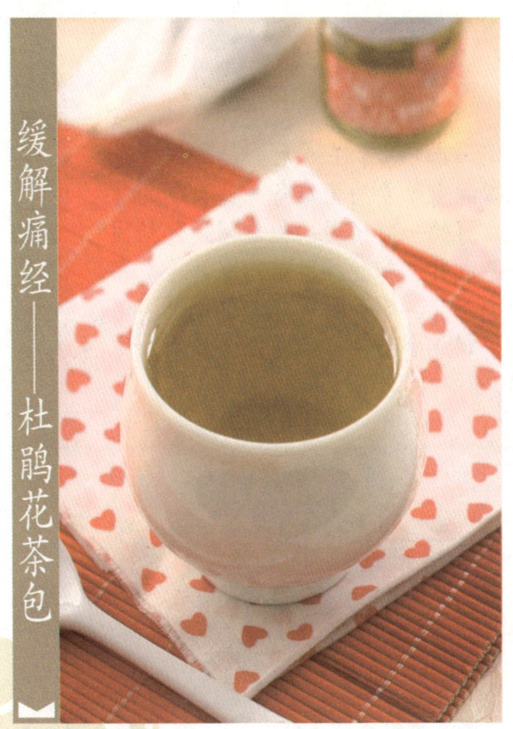

【材料】

杜鹃花50克。

【制法】

将杜鹃花平均分成10等份，分别装入10个茶包袋中，收好袋口，放入储茶罐里密封存放，便于随时冲泡饮用。

饮用方法

取出1包杜鹃花茶包，放入杯中，加入少许沸水稍稍滤洗干净后，倒掉首茶，再倒入约400毫升沸水冲泡，加盖闷约5分钟后，取出茶包，稍稍凉凉即可饮用。每日1包，在晚餐后趁热饮用，加入少许蜂蜜效果最佳。

茶疗功效

杜鹃花具有活血化瘀、调经止痛、降低胆固醇的功效。经常饮用杜鹃茶，可以使皮肤细嫩、面色红润。

宁心安神——莲心枣仁茶包

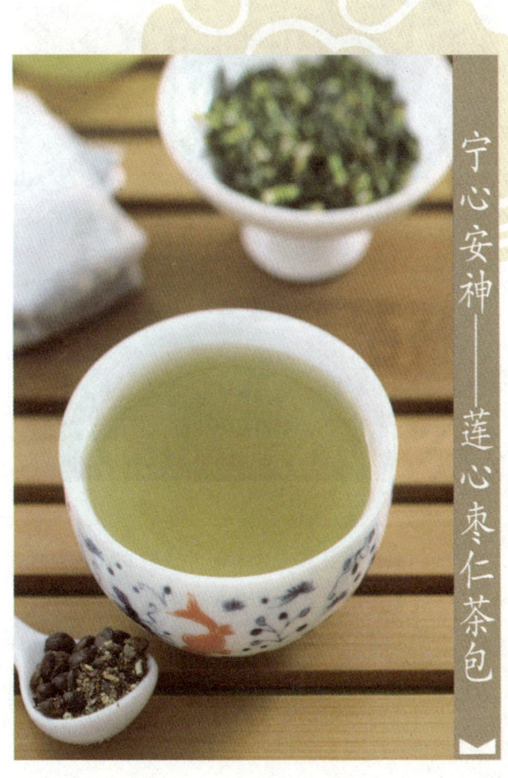

【材料】

莲心3克；酸枣仁8克。

【制法】

将酸枣仁拍碎后，与莲心一起装入茶包袋里，收好袋口。这是一个茶包的量，可适当多准备几包，并放入储茶罐里密封存放，便于随时冲泡饮用。

饮用方法

取一个莲心枣仁茶包，放入杯中，倒入少许沸水滤洗干净后，倒掉首茶，再倒入约500毫升沸水，加盖闷约15分钟后，取出茶包即可饮用。每日2包，分别在早晚餐后饮用，加入少许蜂蜜效果更好。

茶疗功效

莲心味苦，性寒，具有祛心火、消暑气、清心安神的功能；酸枣仁味甘、酸，性平，能滋养心肝、宁心安神。将莲心、酸枣仁一起泡茶饮用，可以安抚情绪、帮助睡眠，有效缓解女性因工作压力或睡眠不足而引起的神经衰弱。

保护男性健康的茶包

男人是家里的顶梁柱，肩负着养家糊口的责任，无论是身体还是心理上都承受了巨大的压力。所以细心的妻子要为他准备一些自制的健康茶包，让他随时冲泡，喝出健康来。男性一般出现的健康问题包括因过度劳累而积劳成疾，因烟酒过度而造成肝、肺受损，前列腺炎等。在家里专门为男性准备一些保健的便利小茶包，比如用藿香、仙鹤草、远志、冬虫夏草等材料，经过科学配伍，制成小茶包，让其经常饮用，可以起到保健的功能。

缓解疲劳——强力补心茶包

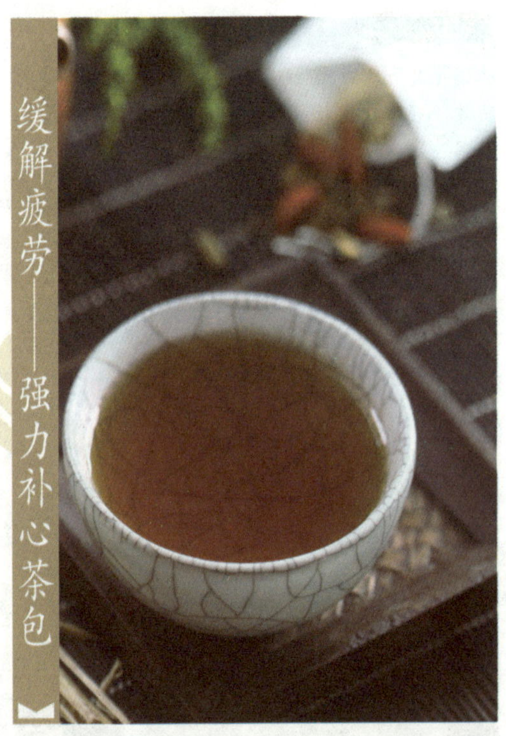

【材料】

刺五加根茎5克，仙鹤草、枸杞子各4克，红茶3克。

【制法】

将刺五加根茎放入捣药器研成粗末后，与仙鹤草、枸杞子、红茶一起装入大号的茶包袋里，收好袋口。这是一个茶包的量，可适当多准备几包，并放入储茶罐里密封存放，便于随时冲泡饮用。

饮用方法

取1包强力补心茶包，放入杯中，倒入约500毫升沸水冲泡，加盖闷约15钟后，取出茶包，稍稍凉凉即可饮用。每日1包，在晚餐后饮用。

茶疗功效

本茶具有补肾壮骨、驱除疲劳的功效，一般用于男性肾虚腰酸、劳累过度等症。

禁忌：阴虚火旺者忌用。

健康提示

现代社会，很多不良习惯导致前列腺发病率增高，且难以治愈。比如喝酒、久坐、憋尿，大量酒酸、尿酸严重破坏肾腺。

前列腺患者经常喝茶对于疾病的预防和治疗有一定的作用。茶叶中能起到治疗疾病效果的成分是茶多酚、咖啡因、脂多糖、茶氨酸等。咖啡因可以刺激肾脏，促使尿液快速地排出体外，可以提高肾脏的滤出率，减少有害物质在肾脏中停留的时间。

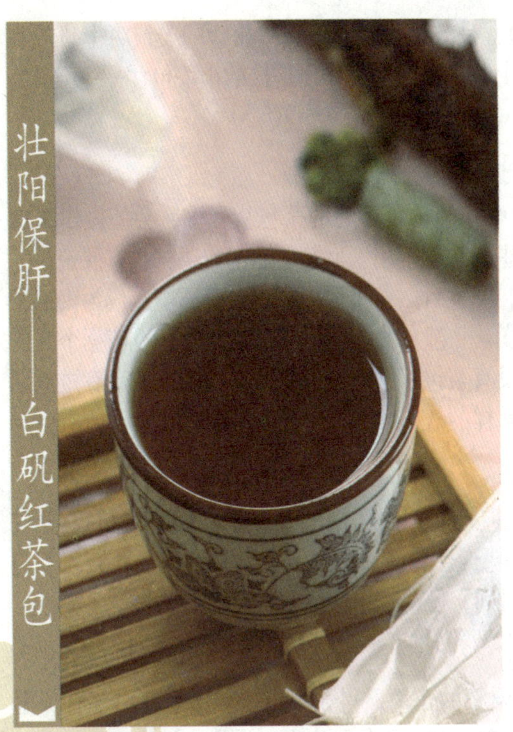

壮阳保肝——白矾红茶包

【材料】

白矾0.5克，红茶3克。

【制法】

将白矾、红茶一起装入茶包袋中，收好袋口。这是一个茶包的量，可适当多准备几包，并放入储茶罐里密封存放，便于随时冲泡饮用。

饮用方法

取1包白矾红茶包，放入杯中，倒入约400毫升沸水冲泡，加盖闷约5分钟后，取出茶包，搅拌均匀即可饮用。若用于保健，则每日1次，晚餐后饮用，若用于帮助治疗某些疾病，则每日2包，分别在早晚餐完全消化后饮用。

茶疗功效

白矾味酸、涩，性寒，有毒，具有护肝温肾、消痰、燥湿、止泻、止血等功效。与红茶一起泡茶饮用，可治疗阳痿，振奋精神，恢复体力。

禁忌：阴虚胃弱、无湿热者忌饮。

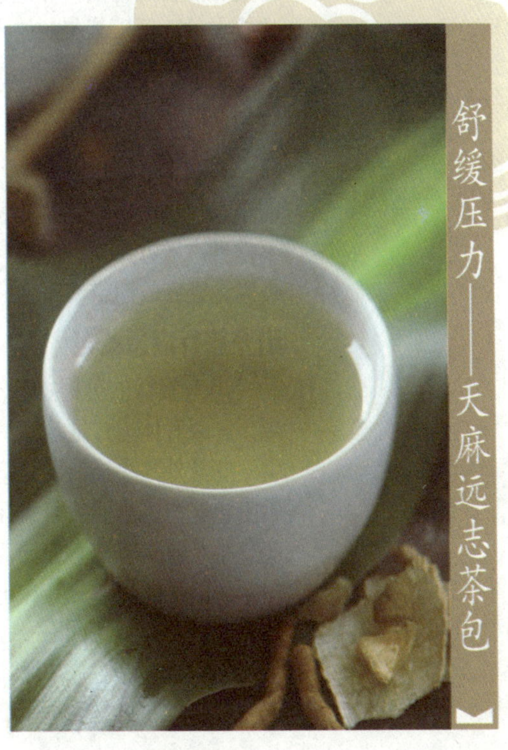

舒缓压力——天麻远志茶包

【材料】

天麻、东洋参、远志各5克，百合干品3克，红枣（无核）2枚。

【制法】

将天麻、远志、东洋参一起放入捣药器中，研成粗末，与百合、红枣一起装入大号的茶包袋里。可适当多准备几包，并放入储物罐内密封存放。

饮用方法

将天麻远志茶包放入杯中，倒入少许沸水冲泡约1分钟后，倒掉首茶，再倒入约500毫升沸水，加盖闷约15分钟后，取出茶包即可。每天2包，分别在早晚饮用，5天为一周期。

茶疗功效

远志可宁心安神，百合能润肺清心，东洋参可益气宽中，红枣能补血养血。将这几种材料一起搭配泡茶饮用，可以缓解压力，舒缓紧绷的神经。

茶包制作常用工具

自制便利小茶包的目的就是方便携带，使出差旅行的人或者上班族在家以外的地方都能轻松地喝上茶，但是要制作出这样的小茶包，一些工具是必不可少的。

茶包袋

制作便利茶包的时候，有几个精致小巧的茶包袋在手，会使做出来的茶包方便而实用。茶包袋的主要功能是用来盛装要冲泡的茶材，方便携带。茶包袋采用可降解纤维材料，绿色自然，用后丢弃不会对环境造成污染。茶包袋在各大药店、超市都有卖。一般分为大号、中号、小号，可依据个人的饮用量选择型号大小。如果没有茶包袋，也可以将茶材直接放入带有过滤网的太空杯内冲泡，也能起到同样的效果。

捣药罐

很多材质比较粗的茶材，要将其捣碎才比较容易冲泡出其中的营养成分。这时，捣药罐就派上大用场了。将茶材放入捣药罐里研碎，再装入茶包袋里，在冲泡时可缩短冲泡时间，使茶味更全面，提高功效。

保温杯

如果是在户外的话，保温杯的作用显得尤为重要。保温杯由于有保温的功效，出门前盛上满满一杯热开水，不仅可以在口渴的时候能及时解渴，还能在必要的时候为冲泡茶包提供热开水。在选购保温杯时，一般选用口径比较大的，便于茶包的放入和取出。保温杯的大小则以偏大为宜，一般选择500毫升以上的比较好，避免出现“缺水”问题。

保鲜袋

在自制小茶包的时候，准备一两个干净的保鲜袋，目的是放置制作好的小茶包，避免被弄脏、泄漏、潮解等情况的发生。用保鲜袋装着自制小茶包，不仅不占地方，而且还能在必要的时候充当垃圾袋，避免旅行中所产生的垃圾因无处安放而带来不便。

出差旅行应急茶包

出差旅行的美好往往令人陶醉其中，然而出门在外，由于饮食起居不规律，或者体力过度透支，甚至受变化莫测的天气的影响等，总是难免地发生一些意外“小插曲”，它们常常会给人们的旅途留下些许遗憾。所以，为了阻止这些“小插曲”破坏旅途中快乐的主旋律，学会制作一些出差旅行的应急小茶包是非常必要的。经常出差旅行的人们，应该学会总结自己在旅途中常见的身体问题，并在出差旅行前事先制作好备用的应急小茶包，做到有备无患。

第七章 养生茶膳巧制作

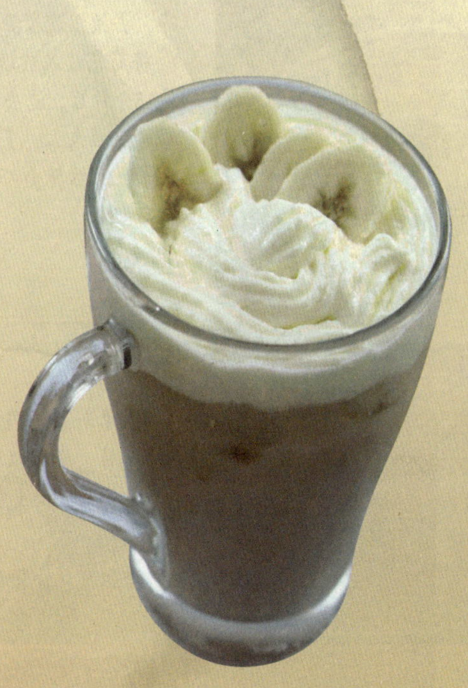

茶粥

茶粥亦称为茗粥，顾名思义，茶粥就是用茶水和大米一起熬煮出来的粥。茶和大米都是我国天然的传统作物，茶具有生津止渴、收敛止泻、养肝明目等功效，大米以温中养胃、滋补五脏著称，两者的结合组成了保健养生的黄金搭档。

茶粥既简约自然、做法简单，又有养生的功效，对于中国人来说，这是一味毫无负担的养生佳品。茶粥的养生保健功能，可谓老少皆宜、四季均可。民间早有“春食牡丹粥，温补又养阳；夏食绿茶粥，清热又消暑；秋食菊花粥，润燥又生津；冬食红茶粥，滋补又暖胃”之说，颇有四时茶疗之道。

近年来茶叶中的营养成分和药理作用，不断被人们发现，其保健功能和防治疾病功效得到人了们的肯定，从而引领了茶粥养生的时尚潮流。

红枣菊花茶粥

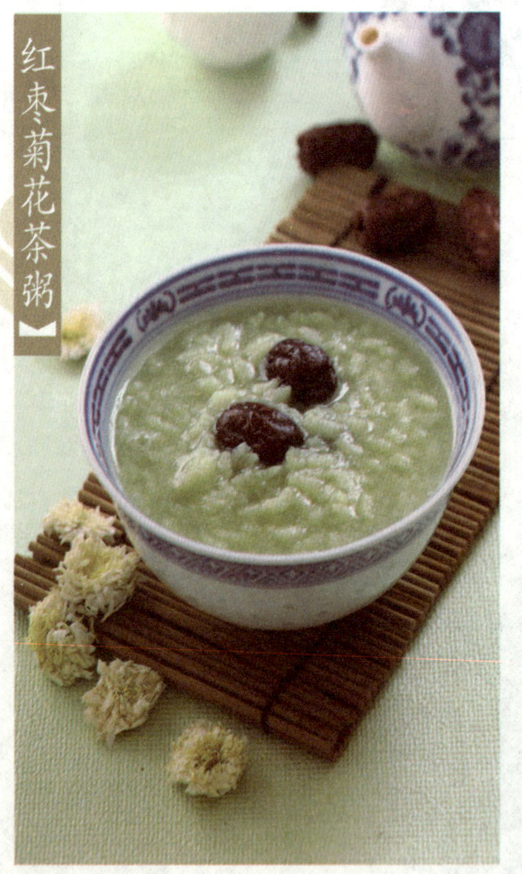

【材料】

菊花（干）15克，红枣10枚，粳米250克，冰糖15克。

【制法】

1. 粳米淘洗干净，放入清水内浸泡30分钟；红枣洗净，去核，放入温水中泡软；菊花洗净。
2. 将菊花放入玻璃茶壶，倒入800毫升热开水，冲泡15分钟后，滤去茶渣，取菊花茶备用。
3. 沙锅置火上，下入粳米、红枣，倒入菊花茶，用大火煮沸后转小火熬至粥熟，再放入冰糖至溶化，搅匀即可。

功效

红枣与菊花同食不仅可以健脾补血、清肝明目，还可以令肌肤美艳，气色绝佳，故此粥最宜女士食用。

特色

香甜可口，营养丰富。

茉莉花绿茶粥

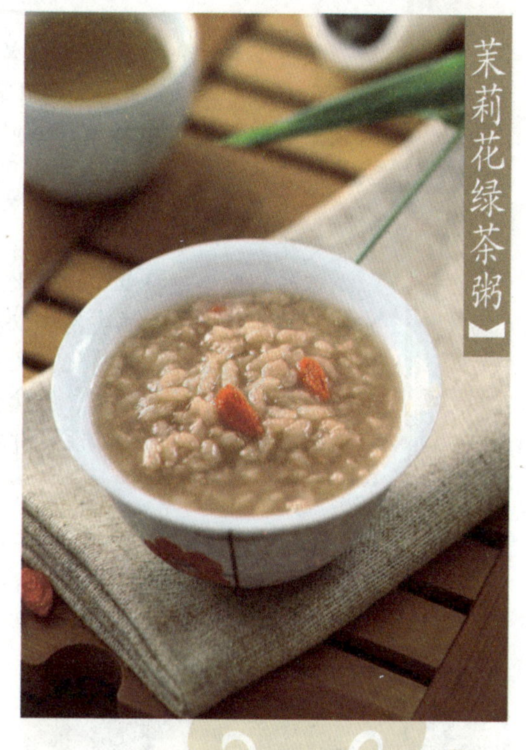

【材料】

茉莉花茶5克，绿茶3克，大米300克，枸杞子8克。

【制法】

1. 大米淘洗干净，用清水浸泡90分钟后，捞出沥干水分备用；枸杞子去杂质，洗净。
2. 把茉莉花茶、绿茶放入茶壶里，用1000毫升的热开水冲泡至香味溢出，滤去茶渣，取茉莉花绿茶茶汤。
3. 沙锅置火上，放入泡好的大米，倒入茉莉花绿茶茶汤，大火煮开后改为小火熬煮至黏稠，加入枸杞子焖煮片刻，关火即可。

功效

提神醒脑，明目清心，理气安神，除烦解郁。

特色

茶香诱人，唇齿留香。

薄荷乌龙茶粥

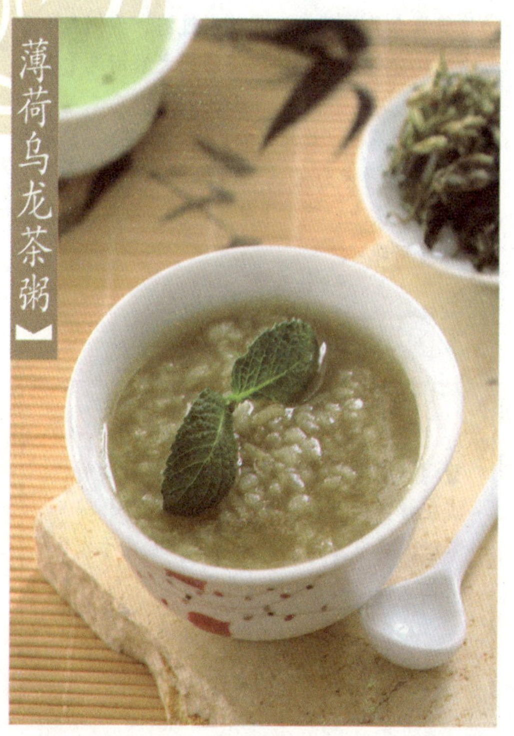

【材料】

薄荷15克，金银花10克，乌龙茶3克，大米250克，白砂糖10克。

【制法】

1. 大米淘洗干净，浸泡30分钟，沥干水分；薄荷、金银花分别去杂质，洗净。
2. 锅置火上，放入薄荷、金银花、乌龙茶，加入清水1000毫升，煎熬约10分钟后，去除茶渣。
3. 将粳米放入茶水中，先用大火煮沸，再改小火煮至米烂粥稠，调入白砂糖拌匀即可。

功效

疏散风热，清新口气，清热祛火，利咽透疹。

特色

茶香浓郁，香甜可口，颜色诱人。

茶饭

米饭是我国大多数家庭的餐桌主食，因为它能给人们带来饱足感的享受，还散发着清醇的米香。而用茶水煮饭能使茶叶的清香融入米饭的香醇，米饭中的淀粉有效地抵消了茶叶的涩味，使茶和米饭的味道相得益彰。其实茶饭并不是在现代社会才出现的，早在《本草拾遗》中就有“茶久食令人瘦，去人脂”的记载，说明茶水煮饭是我国具有悠久历史的一种特殊的饮食文化。

茶饭的做法很简单：用开水冲泡适量的茶叶，滤去首茶，再重新倒入开水冲泡至茶叶出香，滤去茶渣取茶汤，与大米一起入锅煮熟即可。茶饭既可以去腻、消脂减肥、助消化，又有预防心血管疾病等保健功能。但是经常吃茶饭的人，要搭配蛋白质、铁含量比较高的食物，如瘦肉、牛奶、鸡蛋、豆类、红枣等，营养均衡才能更好地发挥茶饭的保健养生功效。

碧螺春茶饭

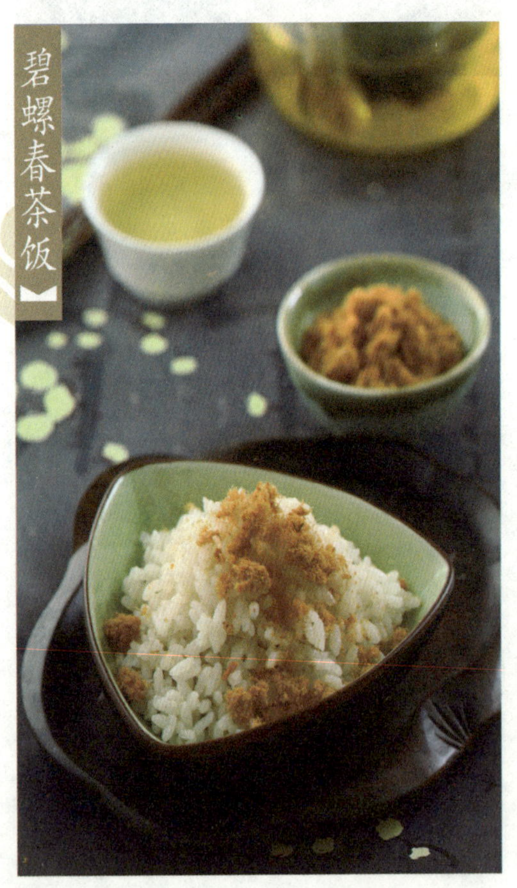

【材料】

碧螺春5克，大米300克，猪肉松一小碟。

【制法】

①将碧螺春放入茶壶，用热水过滤，再倒入冷开水冲泡40分钟，去茶渣取茶汤；大米淘洗干净，备用。

②取一个大蒸碗，放入大米，倒入碧螺春茶，茶水以没过大米2厘米为宜。

③蒸锅置大火上，蒸碗上笼蒸约25分钟，盛出搭配着肉松食用即可。

功效

碧螺春味苦、甘，性凉，具有提神健胃、减肥瘦身的功效，猪肉松柔软酥松、绵而不腻，具有滋阴润燥等功效，且易于人体消化吸收，两者搭配营养更加全面。

特色

茶香扑鼻，唇齿留香。

普洱茶饭

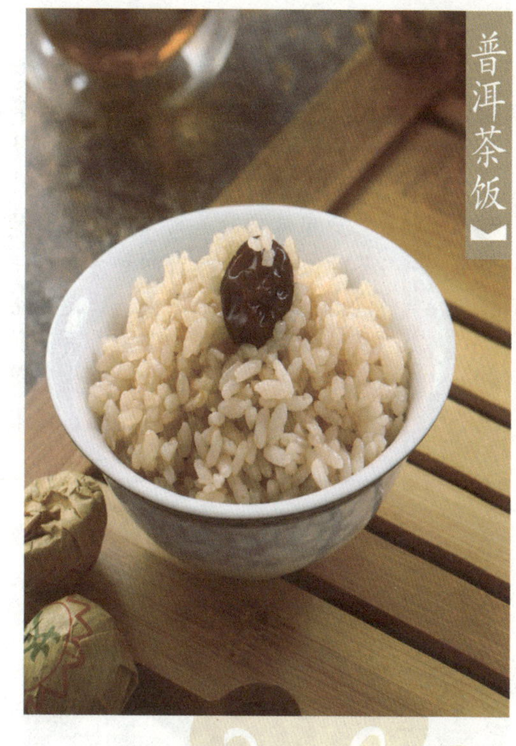

【材料】

普洱茶5克，大米300克，红枣5颗。

【制法】

1. 普洱茶用100℃的开水冲泡约15分钟，滤去茶渣取茶汤备用；大米淘洗干净；红枣洗净，去核。
2. 将大米、红枣一起放进电饭锅里，倒入普洱茶，加入适量清水，水以没过大米2厘米为好，按照常规的煮饭方法煮熟即可。

功效

普洱茶可以防止动脉硬化，红枣可以补血养颜，在普洱茶饭里加入红枣既可以起到抗衰老的功效又香甜美味。

特色

茶香浓郁，营养丰富。

百合玫瑰香饭

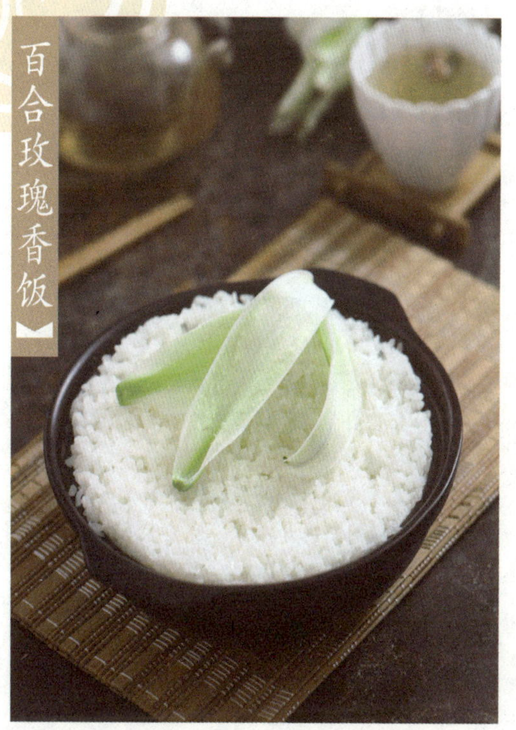

【材料】

百合花3朵，玫瑰3克，大米350克。

【制法】

1. 百合花洗净，摘下花瓣；玫瑰用100℃的开水冲泡15分钟，拣去玫瑰花，留茶水备用；大米淘洗干净。
2. 砂锅置火上，下入大米，倒入玫瑰花茶，兑入适量清水，大火煮沸后，撒入百合花瓣，转小火焖煮至米饭干爽即可。

功效

百合花能养阴润肺，清心安神；玫瑰花能利气行血，美容养颜；大米能补中益气。三者结合，能改善睡眠，促进新陈代谢，使气色红润。

特色

颜色美观，清香诱人。

茶菜

茶不仅能品，亦能做菜。随着茶叶的药理功能和养生功能不断被认可，茶叶已经慢慢地被应用到烹饪的领域，用茶做菜已经成为一种比较时尚且养生的饮食方式。茶香不仅可以使菜品色、香、味俱全，增进食欲，又能防治某些疾病和增强人体健康。

用茶叶做菜可以消除肉类的油腻，去掉鱼类的腥味，增加美味的口感。茶叶做菜，一般有四种方式：一是直接用新鲜茶叶加入菜肴中，二是用茶叶泡出茶水再用来做菜，三是将茶叶磨成粉当调味料使用，四是用茶叶的香气熏制食品。每一种做法都有其独特的风味。在烹饪时，用茶量一定要根据菜量的多少，适量投放，太少则菜里无茶香，太多则菜肴苦涩。科学地运用茶叶进行烹调，在美味中吃出健康来。

绿茶娃娃菜

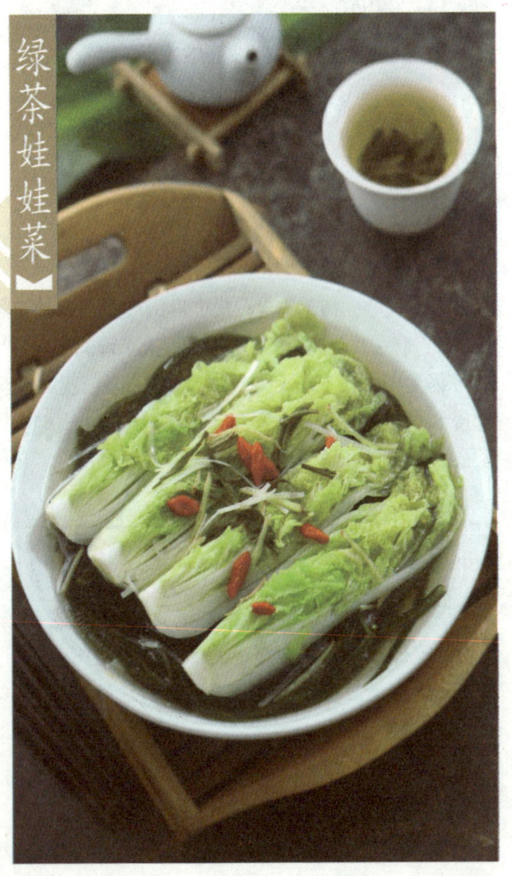

【材料】

娃娃菜400克，绿茶3克，鲜海带丝20克，枸杞子5克，高汤300毫升，葱丝10克，姜丝5克。

【调料】

盐5克，胡椒粉2克，植物油20克。

【制法】

1. 娃娃菜择洗干净，根部剞花刀，入沸水中焯烫，捞出过凉；鲜海带洗净，沸水焯烫，过凉；枸杞子洗净，润透。
2. 将绿茶放入茶壶里，沸水过滤后，注入适量开水，冲泡约15分钟，取第2道备用。
3. 锅置火上，入油烧至四成热，下葱丝、姜丝爆锅，放入娃娃菜煸炒，加入海带丝，注入高汤，煮至全熟，捞出海带丝放入菜盆底部，铺上娃娃菜。
4. 锅中的高汤煮沸，倒入绿茶，煮开后，撒入枸杞子，煮至茶香溢出，加盐、胡椒粉调味，关火，将煮好的汤淋入娃娃菜中即可。

功效

消脂解腻，提神醒脑，滋阴润燥。

茶香粉丝

【材料】

粉丝（干）100克，铁观音5克，上海青2棵。

【调料】

植物油15克，盐3克。

【制法】

1. 粉丝开水泡软，捞出沥干水分；上海青择洗干净；铁观音放入茶杯，加开水冲泡约10分钟，过滤茶水，茶叶备用。
2. 粉丝、上海青铺在蒸盘里，倒入铁观音茶，加盐，蒸盘入蒸锅，大火蒸至粉丝将茶水吸干，取出。
3. 炒锅置火上，入油烧至五成热后，转小火，下入泡过的铁观音茶叶，稍炸片刻后，关火，把茶叶捞出摆在粉丝上，淋入炸茶叶的油即可。

功效

改善心脑血管疾病。

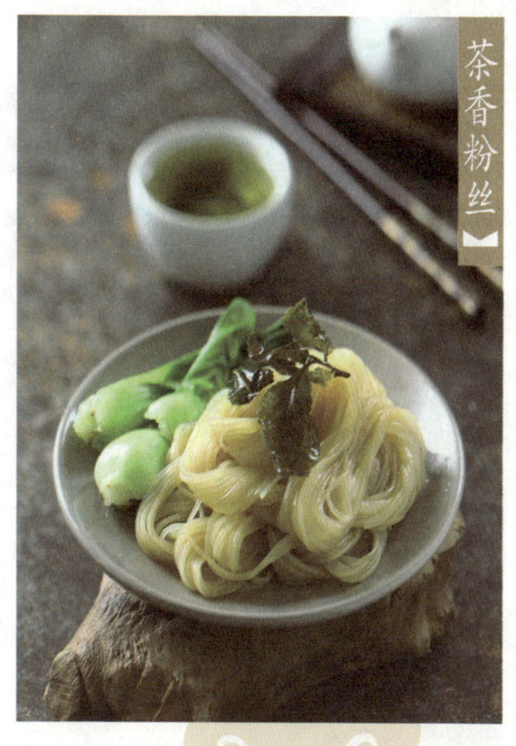

茶香排骨

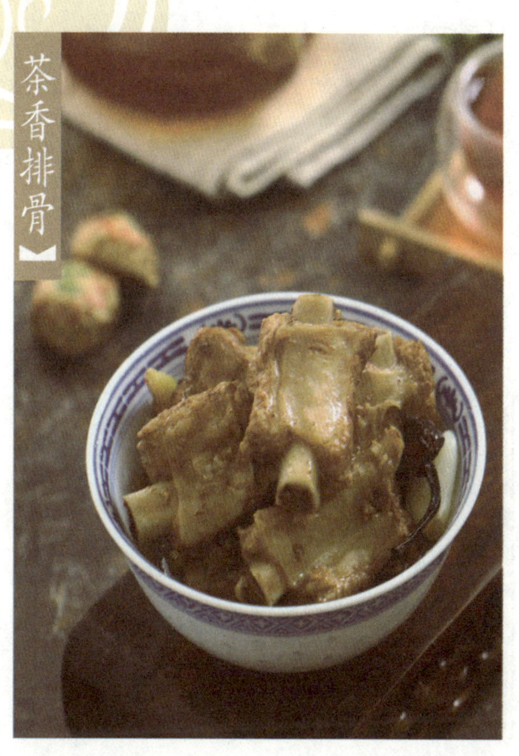

【材料】

猪小排500克，普洱茶8克，大葱10克，大蒜3瓣，姜5克。

【调料】

蚝油50克，盐3克。

【制法】

1. 猪小排洗净，剁段，入沸水中氽烫，沥干；大葱洗净，切段；大蒜去皮，拍破；姜洗净，切丝。
2. 锅置火上，下猪小排，注入适量水，加入普洱茶叶、蚝油、大葱、姜丝，用中火炖煮熟，放盐调味，盛出装盘即可。

功效

用普洱茶炖排骨，不仅可以消脂解腻，而且能提神醒脑、滋阴润燥。

奶茶

很早以前，奶茶就在我国流行起来。中国北方的蒙古族、哈萨克族、柯尔克孜族等均有制作奶茶的习惯。蒙古族的奶茶大多是用砖茶、羊奶(马奶)、酥油一起煮制而成，味道浓郁而偏咸，因为蒙古族人习惯在奶茶里加入少许盐。而我国南方的奶茶以港式奶茶和台湾奶茶比较有代表性，港式奶茶主要是用茶叶煮成茶汤后，再与牛奶、蜂蜜或者糖类混合制成，用乳量及糖分较多，冷热饮均可。但后期慢慢演变为在奶茶中添加水果、饮料、泡芙等，口味多种多样，香甜可口。

牛奶与茶的融合，既有牛奶的香浓，又有茶的甘醇，并且兼具牛奶和茶的双重营养，是家常美食之一，深受人们的喜爱。

薰衣草奶茶

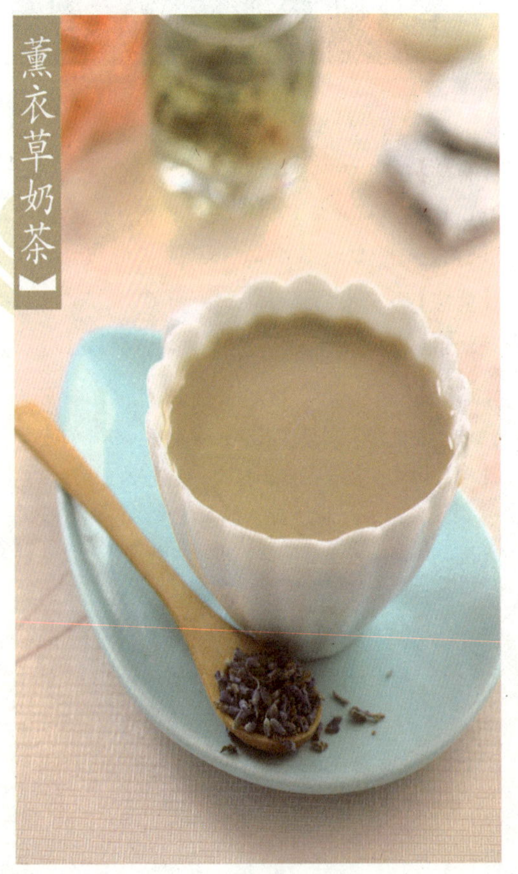

【材料】

牛奶100毫升，薰衣草5克，红茶3克，白砂糖50克。

【制法】

1. 牛奶放入平底锅中，用小火加热，待牛奶变温即可。
2. 将红茶、薰衣草放入杯中，倒入约300毫升的开水冲泡，加盖闷约5分钟后，滤去茶渣，取茶水，备用。
3. 将茶水倒入杯中，加入热好的牛奶，撒入白砂糖，搅拌均匀即可。

功效

牛奶味甘，性平、微寒，具有补虚损、益肺胃、生津润肠的功效，牛奶中含有的钙质容易被人体吸收，适宜缺钙人群饮用；薰衣草具有安神补脑的功效。

特色

安神补脑，花香味浓。

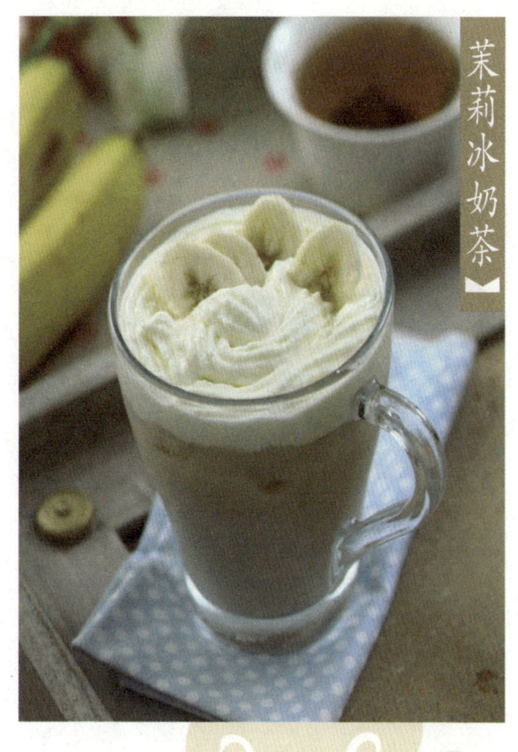

【材料】

茉莉花茶包1包，香蕉果露20毫升，鲜奶油15克，奶精6克，香蕉片2片，冰块50克。

【制法】

1 将茉莉茶包放入玻璃杯中，倒入开水约400毫升，加盖冲泡约5分钟后取出茶包，

2 加入奶精、冰块、香蕉果露拌匀，挤入鲜奶油，摆上香蕉片即可。

功效

茉莉花有提神功效，用茉莉花做成冰奶茶，具有清凉祛暑、安定情绪以及舒解郁闷的功效。

特色

口感细腻，味道醇正。

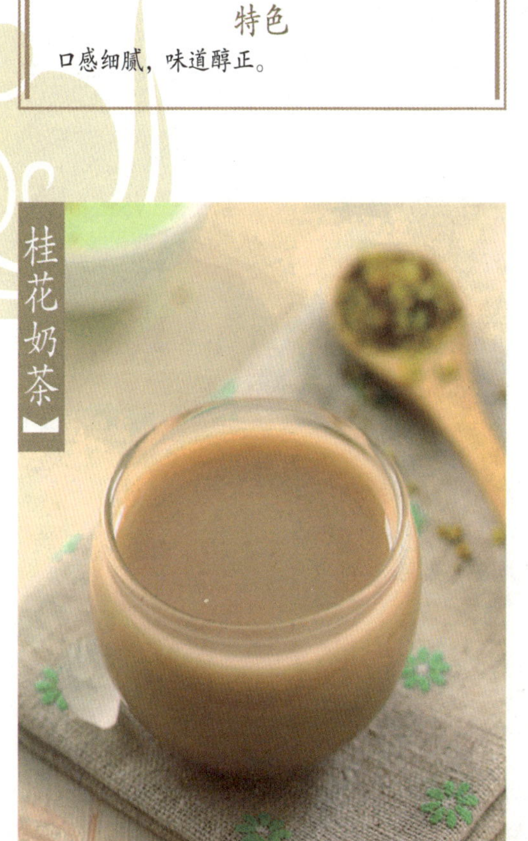

【材料】

红茶1包，桂花5克，牛奶100毫升，冰糖5克。

【制法】

1 将桂花和红茶包放入杯中，倒入沸水约400毫升，加盖冲泡约5分钟后，用茶漏滤去茶渣，取桂花红茶装入玻璃杯中备用。

2 把牛奶倒入平底锅中，小火加热至牛奶沸腾时，关火，将热好的牛奶倒入桂花红茶中，加入冰糖搅拌均匀即可。

功效

牛奶具有补虚损，益肺胃，生津润肠的作用，桂花可以缓解经闭腹痛，非常适宜女性饮用。

特色

有淡淡的桂花香，香甜适中，奶味十足。

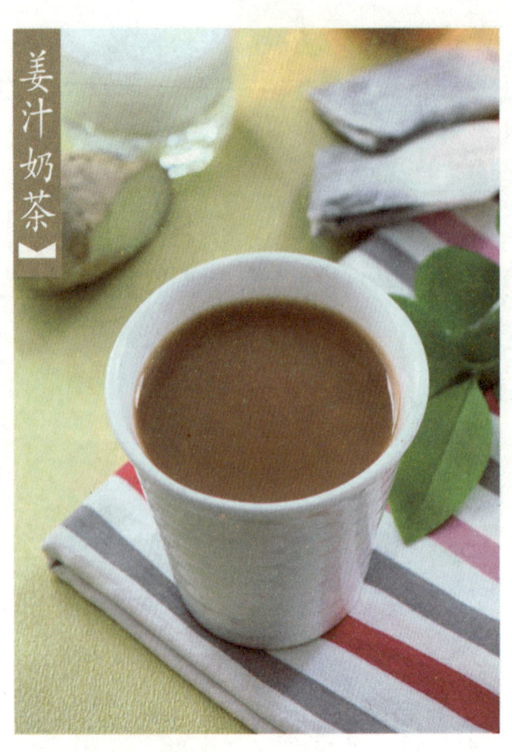

【材料】

牛奶150毫升，红茶茶包1包，生姜15克，白砂糖8克。

【制法】

①把姜切成碎末，与红茶茶包一起放入杯中，倒入沸水约300毫升，加盖冲泡约10分钟后，滤去茶渣，取茶汤备用。

②将牛奶放入锅中，用小火加热至80℃时，关火，把牛奶倒入姜末红茶汤中，加入白砂糖搅拌均匀即可。

功效

生姜性温，具有暖胃驱寒的功效，与牛奶一起饮用，可以起到安神助眠的作用。

特色

甜中有辣，茶香浓厚。

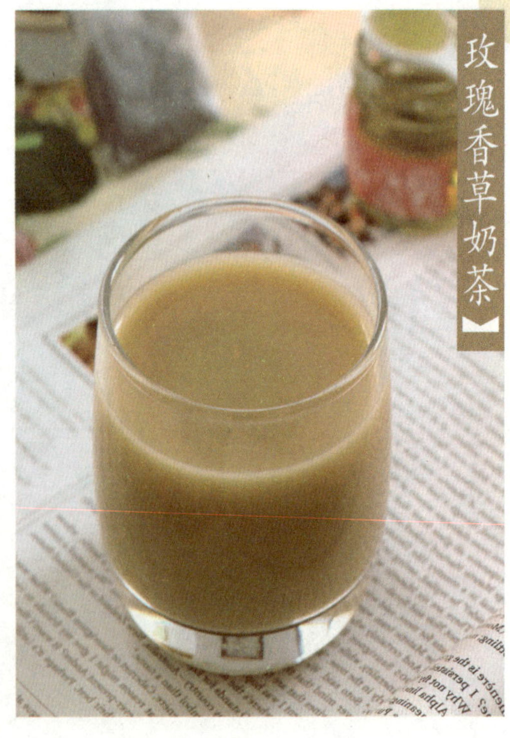

【材料】

红茶茶包1包，香草3克，玫瑰露30毫升，奶粉8克，蜂蜜15克。

【制法】

①将红茶茶包、香草及奶粉一起放入杯中，倒入沸水约400毫升冲泡，加盖浸泡3～5分钟，滤去茶渣，取茶汤。

②把玫瑰花露、冰糖放入茶汤中，搅拌均匀即可。

功效

玫瑰花能美容养颜，香草可稳定情绪，牛奶能美白肌肤，红茶可以消除多余的自由基，四者放在一起泡茶饮用，即可美容养颜，又可以除烦解渴。

特色

香甜可口，茶香浓郁，口感清淡。

茶糕点

在日常生活中，我们常常有一些绝妙的搭配，例如西式咖啡和蛋糕，于是诞生了咖啡蛋糕；西方人往往喜欢喝红酒，吃牛排，于是又有了红酒牛扒；我们中国人在喝茶的时候，总喜欢摆上几样糕点，于是又别出心裁地发明了茶糕点。

茶糕点就是用茶叶或茶水制成的带有茶香的糕点。用茶与糕点结合，不仅为了衬托双方的最基本滋味，更多的是一种风情，一种养生之道。

在做糕点的时候，加入适量茶叶或者茶水，能够消除糕点本身的甜腻感，而糕点的香甜也能中和茶的苦涩味道，一下就能吸引住人们的味蕾。

用茶做成的茶糕点，结合了茶叶提神醒脑、消除疲劳、生津止渴等多重功效，还吸收了糕点温中养胃、健脾益肾的优点，所以具有很高的养生价值。

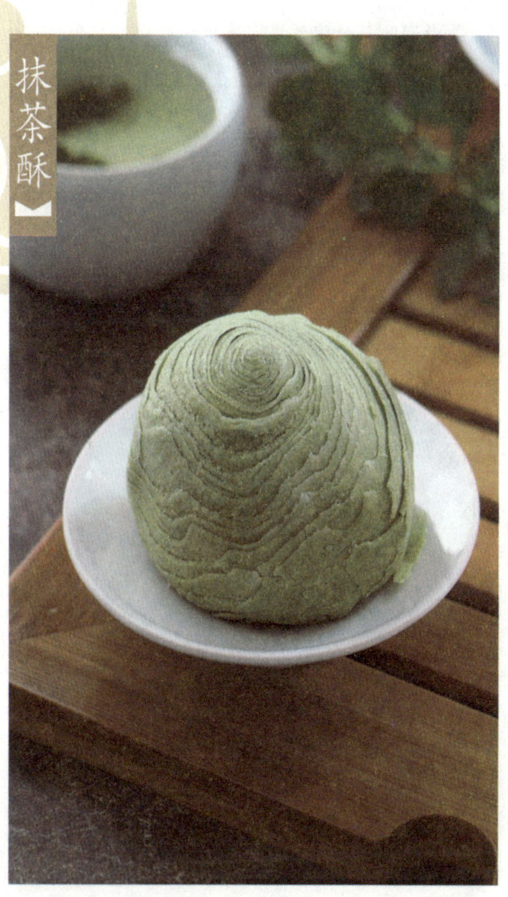

抹茶酥

【材料】

普通面粉100克，低筋面粉82克，抹茶粉15克，红豆泥50克，猪油80毫升，白砂糖12克，水41毫升。

【制法】

1. 将普通面粉、猪油38毫升、水41毫升、白砂糖装入面盆，揉成团，加保鲜膜醒30分钟，制成酥皮；低筋面粉、抹茶粉放入面盆，混合均匀，倒入猪油42毫升，揉成团，盖保鲜膜饧30分钟，制成油酥。
2. 把酥皮面团、油酥面团分成数量相等的小面团，将酥皮用擀面杖擀圆，包入油酥，捏紧收口。
3. 将包好的面团压扁、擀长后卷起，盖上保鲜膜醒15分钟，再次擀长、卷起，醒15分钟。
4. 面卷一切为二，切面朝上，按扁、擀圆后包入红豆泥，捏紧，揉圆后排入烤盘，放入180℃的烤箱烘烤20分钟即可。

功效

将抹茶粉溶入面粉中，能起到改善油脂中的不饱和酸的作用，是中老年人的理想食品。

瑰绿豆糕

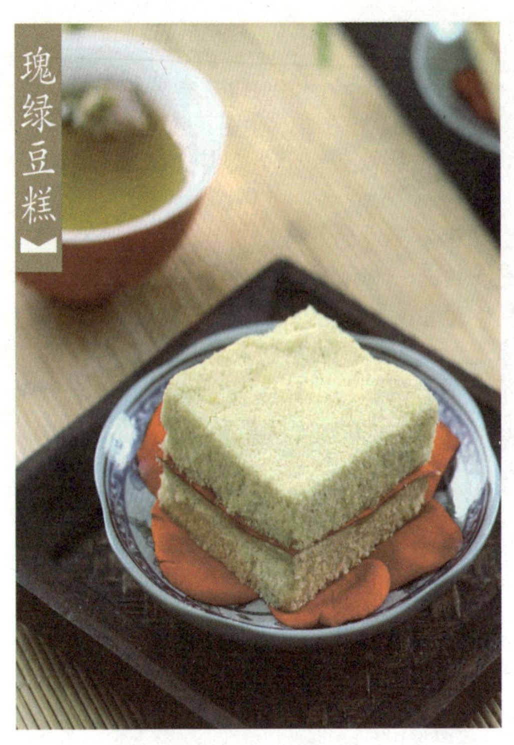

【材料】

绿豆粉150克，干玫瑰花10克，新鲜玫瑰花2朵，植物油30毫升，白砂糖10克，糯米粉30克，开水50毫升。

【制法】

1. 干玫瑰花放入茶杯，加50毫升开水，泡20分钟，滤去花，取茶汤；鲜玫瑰花摘下花瓣，洗净，切碎。
2. 绿豆粉、糯米粉、白砂糖一起放入面盆里，混合均匀后，用细筛过筛，再倒入植物油20毫升，加入玫瑰花茶汤，轻轻搅匀，做成稍微潮湿的绿豆混合粉备用。
3. 小模具上刷上一层油，铺一层绿豆混合粉，中间撒玫瑰花碎，上面再铺一层绿豆混合粉压实，上笼大火蒸熟，取出入冰箱冷却，食用时切小块即可。

功效

美白润肤，健脾益胃，清热解毒。

茶香马拉糕

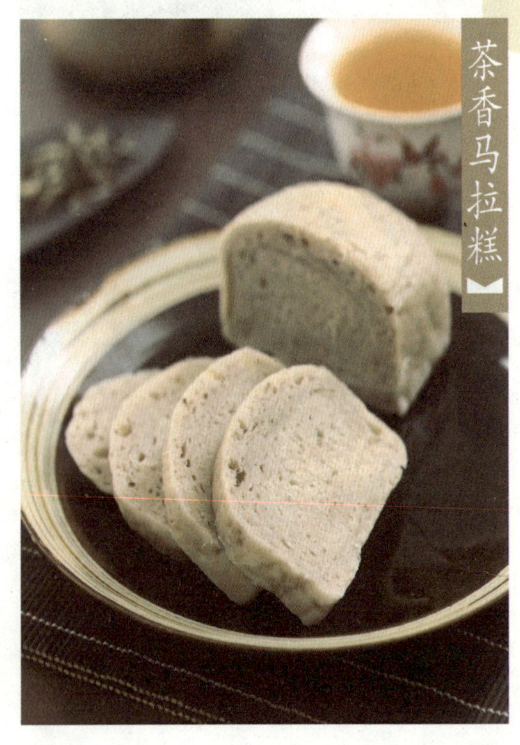

【材料】

低筋面粉250克，牛奶50毫升，乌龙茶叶5克，鸡蛋6个，色拉油100克，泡打粉5克，小苏打、布丁粉各2克。

【制法】

1. 乌龙茶叶放入茶壶，倒入适量沸水热泡10分钟，取出泡过的乌龙茶叶，切末备用；鸡蛋取蛋黄。
2. 低筋面粉、泡打粉与布丁粉放入面盆，混合后过筛，加蛋黄、牛奶，加乌龙茶汤，拌至光滑即可。
3. 搅匀后，撒入小苏打、布丁粉、茶叶末，倒入色拉油，搅拌均匀，静置醒30分钟。
4. 醒好后，将面糊倒入一个刷上油的铁质模具里，移入蒸笼，大火蒸约30分钟至熟即可。

功效

降脂降压，抗癌防癌。

茶叶蛋

茶叶蛋是用茶叶和一些其他配料一起煮制出来的一种加味水煮蛋，是一种风味小吃，也是我国的传统食物之一。在车站、街头、巷子里等人流量较大的地点随处有卖，物美价廉。茶叶蛋既可以用来做餐点，又可以作为休闲零食。

做茶叶蛋所用的茶叶最好是红茶，因为红茶味道香浓且没有绿茶的涩味，茶色鲜亮，煮出来的蛋香气四溢，色泽均匀，十分可爱。在选用红茶煮茶叶蛋时，没必要选太高档的红茶，一般的红茶茶叶或者茶包就可以。煮制茶叶蛋的时候，要先把鸡蛋用清水煮熟，然后磕破鸡蛋壳再放入泡红茶的锅里炖煮。值得注意的是，磕口不宜太大，而且越均匀越好，否则会使煮出来的茶叶蛋入味不均匀。

茶叶蛋虽然美味可口，做法简单，但是茶叶中含有一种被称为生物酸碱的成分，在炖煮时会渗透到鸡蛋里，与鸡蛋中的铁元素结合，产生一种对胃有很强的刺激性的物质，会影响人体对营养物质的消化吸收，因此，茶叶蛋不宜多吃。

活血茶叶蛋

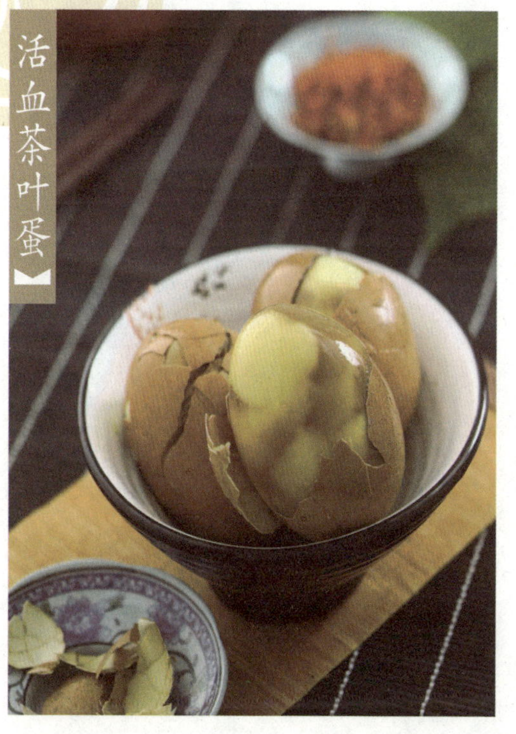

【材料】

鸡蛋8个，丹参15克，红花10克，核桃仁8克。

【制法】

1. 锅置火上，注入适量清水，放入丹参、红花、核桃仁，大火熬煮30分钟，关火让茶汤冷却。
2. 待茶汤冷却后，放入鸡蛋同煮，在蛋煮熟时，用勺子背打破蛋壳，再用小火煮约30分钟至裂缝处的蛋清变成紫红色即可。

功效

丹参和红花都有散瘀止痛的功效，而鸡蛋和核桃质润滋补，用丹参、红花、核桃来煮茶叶蛋，有很好的活血功效。

特色

色泽诱人，营养价值较高。

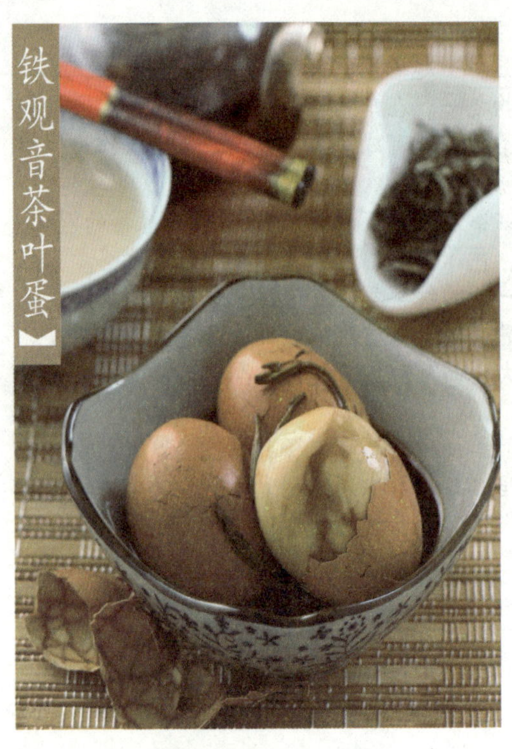

铁观音茶叶蛋

【材料】

鸡蛋6个，铁观音10克，盐8克。

【制法】

1. 锅置火上，注入适量清水，放入铁观音，大火熬煮30分钟后，关火，使茶汤冷却。
2. 待茶汤冷却后，放入鸡蛋和盐同煮，煮至鸡蛋熟时，用勺子背将鸡蛋外壳敲出裂纹，再转小火煮约30分钟至裂缝处的蛋清变成紫红色即可。

功效

铁观音茶叶中含有提神醒脑的咖啡因，还有益于脑血管的单宁酸，更有保护牙齿的氟化物。鸡蛋则含有丰富蛋白质、氨基酸、微量元素等。铁观音与鸡蛋结合能使两者的味道和营养互补。

特色

色泽诱人，营养价值较高。

玫瑰花茶叶蛋

【材料】

鸡蛋6个，干玫瑰花15克，绿茶5克，八角3枚，甘草、桂皮、盐各适量。

【制法】

1. 八角、甘草、桂皮洗净，放入大号茶包袋里。
2. 锅置火上，注水适量，大火烧开后，放入茶包袋，转小火煮20分钟，冷却后，放入鸡蛋、盐，煮约5分钟。
3. 鸡蛋熟后，把外壳敲出裂纹，放入干玫瑰花和绿茶，小火炖煮15分钟后关火，让鸡蛋在茶汤中继续浸泡2个小时至完全入味即可。

功效

玫瑰花具有美容养颜、软化血管等功效，与鸡蛋同煮可滋阴养血，调和脾胃。

特色

鲜香可口，玫瑰花香非常诱人。

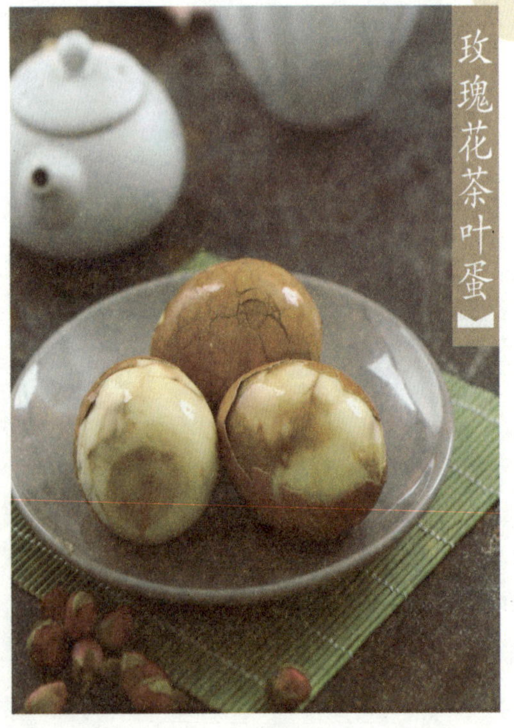

附录：对症茶疗速查表

病症	对应茶饮	页码
感冒	干姜暖身茶	52
	红枣红糖姜茶	109
	白芷绿茶包	186
	板蓝根茶包	187
	金银花山楂茶包	187
发热	竹茹陈皮茶包	188
	姜枣茶包	189
	百里香甘菊茶	189
口臭	甘草薄荷茶	38
	薄荷茶	39
	玫瑰薄荷茶	57
	菊花甘草茶包	200
	白兰花茶包	201
	薄荷红茶包	201
便秘	香蕉蜂蜜茶	46
	桃花红糖茶	47
	菊花面粉茶包	178
	核桃芝麻花茶包	179
	番泻叶茶包	179
腹泻	蜂蜜山楂饮	115
	胡萝卜山楂茶	115
	干姜绿茶包	182
	干苹果茶包	183
	山楂茶包	183
腹痛	大枣姜糖茶	50
	老姜红茶	108
	怀香茶包	180
	藕粉茶包	181
	艾叶茶包	181
头晕目眩	迷迭香玫瑰茶	65
	葡萄蜂蜜茶	100
	栀子花茶包	203
咳嗽	桔梗茶	134
	杏梨茶	135
	鲜梨贝母茶	135
	百合阿胶茶	136
	芝麻冰糖茶	136
	大蒜冰糖茶	137
	香梨白茶饮	137
	枇杷茶	170
疲乏无力	菊花人参茶	111
	丁香绿茶	113
	甘麦安神茶	153
	杜仲五味茶	162
	强力补心茶包	206
胃寒	大枣暖身茶	43
	姜葱红糖茶	45
	牛奶红茶	75

病症	对应茶饮	页码
	甜菊桂圆茶	106
	万年甘暖胃润肤茶	108
	枸杞子红茶	109
皮肤暗黄	柠檬枸杞子菊花茶	86
	玉竹白芷茶	87
	山楂陈皮茶	88
	元气杏仁茶	92
	当归红茶	123
肥胖	大黄绿茶	95
	绞股蓝山楂茶	96
	纤体降脂茶	97
	苦瓜茶	165
	陈皮乌龙茶包	195
	三花荷叶茶包	195
消化不良	薏苡仁双绿茶	48
	蜂蜜山楂饮	115
	胡萝卜山楂茶	115
	陈皮乌梅普洱茶	116
	梅子绿茶	117
	苹果番茄茶	139
	橘皮山楂茶包	197
气血不足	黄芪茯苓茶	51
	西洋参茶	52
	黑豆红枣茶	53
	当归红茶	123
	桂圆红糖茶	124
	阿胶茶	125
	月季花茶	155
月经失调	干姜暖身茶	52
	凌霄花茶	154
	益母草玫瑰花茶	157
	红花茶	158
	杜鹃花茶包	205
高血脂高血压	枸杞子金菊茶	126
	杭白菊降压茶	127
	夏枯草茶	128
	洋葱茶	129
	荷叶茶	131
中暑	金银菊花茶	39
	薄荷茶	39
	罗汉果绿茶	138
	清热茶	140
	荷叶金钱莲茶	141
	苦瓜茶包	185
失眠	甘蔗马蹄蜜茶	54
	合欢降压茶	103
	薰衣草紫罗兰茶	150
	枸杞子龙井茶	151
	玫瑰薰衣草茶	153
上火	甘草薄荷茶	38
	甘草藕汁饮	40
	荷叶茶	131

病症	对应茶饮	页码
	黄连茶	133
	野菊花金银茶包	184
小便短赤	桑菊女贞茶	48
	车前草绿豆茶	49
	玉米须茅根车前茶	146
	荷叶决明茶	147
	蒲公英茶	148
	绿豆芽白砂糖饮	149
肺热	百合花茶	77
	麦门冬茶	78
	荷楂菊茶	79
	桑叶茶	139
酒精中毒	菊花乌龙茶	69
	平肝清热茶	71
	养肝红茶	71
	鲜果解酒茶	98
	橘皮茶	100
	千杯不醉茶包	196
水肿	薄荷竹叶茶	147
	荷叶决明茶	147
	翠衣消暑茶	148
	苦瓜绿茶	149
眼睛干涩	金银菊花茶	39
	麦冬菊花茶	41
	柠檬枸杞子菊花茶	86

病症	对应茶饮	页码
	枸杞子金菊茶	126
	桂花菊花枸杞子茶包	192
	决明龙井茶包	193
	山楂桑菊茶包	193
风湿	芹菜山楂茶	58
	樱桃蜜茶	118
	防风羌活茶	119
	胡麻茶	120
	薏苡仁防风茶	121
春困	人参红枣蜂蜜茶	110
	茉莉玫瑰菩提茶	111
	薰衣草柠檬茶	112
	丁香绿茶	113
	龙眼碧螺春茶包	191
情绪不稳	酸枣仁茶	65
	莲子茶	66
	龙齿石菖蒲茶	67
	桂花玫瑰茶	102
	柴胡洋参茶	151
毒素内积	麦冬菊花茶	41
	桑菊女贞茶	48
	二花茶	131
	千金天花粉茶	132
	黄连茶	133